최해룡 약사의

쉽고 빠른

한약 · 영양소 활용법

최해룡 약사의
쉽고 빠른 **한약 · 영양소 활용법**

초판 1쇄 인쇄　2022년 4월 11일
초판 1쇄 발행　2022년 4월 15일

지은이　　　**최해룡**
발행인　　　**정동명**
디자인　　　김현주(비즈엠디)
인쇄소　　　(주)재능인쇄

펴낸곳　　　(주)동명북미디어 도서출판 정다와
주소　　　　경기도 과천시 뒷골1로 6 용마라이프 B동 2층
전화　　　　02) 3481-6801
팩스　　　　02) 6499-2082
홈페이지　　www.kmpnews.co.kr
출판신고번호　2008-000161

ISBN　　　　978-89-6991-036-3　93510

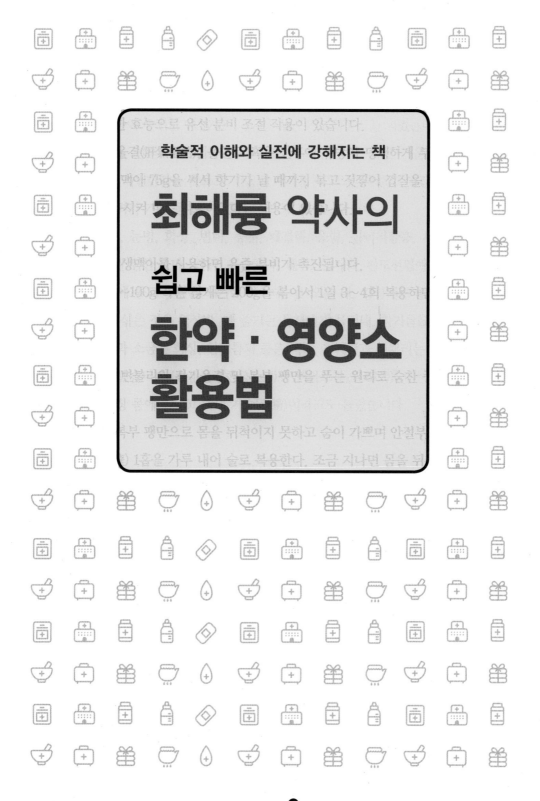

학술적 이해와 실전에 강해지는 책

최해륭 약사의

쉽고 빠른

한약 · 영양소
활용법

정다와

환자의 안타까운 마음 도우려
한약제제와 영양요법 활용 시작

이 책은 많은 인연에 인연이 이어져서 한 권의 결과물로 나오게 되었습니다.

마침 약대 졸업 시즌입니다. 저는 참으로 어렵게 대학에 들어갔고, 약대의 커리큘럼은 결코 쉽지 않았습니다. 늘 위기의 연속이었고 약사 국시 이후 합격 통보를 받기까지 마음 졸였던 시간, 그리고 합격의 기쁨은 그 순간 무엇과도 바꿀 수 없을 정도였습니다. 중·고 등학교를 다녀보지 않은 저에게 대학교 졸업과 약사 면허증이라는 결과물은 참으로 뿌듯한 성취였고, 그 마음을 이어서 졸업 후 대학원 진학을 할 계획이었습니다.

그런데 졸업 무렵 마침 약국 취업 제의가 있어 당시까지의 삶과 달리 이번에는 그냥 뛰어들어 보자는 생각으로 망설임 없이 계획하지 않은 약국 근무를 시작하였습니다. 이후 저는 여러 지역의 문전 약국과 마트 안에 위치한 매약 약국, 대형 약국, 체인 약국, 소아과, 이비인후과 주 처방 약국, 유명 관광지의 약국 등에서 근무하며 경험을 쌓았습니다.

그랬던 이유는 약국마다 특색이 다 다르고, 환자의 경향도 달라서 새로운 경험을 쌓고 저의 지평을 넓혀가는 것이 매우 흥미롭고 재미있었기 때문입니다. 이를 통해서 약국이라는 각각의 실전 상황에서 환자분에게 조금이라도 제가 도움을 드릴 수 있다는 게 무척 좋았습니다. 또 많은 약국을 다니며 유능한 약사님들이 저마다의 개성을 살려서 국민 보건을 위해 티 내지 않고, 정말 성실하고 모범적으로 사명감을 갖고 약국을 운영하고 있다는 것을 몸으로 느낀 것도 큰 소득이었습니다.

제가 한약제제와 영양요법을 활용하게 된 계기는 환자분께서 여러 병원 등을 다니다가 해결이 되지 않는 건강 문제로 도움을 구할 때, 안타까운 마음에 이를 도와드릴 수 있는 게 바로 이 영역이었기 때문입니다. 이미 이런저런 약은 써보셨고, 여타의 기관을 다녀보셨으나 해결되지 않는 건강 문제에 대해서, 그렇다면 그 외의 방향으로 시도해 볼 수 있는 약사의 무기가 저에게는 한약제제와 영양요법이었습니다.

한약제제를 사용하며 환자분들로부터 좋은 피드백을 받을 때 약사가 된 의미를 되새기게 되고 진정으로 도움이 되었다는 뿌듯함도 있었지만, 그 과정에 어려움도 많이 있었습니다.

약사는 주위 직역과의 관계를 늘 의식할 수밖에 없고, 첨예한 이해관계로 인해서 혹시 문제가 될까 싶어 제가 한약제제를 사용함을 그다지 알리고 싶지 않았고, 누구에게 강의를 하거나, 언론에 글을 연재한다는 것은 전혀 생각지 않았습니다. 그런데 저와 인연이 닿은 황은경 박사님께서 '한국의약통신'에 저를 소개해 주셨고, 박사님과의 약속을 지키기 위해서 '나의 복약지도 노트'라는 학술란에 3년간 한 번도 빼먹지 않고 꾸준히 연재를 이어갔습니다.

원고 한 편을 쓰기 위해서 며칠 밤을 새우고, 주말을 온전히 투여하였습니다. 전통 의학, 한약의 언어와 개념을 현대에서 밝혀진 신호 전달 체계와 생리학으로 연결 짓기 위해 수많은 아메리카노와 밤을 불태우며 한 단어, 한 단어를 만들어 냈습니다. 그리고 저의 연재물이 검색 사이트에서 늘 순위에 올라 있고, 제가 쓴 내용을 타 직역의 분들이 블로그에서 자주 인용하는 것을 보면서 그만큼의 저의 열정과 시간이 헛되지 않다고 생각하였습니다.

연재가 진행되면서 저에게는 여기저기서 강의를 요청하는 등 변화가 일어나고, 갈수록 바빠지면서 더는 열정을 쏟아붓기 어려운 상황이 되었지만, 앞으로도 계속해서 학술과 약국 현장이 조화를 이루는 내용으로 보다 체계적인 연재를 이어갈 계획입니다.

이 책은 약국에서 환자들로부터 받을 수 있는 질문과 그에 대한 대처 방안을 실었으며, 치험례의 경우 실제적인 약국 임상 사례를 들어서 설명을 하였습니다.

한약제제의 경우 관련 용어를 현대적으로 해석하고, 중요 한자의 뜻을 분해하고, 새롭게 해석하여 이해의 편리와 사고의 확장을 도모하였습니다. 유사 방제의 구분점을 실었고, 한약제제와 영양요법의 조화로운 용약에 주목하였습니다. 식료본초 파트도 환자 상담에 있어서 유용하리라 확신합니다.

건강 상식에 대한 수요가 높은 만큼 환자가 익숙하다고 생각하면서도 미처 파악하지 못한 부분을 짚어주면 약사님과의 상담이 보다 유익한 시간이 될 것입니다. 식료본초는 영양소 및 건강기능식품, 한약제제에 대한 이해를 확장하는 데도 도움이 되리라고 생각합니다.

이 책의 구성은 건강 개선을 위한 주제별로 약국 에피소드, 질환별 한약제제, 약국 대처법, 주요 영양소의 특성 및 구분점, OTC, 환자 상담사례 등으로 정리하여, 약국 약사님들께 학술에 부족함이 없음은 물론 실전에 적용이 가능하도록 하였습니다.

저는 이 책이 갓 약대를 졸업한 신입 약사님들께는 약국 현장에 적응하는 데 도움이 되고, 경력이 풍부하신 약사님들께는 가벼운 마음으로 곁에 두고 궁금할 때마다 활용할 만한 좋은 친구가 되길 바랍니다.

3년간 두서없이 원고를 작성하였습니다. 저에게 공부하는 약사의 길을 갈 수 있도록 귀한 기회를 연결해 주신 황은경 박사님, 감사합니다. 3년간 부족한 원고를 다듬고 정리하여 연재해 주시고, 그것을 제 이름을 걸어 『최해륭 약사의 쉽고 빠른 한약·영양소 활용법』이라는 한 권의 책으로 펴내어 주신 한국의약통신 정동명 사장님, 감사합니다. 제가 익힌 지식을 동료 약사님들에게 전할 수 있도록 강사의 길을 열어주신 한국약사학술경영연구소 양덕숙 소장님, 감사합니다.

그리고 약국 현장에서 어떻게 하면 환자에게 더 다가가며 약사의 전문성을 발휘할 수 있을까 오늘도 분투하고 계시는 전국의 약사님들 존경합니다.

열정을 투여하였지만 아쉬움이 많은 글들이 책으로 묶여져 나왔습니다. 많이 미흡하지만 너그러이 봐주시길 바랍니다. 감사합니다.

2022년 3월 따스한 봄날에
구리시 소미 약국에서 **최해륭**

약국 현장에서 필요한
한약제제 및 영양소 경험과 지식 담뿍 담겨 있어

고현정

강원대학교 약학대학 학장

약학대학의 교육과정은 제약 바이오 산업과 보건 의료에 기여하는 창의적인 약학 전문가를 양성하는 것을 목표로 합니다. 약사는 인체의 구조 및 기능과 질병의 병인기전에 대한 이해를 바탕으로 약물의 작용기전을 이해하고, 이러한 약학지식을 약물치료에 적용할 수 있어야 합니다.

최근 도입된 6년제 약학대학 교육과정에서는 약학대학 졸업생에게 의약품의 생산과 관리, 신약개발 과정에 대한 이해와 함께 임상약료와 관련된 기초적인 실무능력을 갖추도록 요구하고 있습니다. 이러한 약학대학의 교과목을 성실히 이수한 약사님들은 대학원에 진학하여 신약개발을 위한 연구에 직접 참여하거나, 또는 약국 및 병원, 제약회사, 공직에 진출하여 유능한 한 사람의 약사로서의 몫을 충실히 이행할 수 있을 것입니다.

하지만 그게 끝이 아닙니다. 약대에서 배운 튼튼한 기초를 바탕으로 졸업 후 실무에서는 그에 적합한 추가적인 교육이 필요합니다.

6년제 도입 이후 약학대학과 사회에 진출한 약사님들께는 또 다른 교육의 의무가 생겼으니 바로 프리셉터 제도입니다. 이제는 약국 현장에서 약료(Pharmaceutical care)와 관련된 축적된 지식과 기술을 후배들에게 온전히 전달하고 실제 업무에 응용할 수 있는 능력을 갖춘 우수한 약료전문지도자(Preceptor)을 양성하는 것 또한 약학대학과 후배를 사랑하는 약사님들의 목표가 되었습니다.

약국 및 병원, 제약회사 실습 사이트에서 약학대학 학생들의 실습 교육을 담당하는 약료전문지도자의 역할은 약학대학의 교육의 목표인 실용성과 전문성을 완성하기 위해서도 중요합니다. 그리고 이러한 제도가 마련되었다는 것은 그만큼 실무에서의 유용한 지식과 기술의 익힘 또한 중요하다는 반증이라고 생각합니다.

최해륭 약사는 약학대학 재학 중 아주 성실하였으며, 책임감 있는 제가 아끼던 제자였습니다. 졸업 후 잊지 않고 연락을 하는 고마운 제자이며, 강사로 활동을 하며 약사회를 위해 열심히 봉사하고 있다는 소식에 기특하게 생각하였습니다.

그런 최해륭 약사가 3년간의 언론에 연재한 글을 모아 자신의 이름을 건『최해륭 약사의 쉽고 빠른 한약 · 양양소 활용법』이라는 책을 낸다는 반가운 소식에 펜을 들어 부족한 글 솜씨지만 이렇게 추천사를 씁니다.

이 책에는 약국 현장에서 필요한 한약제제 및 영양소에 대한 최해륭 약사의 경험과 지식이 담뿍 담겨 있습니다. 약국 실무를 하는 데 있어서 전문약 복약지도 외에 꼭 필요한 일반약 및 한약제제에 대한 유용한 실용 지식을 아낌없이 나눈 최 약사에게 박수를 보냅니다.

앞으로 더욱 노력하여 약국 현장과 약학대학의 교육과정이 조화를 이루는 데 있어 도움이 되는 여정을 가기를 바랍니다. 약국 현장에서 분투 중이신 약사님들께 일독을 권합니다.

약국 상담 노하우 알알이 박힌 책
환자와의 신뢰 더욱 커질 수 있기를 기대

최광훈

대한약사회장

코로나19 이후 약국은 수많은 도전과 어려움 속에 직면해 있습니다.

그러나 기존의 패러다임에 대한 도전이 계속되는 지금이야말로 위기를 기회로 보는 관점의 전환이 필요한 시기가 아닌가 생각합니다. 물론 위기의 한 부분인 위험 요인 또한 대비를 하고 있어야 합니다.

저는 수십 년을 약국 현장에 있었습니다. 하지만 이렇듯 변화의 파도가 몰려오는 때는 유래를 찾아보기 힘듭니다. 그래도 환자에게 통하는 것은 바로 치료의 효과가 있느냐, 그리고 약사를 얼마나 신뢰할 수 있느냐가 관건이라고 생각합니다.

비대면 시대라 하여도 약국 약사에게 필요한 정보와 지식을 얻고 도움을 받고자 하는 환자의 수요는 여전합니다. 저의 관심은 이러한 수요에 대해 어떻게 하면 약국 현장에서 약사님들이 그만큼의 적절한 보상과 대우를 받고 행할 수 있느냐 하는 것입니다. 그런 점에서 약국 현장의 약사님 개개인의 학술 역량을 키우고 표준화된 복약 데이터를 만드는 것이 저의 과제 중의 하나라고 생각합니다.

의약분업 이후 전문약의 복약 상담에 대한 노하우를 공유하려는 노력은 많이 있었지만, 약국 경영의 한 축을 이루는 한약제제, 일반약, 건강기능식품 상담의 노하우에 대한 연구나 관심은 상대적으로 미흡한 점이 있었다고 생각합니다.

저 역시 약국을 경영하는 입장에서 환자를 대하는 것이 언제나 편안한 것은 아니어서 약국에 필요한 지침서들이 보다 더 다양하고 깊이가 있었으면 좋겠다고 생각하였습니다. 그러던 차에 최해륭 약사가 3년간 의약계 전문지 한국의약통신의 '나의 복약지도 노트' 란에 연재한 상담 노하우를 엮은 『최해륭 약사의 쉽고 빠른 한약·영양소 활용법』을 책으로 낸다는 소식을 듣고 참으로 반가웠습니다.

최해륭 약사는 한국의약통신, 약사공론 등 전문지의 집필과 약사회 연수교육 강의 및 학회 참여 등을 통해 왕성하게 활동하는 모습을 보이고 있는 젊은 약사입니다. 그런 최 약사를 보며 앞으로 약사 사회를 위해 많은 역할을 하리라 기대하고 있습니다.

약국을 경영하는 입장에서는 감기약 하나라도 환자에게 꼭 필요한 상담을 통해서 적절한 약을 드리고 환자의 신뢰를 얻는 것이 중요합니다. 최해륭 약사의 노하우가 알알이 박힌 이 책은 감기약에서부터 현대인의 스트레스 관련 질환에 이르기까지 환자를 대하는 많은 아이디어를 얻을 수 있습니다.

이 책을 통해 약국 약사와 환자 간에 신뢰가 더욱 쌓이고 국민과의 사회적 합의를 통해 약사님들 전체의 사회적 신뢰도가 커질 수 있는 하나의 계기가 되기를 바랍니다. 이 책이 나오기까지 각고의 노력을 아끼지 않은 최해륭 약사에게 응원의 박수를 보냅니다. 앞으로 현장에 계시는 약사님들은 물론 사정상 현업에 계시지는 않더라도 약사로서의 지식의 끈을 놓치고 싶지 않은 약사님들을 위해서도 유익한 콘텐츠로 지속적인 집필과 강의를 해줄 것을 당부드립니다.

학술적 전문성 있는 실력자 옆에 두어 든든
한약제제 · 일반약 · 건기식 상담에 도움 줄 것

박영달

경기도약사회장

의약분업 이전 약국은 환자와 가장 가까운 곳에서 동네 사랑방의 역할은 물론 수많은 급만성 질환에 대해 환자들이 믿고 따르는 1차 의료기관의 역할을 톡톡히 하였습니다.

당시 선후배 약사님들은 밤늦게까지 약국을 운영하며 국민의 건강을 돌보았고, 약국 문을 닫은 후에도 급한 환자가 문을 두드리면 셔터를 열고 나와서 적절한 복약 상담을 하였습니다. 당시 약국은 응급 상황에 대처하던 국민 건강의 보루였습니다.

의약분업 이후 처방전 위주로 약국 경영이 이루어졌다고 하지만, 전국의 많은 약사님들은 바뀐 제도하에서 환자 복약 상담에 최선을 다하고, 국민 보건을 위해 많은 부분을 희생하며 국민 건강지킴이로서의 역할을 다하였습니다. 다만, 일반약 및 건강기능식품, 한약제제에 대한 관심이 줄어든 것은 안타까운 부분입니다.

코로나19 사태 이후 전국의 동네 약국 약사님들은 국가적 위기를 맞이하여 공적인 역할을 충실히 수행하였고, 동네 약국의 가치를 드높이셨습니다. 현재까지도 약국 현장의 약사님들이 공공의료의 영역에서 감당해야 하는 보건의료인으로서의 역할을 성실히 수행하고 있음이 주지의 사실입니다.

2000년 보건의료기본법이 제정되면서 약국은 보건의료기관으로, 약사는 보건의료인으로 지정되었습니다. 또 2009년 6년제 약대가 도입되면서 커리큘럼에 실무실습이 생겨 약료 서비스 전문가 양성 과정으로의 변화가 이뤄졌습니다. 현재 약사에게 기대되는 사회적 요구에 따른 이러한 커리큘럼의 변화는 변화하는 시대에 걸맞게 약사의 역할에 대한 재정의가 필요한 시점임을 시사합니다.

오늘날 약사의 직능 범위는 방문약료서비스를 비롯해 다제약물관리 등 질병 관리와 예방, 재활까지 포함하는 포괄적 범위로 확대되었습니다. 따라서 향후 약사의 직무 범위는 '약료 개념'과 '약학적 보건지도' 개념이 포함되어야 합니다.

약국 현장에서도 보다 폭넓은 환자 상담과 전문약은 물론 일반약, 한약제제, 건강기능식품을 활용한 환자 케어가 요구되며, 그에 상응하는 대가 또한 주어져야 할 것입니다.

최해룡 약사님은 한약 및 영양요법에 대한 많은 연재와 강의를 통하여 약사 사회에 잘 알려진 인물이며, 저도 SNS상에서 최 약사님의 강의를 흥미롭게 보고 있었습니다. 특히 최해룡 약사님은 제33대 경기도약사회 집행부에서 미디어소통위원장으로 임명되어, 앞으로 저와 함께 경기도약사회 발전을 위해 큰 역할을 이루어 내리라 기대하고 있습니다.

더욱이 이번에 최 약사님이 한국의약통신에 3년간 연재한 글을 엮어 『최해룡 약사의 쉽고 빠른 한약 · 영양소 활용법』책을 출간한다고 하니, 제가 학술적으로 전문성 있는 실력자를 옆에 두는 것 같아 더욱 반가웠습니다.

변화하는 시대에 맞춰서 환자에 대한 적절한 복약 서비스, 예방적 차원의 일반약과 건강기능식품의 활용, 적절한 한약제제의 활용 등 약국 현장에서 꼭 필요한 내용으로 약사님들의 실무에 도움이 되도록 구성한 책이어서 날로 어려워지는 약국 환경에 도움이 되리라고 생각합니다.

더 나아가 이 책이 약사님들이 변화하는 시대를 선도해서, 이니셔티브를 쥐는데 일조하길 바랍니다.

체험과 학문적 배합으로 이루어진 책
약국 경영 활성화에 유용한 지침서 될 것

황은경

부산시 사하구 오거리약국 대표 약사

최해륭 약사님과의 인연은 저의 졸저 『황은경 약사의 나의 복약지도 노트』를 읽은 최 약사님이 우리 '오거리 약국'을 방문하면서부터 시작되었습니다.

부산 출신인 최 약사님은 당시 수많은 지역에서 열정적으로 근무 약사 생활을 하고 있었습니다. 그날도 먼 타지역에서 주말 근무를 마친 최 약사님이 부산으로 돌아오는 기차 안에서 우리 약국에 전화를 하여 "잠시 들러도 되는지"를 물어 왔고, 저는 흔쾌히 방문을 허락하였습니다.

최 약사님은 약국에 들어서자마자 "잠시 근무해도 되느냐"라고 묻고, 그 자리에서 약사 가운을 꺼내어 입고는 전문약 조제와 일반약 상담에 임하였습니다. 그날 최 약사님의 모습은 약사 직능을 사랑하고 매우 열심히 일하는 젊은 약사라고 기억하기에 충분할 정도로 인상적이었습니다.

이후 최 약사님의 활동을 보면서 약사 사회에 도움이 되고, 학술적으로 더욱 발전하였으면 하는 생각에 비즈엠디 한국의약통신의 정동명 사장님에게 소개해 주었고, 기대에 어긋나지 않게 꾸준히 양질의 콘텐츠를 연재하는 모습을 보여주었습니다.

저는 약국을 저의 개성에 맞으면서, 또 지역사회에 부족함이 없도록 제가 있는 곳인 '사하구의 랜드마크 오거리약국'이 되었으면 하는 심정으로 가꾸어 왔습니다.

실수 없고 깔끔한 전문약 조제와 복약지도, 일반약별로 꼭 필요한 한 줄 내의 복약 상담, 환자 맞춤별 상담이 되도록 노력하였습니다.

하지만 언제나 미완성이고, 늘 어떠한 이상을 향하여 노력하고 있지만, 부족함을 깨닫습니다. 저 스스로의 어려움도 어려움이지만 지난 몇 년간 약사 사회는 많은 변화와 풍파를 겪고 있습니다. 그럼에도 불구하고 약사는 약의 전문가이고 국민 보건의 최일선에 서 있는 약료 전문가라는 점에서 자부심을 가지고 바른길을 제시할 수 있어야 한다고 생각합니다.

지난해 우연히 다른 약사가 통화를 하면서 옆에 있던 최 약사님을 바꾸어 주었습니다. 그때 저는 대뜸 약사 사회를 위해서 어딘가에 참여하는 것이 좋겠다고 권유하였고, 최 약사님은 저의 말에 아무런 이의도 제기하지 않고 바로 참가하겠다고 하였습니다. 그리고 그 약속을 성실히 지켰습니다.

저는 최 약사님에게 부탁하였습니다. "후배들을 위해서 선배로서 바른길을 제시하고 바른길을 가라고." 제가 감히 최해륭 약사님에게 할 말은 아니지만, 제 마음속 다짐을 최 약사님에게 한 셈입니다.

최해륭 약사님은 나이는 젊지만 한약제제에 일가견을 확립하여 약사 사회 및 젊은 약사님들에게도 잘 알려져 있습니다. 언제 어디서나 맡은 바에 책임을 다하며 열심히 사는 최 약사님이 갈수록 많은 스케줄에 시달림에도 불구하고 3년간 꾸준히 연재한 결과물을 『최해륭 약사의 쉽고 빠른 한약 · 영양소 활용법』이라는 책으로 출간한다니 반가운 마음 금할 길이 없습니다. 저 역시 8년 전 최해륭 약사님과 같은 과정을 거쳐 책을 발간한 바 있어, 최 약사님의 모습에 더욱 감회가 새롭습니다. 이 책에서 최 약사님은 약국에서 활용되는 한약제제와 OTC, 그리고 건강기능식품과 영양요법 등을 실제 체험 사례와 학술적 근거를 배합하여 설득력 있게 제시하고 있습니다.

부디 최해륭 약사님의 이번 작품이 약사 사회에 널리 알려지고, 신입 약사님은 물론 약국 현장에 익숙하신 약사님에게도 약국 경영 활성화에 유용한 지침서가 되길 바랍니다.

CONTENTS

CONTENTS

01

감기, 독감, 코로나 바이러스에
대응하는 약국 요법

급증하는 바이러스 독감 환자에 대한
약국 한약제제의 활용법

강한 병세·극심한 병증 진행 따라 활용 달라져

초기 병세 꺾고 염증 반응·고열 다스리기에 중점

약국 에피소드

- **환자** : 약사님, 안녕하세요? 제가 몸살인가요, 독감인가요?

  독감 예방주사를 맞았는데도 독감에 걸릴 수가 있나요?

- **약사** : 아, 증상이 어떠신가요?

- **환자** : 몸이 쑤시고 아프고….

- **약사** : 열도 나시나요?

- **환자** : 네. 열이 타이레놀을 먹었는데 떨어지지 않고….

- **약사** : 속이 불편한 건 없으신가요?

- **환자** : 식욕이 없어요. 밥 한 술 겨우 떴는데, 어저께부터는 변도 무르게 나와요

- **약사** : 독감 주사를 맞았어도 그 외에 바이러스나 병원균에 감염될 수 있어요.

  모든 병원균에 대한 예방주사는 아니어서…. 열이 많이 나세요?

- **환자** : 네, 목도 마르고 열도 나고. 약 먹었는데 떨어지지 않고 계속 심하고 답답해요.

- **약사** : 열이 심하고 목도 마르고 식욕도 없으시네요.

  면역력이 약해지셔서 쉽게 병원균이 몸에 침투했어요.

  우선 열도 떨어지고 속 불편한 것도 덜고 몸살기도 덜 게 이렇게 한 번 드셔보세요.

---

1. 약국 임상에서의 한약제제의 사용

한약제제는 각각의 방제와 약용식물 하나하나가 방대한 스펙트럼을 가지고 있습니다. 마치 여러 겹의 거울을 겹쳐 놓은 것처럼 탐구하면 탐구할수록 각 방제의 함의는 넓습니다. 그 함의를 알수록 세부적인 변증이 가능하고 환자 각각에 따라 조금씩 다른 처방을 내게 되므로 당연히 탐구심을 가지고 더욱 다변적으로 상황별로 생각을 해두어야 하지만, 당장 약국 임상에서 약사 앞에 온 환자 각각을 어떻게 대처하느냐는 조금 다른 문제입니다.

1) 약국 환자 대처법

약국 임상에서의 환자 대처는 크게 3가지입니다.

① 30초 내로 변증을 하고 포장단위로 만들어진 약을 빠르게 주어야 할 경우
② 역시 빠른 변증을 해야 하지만 조금 더 환자에게 맞게 약을 조합하여 줄 경우
③ 조금 더 시간을 내어 장기적으로 대처해야 할 경우

①, ②라고 해서 결코 함부로 하는 것도 아니고 효과가 떨어지는 것도 아닙니다. 오히려 더 간명한 경우도 있습니다. 그러므로 ①, ②, ③ 모두 소홀히 하지 않고 약국 상황에 맞는 방법을 찾아 갈고닦아야 하겠습니다.

오늘 설명할 내용은 주로 ②번에 해당하는 내용입니다.

저는 약을 선택할 때 태양, 소양, 양명 및 태음, 소음, 궐음(厥陰)의 전통적인 방법, 현대인의 스트레스와 식이에서 오는 열성 질환에 대한 대처 방법, 체질과 체형으로 구분하는 방법을 상황에 따라 종합적으로 강약을 두어서 씁니다. 해석하는 사람마다 뜻이 다른 한약제제 특유의 '단어의 정의'에 대해서도 조금은 해설하겠지만 '실전에서 어떻게 사용할 것인가, 어떤 조합이 좋을 것인가'에 대해서 정리하고자 합니다.

2. 감기에 대응하는 4단계 몸의 반응과 본초

감기에 대처하는 대표적인 본초는 마황(麻黃), 계지(桂枝), 시호(柴胡), 금은화(金銀花), 연교(連翹), 석고(石膏), 대황(大黃), 복령(茯苓), 백출(白朮)입니다. 우선 이것만 기억합시다.

감기의 병의 진행은 크게 네 단계로 나눌 수 있습니다.

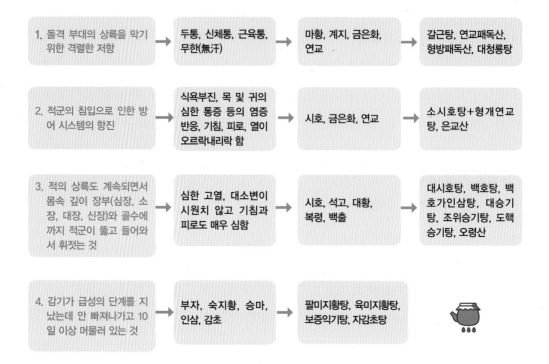

1. 돌격 부대의 상륙을 막기 위한 격렬한 저항	두통, 신체통, 근육통, 무한(無汗)	마황, 계지, 금은화, 연교	갈근탕, 연교패독산, 형방패독산, 대청룡탕
2. 적군의 침입으로 인한 방어 시스템의 항진	식욕부진, 목 및 귀의 심한 통증 등의 염증 반응, 기침, 피로, 열이 오르락내리락 함	시호, 금은화, 연교	소시호탕+형개연교탕, 은교산
3. 적의 상륙도 계속되면서 몸속 깊이 장부(심장, 소장, 대장, 신장)와 골수에까지 적군이 뚫고 들어와서 휘젓는 것	심한 고열, 대소변이 시원치 않고 기침과 피로도 매우 심함	시호, 석고, 대황, 복령, 백출	대시호탕, 백호탕, 백호가인삼탕, 대승기탕, 조위승기탕, 도핵승기탕, 오령산
4. 감기가 급성의 단계를 지났는데 안 빠져나가고 10일 이상 머물러 있는 것	부자, 숙지황, 승마, 인삼, 감초	팔미지황탕, 육미지황탕, 보중익기탕, 자감초탕	

1) 1단계

1, 2단계의 땀이 안 나거나 식욕이 줄어드는 것은 그 증상의 정증(正症)입니다. 정증도 기억을 해야 합니다. 그러면 좀 더 정증의 환자가 왔을 때 확신을 가지고 쓸 수 있으니까요.

하지만 치자(治療者)는 본인 앞의 환자가 정증일 수도 있지만 사람의 몸의 반응은 다양하고, 환자 본인이 정증을 잘 표현 못 할 수도 있고, 현대인은 정신적이든 신체적이든 복합 증상을 애초에 가지고 있는 경우가 많으므로 정증에 얽매이지 않고 풀어내야 할 경우도 많이 있습니다.

그러기 위해 환자의 본래의 습성이나 현재의 처한 상황, 예를 들어 시험을 앞둔 학생인지, 스트레스를 많이 받고 있는 상황인지, 고등학생인지 노인인지, 여자인지 남자인지, 체격이 어떤지, 본래 성격이 어떤지를 종합적으로 판단하는 것이 필요합니다.

1단계 약 중 '마황+계지'를 합한 조합은 땀을 강하게 내어 병원체를 땀으로 몰아내는 약으로서 노인이거나 몸이 허약한 사람 혹은 일반적인 마황제로는 오히려 땀구멍을 열지 못하고 그 열이 속으로 침입할 사람이면 신중하게 사용합니다.

| 1. 돌격 부대의 상륙을 막기 위한 격렬한 저항 | → | 마황+계지 : 땀을 강하게 내어 병원체를 땀으로 몰아내는 약. ex) 갈근탕 | → | 신중 사용 노인이거나 몸이 허약한 사람 : 인삼패독산 고려 일반적인 마황제로는 오히려 땀구멍을 열지 못할 정도로 표피, 진피와 근섬유, 근내막이 조밀한 사람 : 대청룡탕 고려 |

1단계의 일반적인 방제는 갈근탕, 연교패독산(蓮翹敗毒散), 형방패독산(荊防敗毒散)이지만 노인이거나 몸이 허약한 사람은 인삼패독산(人蔘敗毒散 : 전호(胸下氣消腫祛痰 흉하기소종거담), 독활(少陰經裏風濕 소음경리풍습), 지각(理氣消腫祛痰 이기소종거담), 시호 천궁(頭目昏暗 두목혼암), 인삼, 감초 복령(肺熱除濕 폐열제습), 강활(太陽經表寒風濕 태양경표한풍습), 길경(肺熱理氣除濕消腫祛痰 폐열이기제습소종거담)을 사용하고 일반적인 마황제로는 오히려 땀구멍을 열지 못할 정도로 표피, 진피와 근섬유, 근내막이 조밀한 사람은 대청룡탕을 사용합니다. 처음부터 병세도 강하지 않고 환자도 허약하면 마황부자세신탕을 고려합니다.

2) 2단계

2단계의 일반적인 방제는 소시호탕, 시함탕 + 형개연교탕, 은교산입니다. 전통적인 반표반리 소양병의 구분이 아닌 본초의 조합으로 본 구분으로 시호제를 90% 이상으로 꼭 고려합니다.

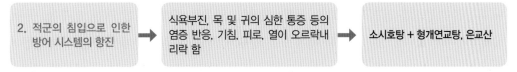

| 2. 적군의 침입으로 인한 방어 시스템의 항진 | → | 식욕부진, 목 및 귀의 심한 통증 등의 염증 반응, 기침, 피로, 열이 오르락내리락 함 | → | 소시호탕 + 형개연교탕, 은교산 |

3) 3단계

3단계의 일반적인 방제는 백호탕, 백호가인삼탕, 대시호탕, 대승기탕, 조위승기탕, 도핵승기탕, 살짝 거드는 정도로 오령산, 저령탕입니다.

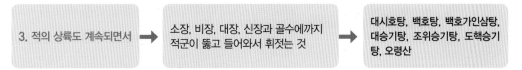

| 3. 적의 상륙도 계속되면서 | → | 소장, 비장, 대장, 신장과 골수에까지 적군이 뚫고 들어와서 휘젓는 것 | → | 대시호탕, 백호탕, 백호가인삼탕, 대승기탕, 조위승기탕, 도핵승기탕, 오령산 |

4) 4단계

4단계의 일반적인 방제는 팔미지황탕, 육미지황탕, 보중익기탕, 자감초탕이고 소음병에 마황부자세신탕이 있습니다.

3. 독감에 대한 과립제의 활용

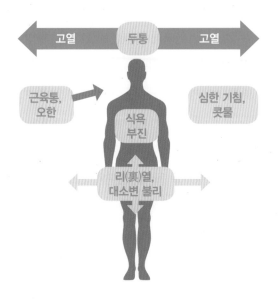

독감은 인플루엔자 바이러스 A 및 B의 Hemagglutinin이 숙주세포의 sialic acid에 결합을 하면서 숙주에 달라붙어서 숙주세포 내로 들어가서 증식한 뒤 Neurominidase가 그 결합을 끊으면서 새로운 숙주세포 안으로 계속해서 침입해 들어감으로 인해 나타나는 병세로써 특징적인 증상은 급진적인 고열, 두통, 신체통, 근육통, 오한, 심한 기침, 인후통, 콧물, 식욕부진이며 ▲1, 2, 3단계가 한 번에 오는 경우가 많고, 혹은 ▲단계를 구분 짓기 힘들게 빠르게 진행되거나 ▲1, 2, 3단계에 대한 약의 조합이 같이 들어가면 서로 시너지를 내면서 부작용을 상쇄하므로 1, 2, 3단계 약 3가지를 같이 사용하는 경우가 있습니다.

1, 2, 3단계 약을 같이 사용하게 되면 마황제의 강발한(强發汗)을 석고가 다독여주고 마황제가 뚫지 못하여 오히려 속으로 들어온 열이 있을지라도 시호, 금은

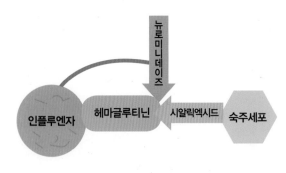

1. 갈근탕, 연교패독산, 형방패독산, 대청룡탕 〈고열, 두통, 신체통, 근육통, 오한〉	→	2. 소시호탕, 시함탕 + 형개연교탕, 은교산 〈기침, 인후통, 콧물, 식욕부진〉	→	3. 대시호탕, 백호탕, 백호가인삼탕, 대승기탕, 조위승기탕, 도핵승기탕, 오령산 〈심한 고열, 대소변이 시원치 않고 기침과 피로도 매우 심함〉

화, 연고, 석고, 대황, 복령, 저령 등이 식혀서 빼내어 줍니다. 저는 일반적으로 갈근탕/연교패독산/인삼패독산/마행감석탕+소시호탕/시함탕+형개연교탕+백호가인삼탕을 기본 뼈대로 삼아서 독감에 대처합니다. 독감의 특징인 강한 병세를 갈근탕, 연교패독산이 꺾어주고 백호탕이 갈근탕을 다독이면서 고열을 풀어주고 소시호탕이 백호탕과 갈근탕의 화해(和解劑)를 꾀합니다. 형개연교탕은 인후와 기관지의 염증 반응을 제어하는 약으로 황금, 치자 및 연교를 포함하고 있습니다. 황금, 치자는 황련해독탕을 구성하는 약으로서 황련해독탕은 당단백질 중의 sialic acid를 감소시키고 혈액의 노폐물 및 지질들을 처리하여 혈액의 점도를 줄여서 열 및 염증 반응을 억제하고, 연교는 항바이러스 작용이 있습니다. 타미플루는 Hemagglutinin과 sialic acid의 결합을 끊는 neurominidase의 작용을 차단하여 바이러스의 번식을 억제하지만, 기왕에 들어온 바이러스를 없애는 건 아니고 새롭게 침략해 들어오는 바이러스를 차단하지도 않습니다. 단지 발을 묶어둘 뿐입니다. 무서운 적을 모아서 묶어두었으면 고성능이면서 우리 편을 해치지 않는 요격기의 도움을 받는 것도 좋을 것입니다. 결국 타미플루나 항생제 등은 우리 몸의 면역계를 믿고 바이러스나 세균의 새로운 침입에는 신경을 덜 쓴다고 볼 수 있는데, 과립제 한약은 이런 부분을 보완하는데도 많은 역할을 할 것입니다.

4. 독감에 대한 OTC 포장단위 조합

이런 한약 과립의 합방도 필요하지만 10T 혹은 낱개 포장 단위로 밖에 대응을 못할 상황도 많을 것이고 그에 대한 대처 방안도 필요합니다. 약국가에 있는 소포장 단위로는 갈근탕 + 은교산, 구풍해독탕가길경석고 + 패독산 + 프로폴리스, UDCA, arginine 앰풀이 있고 증상에 따라 10C 감기약을 같이 권할 수 있습니다. arginine, ornithine은 virus에 대한 저항력을 키워줄 뿐만 아니라 면역 항진으로 인해서 생기는 염증 물질들과 노폐물들로 인해 더러워진 혈액을 깨끗하게 하여 간의 해독 기능을 살려서 몸의 병원체에 대한 저항력을 키워줍니다.

　제가 언급한 방제 중에 실제로는 구하기 힘든 방제는 형방패독산, 연교패독산, 마황부자세신탕, 대청룡탕, 백호탕, 대승기탕, 조위승기탕입니다. 이 방제를 사용하시는 약사님들이 많으면 제작을 하겠지만 제약회사에서는 800통 이상을 한 번에 만들어야 해서 힘들다고 합니다. 바꿔 말하면 800통도 안 나간다는 것이지요. 이외에 기본적이고 유명한 방제들 중에도 그 800통 조차 안 나가서 창고에 썩고 있는 방제들이 있다고 들었습니다. 이미 안 나오는 방제는 차치하고라도 지금 나오는 방제들이라도 잘 살펴서 사용하시면 그 방제에 애정이 생기고 각 방제에 들어간 본초생약들의 의미와 일반적인 용법, 그리고 그 방제의 응용법들에 대해서 탐구하고 직접 환자에게 적용하고 그 환자가 낫는 경험을 하다 보면 방제에 대한 더 큰 애정이 생기고 좀 더 사용에 어렵지 않으리라 생각합니다.

　저는 한약제제만이 최고라고 생각지는 않습니다. 약사님들 각자의 사정이 있고, 받아들이는 환자의 사정도 있으므로 지나치게 한약제제를 강요할 생각도 없습니다. 하지만 정말 환자에게 탁월한 효과를 주고 환자를 약사님들의 단골로 만드는 데 있어서 한약 과립제는 정말 훌륭하고 믿음직한 친구라고 확신합니다.

　끝으로 몇 가지 독감 치험례를 올립니다.

[사례 1] 60대 초반 여성 환자

병원에서 록소프로펜 + (코데인, 구아이페네신, 메틸에페드린, 클로르페니라민) 복합제 등에 타미플루를 처방 받았습니다. 타미플루를 끝까지 다 먹는 게 올바른 용법이지만, 이 환자의 경우 타미플루를 먹는 것도 힘들어하고 약을 먹어도 증상에 대한 호전반응이 없어서 과립제를 본인 선택으로 복용하였습니다. 하루도 쉬지 못하고 일을 하시는 분으로 감기 걸린 지 10일이 지난 상황입니다.

■ **증상** : 인후통, 소름 끼치듯 춥고 몹시 심한 신체통, 열은 38도, 입이 쓰고 콧물과 가래가 황색과 푸른색임. 입안이 혀끝 빼고 바싹 마르고 눈이 아프고 오른쪽 옆구리가 기침할 때마다 아프고 팔다리 처지고 만사가 귀찮다.

- **처방 :** 팔미지황탕 + 연교패독산 + 시함탕 + 형개연교탕 + 백호가인삼탕 + 기침약을 한약으로 더 추가할 수도 있지만 양이 너무 많아지는 걸 우려해서 위의 처방도 독자분이 보시기에는 종류가 많아 보이겠지만 늘 환자 부담이 적도록 약의 개수와 양도 줄일 수 없을까를 고민하면서 쓰기 때문에 (많이 써야 하는 질환에는 한 번 복용에 150그램도 썼습니다. CASE BY CASE입니다) 기침 시럽을 추가로 같이 복용하도록 하였고 한 첩을 먹고 이미 효과를 보셨고 5일 복용 후 괴로운 감기 증세가 다 나았습니다.

[사례 2] 30대 중반 남자 환자

몸살감기 증상으로 하루 반 경과 뒤 병원에 가서 독감 판정받음. 고열이 나고 헛소리를 한다고 어머니께서 오심. 얼굴에 열감이 심함, 소변이 시원치 않음.

- **처방 :** 소시호탕 + 형개연교탕 + 도핵승기탕 + 오령산

하루 만에 열이 내리면서 완치. 이것은 열을 대변과 소변으로 빼내며 간의 이담작용과 해독작용을 돕는 데 주력하면서 세균과 바이러스 등에 대한 저항력을 키워주는 처방입니다. 이때, 환자에게 대변량이나 소변량이 늘고 설사할 수 있음을 주지시킬 필요가 있습니다.

팔방미인
갈근탕의 활용법

감기 증상 넘어 기본 방제로 쓰이는 갈근탕

흔하지만 다양한 질병에 강력한 효과 발휘해

약국 에피소드

- 환자 : 진통제 주세요. 어제 김장을 했더니 근육통이 심해요.

- **약사** : 주로 아픈 부위가 어디세요?

- 환자 : 몸살 같은데, 어깨, 목도 쑤시고 아파요.

- **약사** : 아, 그렇게 고생하시고…. 어깨, 목이 걸리고 아픈 데는 이 한방과립제가 잘 들어요.

  말씀하신 진통제와 함께 사용하시면 더 빠른 효과를 볼 수 있어요.

- 환자 : 이게 몸살 약인 거죠?

- **약사** : 네. 몸살처럼 아프시죠.

  몸살에도 쓰지만 그 원리가 어깨가 뭉치고 목, 승모근 불편한 걸 갈근탕이 시원하게

  풀어주는 작용이 있고요. 혹시 마그네슘 드시는 것 있나요?

- 환자 : 아, 먹고 있는 게 있는데 집에 두고 왔어요.

- **약사** : 마그네슘, 비타민 B군 등이 피로하고 스트레스받고 하면 많이 소모가 되거든요.

  이 약은 빠른 흡수가 되는 액상형 마그네슘인데, 지금 갈근탕, 진통소염제 드시면서

  같이 복용하시면 근육 피로가 더 잘 풀릴 거예요.

- 환자 : 네, 그것도 몇 개 주세요.

약국 임상에서 빈번하게 사용되는 방제 두 가지만 꼽으라면 갈근탕, 반하사심탕을 꼽을 수 있습니다. 약사님들께서 한약제제를 잘 사용하시지 않는 경우가 많은 것은 그만한 현실적인 이유가 있기 때문인데요. 그럼에도 불구하고 현재 약국가에 남아있는 몇 안 되는 방제들은 그만큼 쓰임새가 많고 효과가 확실하기 때문에 살아남은 것이라 생각합니다.

이번 시간에는 사람의 체표는 물론, 족소음신경(足少陰腎經)까지 파고들어서 사기(邪氣, 몸에 좋지 않은 영향을 끼치고 올바른 흐름을 해치는 모든 것)를 풀어헤치고 진액을 뿜어 올리는 강력한 약, 갈근탕의 여러 임상적인 활용법에 대해서 탐구하고자 합니다.

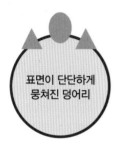

표면이 단단하게 뭉쳐진 덩어리

◀ 갈근탕(葛根湯)
: 체표면이 열려있지 않고 조밀하게 뭉쳐저 있다. 몽우리진 덩어리를 연상한다.

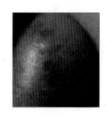

◀ 체표가 열리지 않아서 염증이 풀리지 않고 화농된 상태
: 갈근탕 + 배농산급탕 + 계지복령환 등의 구어혈제(驅瘀血劑) 필요

1. 구성 생약의 약리작용

> **과립제 갈근탕의 구성 생약**
>
> 갈근 2.67 마황 1.33 대추 1.33 육계 1.0 작약 1.0 감초 0.67 건강 0.33
>
> 갈근 : 마황 : 대추 : 육계 : 작약 : 감초 : 건강 = 8 : 4 : 4 : 3 : 3 : 2 : 1

1) 마황과 건강이 혈관 운동 능력을 강화

2) 육계가 혈관을 확장

3) 작약과 감초가 확장된 혈관의 탄력 유지 → 혈액 순환 촉진

4) 갈근, 작약이 근육과 체표면에 진액을 공급

5) 대추, 감초가 위장 보호

6) 갈근, 작약, 감초, 대추, 건강이 경련을 완화하여 근육 및 체표를 부드럽게 함

갈근탕은 상한론에서 태양병에 쓴다고 하였고, 특히 무한(無汗)을 강조합니다.

> **무한(無汗)** ① 땀이 없다. ② 윤택함과 넉넉함이 없다 = 단단하다.
>
> ② 명령이 통하지 않는다. (汗에는 명령한다는 뜻이 있습니다.)

무한이란 단순히 땀이 없음일 수도 있지만 ▲체표와 근육이 단단하다, 부드럽지 않다 ▲진액이 부족하다 ▲피부에 갑착(甲錯)이 있고 건조하다 등 여러 방향으로 해석이 가능합니다. 그뿐만 아니라 ▲몸의 컨트롤 타워가 작동하지 않는다라는 뜻도 가능합니다.

태양병이란 ▲병세의 극렬한 침입 ▲병세에 대한 격렬한 저항 ▲외부의 침입과 내부의 저항으로 인한 체표면과 근육의 뭉침으로 표현할 수 있는데, 그 격렬한 저항과 그 과정에서 발생한 노폐물 및 뭉쳐진 몽우리를 갈근탕으로 두들겨서 터뜨려 버리고 피부와 근육을 부드럽게 만들어 외부의 침입자도 착하게 만든다는 개념을 가지고 대처를 합니다.

감기 증상에 갈근탕을 사용할 때는 땀으로 혈액과 미네랄 등의 영양소가 빠져나가는 것을 보완하기 위해 쌍화탕을 같이 드리는 게 좋습니다. 감기 증상으로 시호제, 석고제를 며칠 분량으로 드린다면 갈근탕은 액상제품으로 따로 드리는 것도 고려합니다. 또한, 어깨 근육이 아프고 근육통이 있을 때 과립제 외에 몇 번 먹을 수 있는 제품으로 갈근탕과 마그네슘 + 비타민 B + 토코페롤 복합제제 10C 제품, 은행잎 앰플을 같이 권할 수 있습니다.

2. 갈근탕을 활용한 처방 사례

1) 견통(肩痛)

갈근탕은 몸속 깊은 곳에서부터 진액을 끌어올려서 단단하게 뭉친 근육을 부드럽게 합니다.

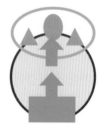

(1) 피로해서 팔이 빠질 것 같거나 혹은 팔이 실제로 빠지고 늘어졌다.

• 처방례 : 갈근탕 + 황기건중탕 / 쌍화탕

피로하고 뭔가 빠진 것은 기운의 문제입니다. 어깨 근육의 피로와 뭉쳐진 근육을 풀기 위해 갈근탕을, 기운을 보완하기 위해 황기건중탕을 씁니다. 황기건중탕이 없으면 기왕에 혈도같이 보충하는 의미로 쌍화탕을 씁니다. 한방이론 중에 좌혈우기라고 해서 좌편이면 혈을, 우편이면 기를 더 신경 쓴다는 말이 있습니다. 증상이 우편이면 십전대보, 황기건중,

진무탕, 오약순기산을 고려합니다. 약국임상에서는 갈근탕 + 쌍화탕 + 오약순기산 + 비타민 B군, 마그네슘 · 토코페롤 제제로 대처합니다.

(2) 유방통이 있고 오른쪽 팔의 신경까지 당기듯이 아프고 가슴이 답답하다.

이런 환자는 갑상선에도 문제가 있을 수 있습니다. 예를 들어 목이 잘 붓고 혹은 갑상선에 혹이 있고 혹은 갑상선암 수술을 했고 오른쪽 어깨 통증으로 어깨를 움직일 수 없는 경우 시호제, 구어혈제, 기울을 푸는 약, 진액 소모를 보하는 약과 함께 갈근탕을 사용합니다.

유방통이 있는 것, 갑상선에 혹이 생기는 것 모두 림프순환에 장애가 있는 것이고 간에서의 해독 작용과 혈류의 조절, 혈액 저장 능력에도 이상이 있음을 의미합니다.

한방 개념으로는 기울, 어혈, 혈액과 담음의 뭉침으로 표현할 수 있고, 막히고 순환이 안 되는 걸 풀어주기 위해 내부에서는 대황목단피탕, 도핵승기탕, 반하후박탕이 몸 안의 막혀 있는 흐름을 풀어내고, 메말라 있는 길을 매끄럽게 하기 위해 백호가인삼탕이 돌부리를 제거하면서, 시호제가 유방, 가슴, 갑상선 주위의 림프순환을 개선합니다. 표(表), 즉 피부와 근육을 풀어주고 표를 열어서 피부, 근육에서의 물질 및 혈액순환의 흐름을 살려주기 위해 갈근탕이 들어갑니다.

cf. 피부가 갈라져 있거나 손톱이 갈라져 있거나 비듬이 있거나, 즉 무언가 갈라져 있는 것은 폐에서 기육으로 혈을 보내지 못해서 생기는 증상으로 이때는 같은 견통자라도 선폐(宣肺)를 위해 마행의감탕을 고려합니다. 즉 '피부가 완전히 조밀하게 닫혀 있지 않다. 닫혀 있더라도 기육이 실하게 자라지 못했다.' 그런 환자의 유방통, 신경증상에는 갈근탕이 아닌 마행의감탕 혹은 (갈근탕 + 의이인)을 고려합니다.
　• 처방례 : 마행의감탕 + 도핵승기탕 + 백호가인삼탕 + 쌍화탕

2) 다래끼, 맥립종, 산립종(霰粒腫)
　• 처방례 : 갈근탕 + 배농산급탕

둘 다 몽우리를 풀어버리는 약인데, 배농산급탕이 안에서 염증을 삭히고 갈근탕이 내부의 진액을 뿜어 올려 단단한 표면에 윤활유를 공급하면서 밖에서 톡톡 두드려서 터뜨려 주는 역할을 합니다. 위 처방 말고도 여러 방제의 합방을 통해 다래끼에 대처할 수도 있지만

OTC로 간단히 대처할 때, 효과가 우수하면서도 약사와 환자 모두 큰 부담 없이 권하고 구매할 수 있는 구성입니다. 여기에 황련해독탕도 더 가할 수 있습니다. OTC 포장단위로 나오는 것 중에 활용할 수 있는 약으로 설명드렸습니다.

3) 습진

- 처방례 : 갈근탕 + 황련해독탕 + 위령탕

분비물은 적으나 붉은 기운과 열감이 있는 가려움에 갈근탕을 사용할 수 있습니다. 저는 한방과립이 갈근탕, 반하사심탕 정도만 준비된 약국에서 일할 때, 위와 같은 증상으로 답답해 미치겠다며 붉어진 가슴을 벅벅 긁는 환자에게 갈근탕과 항히스타민제+시호, 계지, 복령, 저령, 창출, 작약이 들어간 OTC로 대처하여 단골이 된 환자분이 있었습니다.

4) 입술 물집

- 처방례 : 갈근탕 + 형개연교탕 + 온청음

초기에 갈근탕으로 터뜨리고 형개연교탕으로 염증 물질 및 바이러스, 세균을 처리하고 온청음으로 형개연교탕의 항고점도 혈증능을 배가하며 맑은 혈액을 공급하는 의미의 구성입니다.

5) 노로 바이러스에 감염된 고열의 환자

- 처방례 : 갈근탕 + 오령산

상한론에 太陽與陽明合病者 必自下痢 葛根湯主之(태양병과 양명병 합병은 반드시 설사를 할 수 밖에 없다. 이 때 갈근탕을 쓴다)는 조문이 있기도 하지만, 갈근탕은 대장에서는 습을 빼내는 작용을 합니다. 그 빠진 습을 오령산이 물길을 열어서 몸 밖으로 배출을 합니다. 갈근탕을 설사에도 쓰지만 그 물길이 피부를 통해 발산되거나 소변으로 가지 않으면 오히려 설사를 일으키기도 하는데, 오령산이 물길을 신장으로 열어주며 더불어서 방광과 신장의 항진된 열을 푸는 작용을 하여 신장과 방광의 기능을 살려서 체액대사를 살리고 피부와 대장벽을 튼튼하게 하여 노로바이러스 증상에 대처를 합니다.

여기에 소시호탕, 황련해독탕을 더 가해도 좋습니다. 갈근탕 + 황련해독탕은 오한, 발열, 구토, 복통, 복부팽만, 설사의 노로바이러스 증상에 쓰며 그 대신 갈근황금황련탕을 쓸 수도 있습니다.

6) 손톱·발톱이 까칠까칠하다
- 처방례 : 갈근탕 + 마행의감탕을 쓸 수 있지만,

  당귀수산 + 청상보하환 + 가미귀비탕이 더 낫습니다.

7) 구안와사(口眼喎斜)
- 처방례 : 갈근탕 + 오령산 + 강활유풍탕

  갈근탕 + 대승기탕

초기에 갈근탕을 써서 마황과 건강의 휘발성분이 혈관운동능력 강화작용을 하고 갈근과 계지의 혈관 확장 작용으로 뇌 혈전을 개선하며, 갈근과 작약이 근 이완, 진경작용을 함으로써 얼굴이 당겨지는 구안와사에 사용합니다. 또한, 오령산이 수액대사를 정상화하여 항경련작용을 돕고, 강활유풍탕은 전반적인 풍을 가라앉히고 안면부의 혈액순환을 돕습니다.

> 무한(無汗) : 명령이 통하지 않는다.
>
> 몸의 컨트롤 타워가 작동하지 않는다. 부드럽지 않다.

갈근탕의 관련 조문으로 痙濕喝病門 無汗而小便反少 氣上衝胸 口禁不得語 欲作强痙 葛根湯主之(경습갈병문 무한이소변반소 기상충흉 구금부득어 욕작강경 갈근탕주지)가 있는데 이는 無汗 즉, 자율신경과 중추신경의 조절기능이 붕괴되어 소변량이 적고 기가 가슴으로 치밀어 오르며 입이 다물어진 채 열리지 않아 말을 못 하고, 말하려고 하면 경련을 일으킬 때 갈근탕으로 다스린다는 뜻입니다. 대승기탕은 아관긴급(牙關緊急 입이 열리지 않음)에 사용하는 약으로 갈근탕의 작용을 돕습니다.

- 처방례 : 갈근탕 + 대승기탕

교근은 하관을 벌리는 근육으로, 입을 벌리는데 관여합니다.

관련 질환으로는 이명, 입을 벌리는데 어려움, 아관긴급, 치통, 악관절통, 이갈이, 삼차신경통, 침 흘림, 견비통이 있습니다.

▲ 교근(Masseter)

교근의 긴장을 풀어주는 간단한 처치법으로 입꼬리에서 1cm 안 되는 길이 정도 옆 부분 (지창地倉)을 살짝살짝 눌러서 풀어줍니다. 이 근육이 긴장되면 승모근, 측두근도 긴장되어서 목과 어깨, 머리도 아플 수 있습니다.

8) 뒷골 땡길 때

- 처방례 : 갈근탕 + 거풍지보단 + 아미노산 + 철분제 + 비타민 B군

9) 항문종기

- 처방례 : 갈근탕 + 십미패독산 + 소승기탕

10) 결막염 초기증세

- 처방례 : 갈근탕 + 궁황탕 + 은교산
- 갈근탕가천궁신이 + 은교산
- 갈근탕가천궁신이 + 은교산 + 대황목단피탕 / 대시호탕
- 갈근탕가천궁신이 + 방풍통성산 + 은교산

11) 축농증, 편도염, 농성비즙(膿性鼻汁)

- 처방례 : 갈근탕 + 형개연교탕 + 대시호탕
- OTC : 갈근탕가천궁신이 + 신이청폐배농산급탕가시호창출 + 구풍해독탕

※ 주의

갈근탕은 몸속 깊은 곳에서 진액을 끌어올려서 강력하게 뿜어 올리고 발산하는 약으로서 신허 및 음허를 방지하기 위한 미네랄 보충, 음혈의 보충을 염두에 두고 음허가 심한 사람의 경우 주의합니다.

갈근탕의 활용 범위

갈근탕	뭉친 근육을 풀고 정신, 육체 피로 해소
	피하층의 노폐물 배출 및 독소 해독, 항염제로 사용
	단, 체격 및 병세가 갈근탕에 적합할수록 더 확실하다.
근육통	근 이완제 + 진통소염제 + 갈근탕
	근 이완제 + 마그네슘제제 + 갈근탕
	진통소염제 + 마그네슘제제 + 갈근탕
항문 종기 초기	갈근탕 + 십미패독산 + 소승기탕
결막염 초기	갈근탕 + 은교산 + 천궁, 대황(대시호탕 혹은 시호청간탕)
다래끼	갈근탕 + 배농산급탕
설사, 가려움	갈근탕 + 위령탕 + 황련해독탕
	갈근탕 + 오령산 + 황련해독탕
피로	갈근탕 2포 + 드링크
다리에 쥐	마그네슘 액상제제 + 갈근탕 + 쌍화탕

코로나19에 대한

점막 방어선을 강화하는 방법

점막은 감염 막는 일차 방어선이며 면역 체계는 이차 방어선

코로나19는 호흡기와 위장관 경로를 통해 폐로 침투하여 심각한 손상

내과 이비인후과 처방 PPI가 코로나바이러스 감염에 취약하게 만들어

아연 호흡기 감염 면역체계 도와, 아연이온 흡수 돕는 건 플라보노이드

약국 에피소드

- **초보 약사** : 코로나19 대비 예방책으로 권할 수 있는 약이 뭐가 있을까요?
- **륭 약사** : 우선 점막 방어 기능이 활성화되어야 하므로 포비돈요오드 인후염 스프레이, 프로폴리스 스프레이로 인후, 기관지로의 병원균의 침입을 방어하고 프로바이오틱스로 장내 환경을 개선합니다. 병원체가 침투해 들어올 때의 1차 방어선인 점막을 튼튼하게 하는 영양소로 비타민 A, D, C, E, 아연, 셀레늄 등이 있습니다. 그리고 항염증에 도움 되는 오메가 3, 폐기관지에 도움 되는 맥문동탕, 반하후박탕, 소시호탕, 백호가인삼탕, 은교산 등이 있습니다. 또, 아연과 같은 이온이 흡수되기 위해서는 이온 운반체가 필요합니다. 안토시아닌(플라보노이드의 일종), 플라보노이드가 아연 흡수에 도움이 됩니다.
  특히 이들은 비타민 C와도 시너지 효과가 있으므로 코로나19에 대한 예방책으로 보완적인 요법으로서 권할 수 있습니다.

코로나바이러스 감염을 방어하기 위해서는 기도 점막 그리고 위장 감염에 대해서도 관심을 갖는 게 필요합니다.

바이러스가 인후, 부비동, 기도나 폐를 감염시키기 위해서는 점막을 통과하거나 점막을 통해 체내에 침투해야 합니다.

그러므로 점막은 감염을 막는 일차 방어선이며 면역 체계는 이차 방어선입니다.

코로나19는 호흡기와 위장관 경로를 통해 폐로 침투하여 심각한 손상을 입힙니다.

이때, 기도 내벽을 덮고 있는 점막은 코로나19를 차단하는 일차 방어선 역할을 합니다.

The alveolar barrier

▲ 폐포 모세관 장벽의 개략도. 폐포는 모세혈관으로 둘러싸여 있습니다.
폐포 모세관 장벽은 계면 활성층, 폐포 상피, 사이질 및 미세 혈관 내피의 네 가지 주요 층으로 구성됩니다.

매우 얇은 상피 세포, 결합 조직, 모세 혈관만 있는 폐에는 방어 기능이 거의 없기 때문에 미세 입자나 미생물이 폐까지 침입하면 매우 심각한 상황이 됩니다. 이렇듯 외부로부터의 침입에 취약한 폐를 보호하기 위해 점막과 점액은 미생물이나 미세 입자가 폐로 들어가지 못하도록 하는 특별한 방어 기능을 수행합니다.

그러므로 코로나19 감염 예방에 있어 점액의 건강과 기도 내벽의 중요성은 아무리 강조해도 지나치지 않습니다.

코로나19의 또 다른 침입 경로인 위장관 내에는 점액 외에도 많은 방어 인자가 있습니다. 그중 가장 보호 기능이 두드러진 물질은 위산과 소화 효소와 같은 소화 분비액입니다. 그리고 장의 면역계 구조도 큰 역할을 합니다.

코로나19가 이런 방어 인자마저 피하고 위장관을 감염시킬 수 있다면 혈류로 침입해 폐도 감염시킬 수 있습니다. 그러므로 장 점막의 방어 인자를 튼튼하게 할 필요가 있습니다.

한편, 내과 및 이비인후과 처방에서 자주 나오는 약물인 PPI가 코로나바이러스 감염에 취약하게 만들 수 있다는 연구 결과가 있습니다.

코로나19와 같은 많은 호흡기 바이러스의 2차 감염은 위장관을 통해서 이루어집니다.

코로나바이러스가 장에서 폐로 이동 가능하다는 것은 중동 호흡기 증후군 코로나바이러스(MERS-CoV)에서 확인된 바 있습니다. 논문(Human intestinal tract serves as an alternative infection route for Middle East respiratory syndrome coronavirus)에 따르면 MERS-CoV의 위장관 침입에 대해 PPI 투여군의 경우 염증 발현, 소장 상피 세포 약화가 더 진전됨을 보였습니다.

PPI 투여 시 이러한 장 상피 세포 감염의 진행과 함께 폐 조직에 염증, 바이러스 양성세포(virus-positive cells), 살아있는 바이러스들이 출현하여 순차적 호흡기 감염의 발생을 보여준 바 있습니다. 그러므로 PPI 투여 환자는 장 상피 세포의 건강을 보다 신경 쓸 필요가 있습니다. 또한, PPI 투여를 받지 않더라도 스트레스와 생활환경, 식습관 등으로 장 상피 세포가 건강하기 어려운 현대인들에게 있어 장 상피 세포를 통한 호흡기 감염의 가능성은 코로나19가 화두인 이 시기에도 시사하는 바가 큽니다.

장 상피 세포를 강화하는 영양소로는 비타민 A, 비타민 D, 아연 등이 있습니다.

이 중에 아연은 클로로퀸이 항바이러스 작용을 하는 데 있어서 중요한 물질입니다.

그리고 기억해야 할 포인트는 클로로퀸 자체보다는 오히려 아연에 있을 수 있다고 제가 주장합니다.

위 논문에 따르면 아연이온은 코로나바이러스와 arteri 바이러스의 RNA polymerase 활성을 억제하고 아연이온 운반자(zinc ionophore)가 이런 바이러스들의 복제를 억제합니다.

물론 점막의 일차 방어선을 돕기 위해서 우선적으로 필요한 것으로 수분 공급이 있습니다. 그 외 상피 세포 기능과 뮤신 생산에 필요한 주요 영양소 공급, 효소의 공급, 항산화제의 공급 등이 필요합니다.

특히 물은 점막 건강에 중요한 역할을 합니다. 충분한 물이 없으면 점액에 점성을 주는 당단백질인 뮤신이 기능할 수 없습니다. 물론 뮤신의 과잉생산은 천식 및 만성 폐색성 폐질환(COPD), 기관지 확장증 등 염증성 폐 질환의 원인 중의 하나로 여겨지고 있지만 적절한 뮤신의 분비는 기도 점막의 건강은 물론 소장 상피 세포를 보호하는 데도 중요합니다. 뮤신이 없으면, 폐의 상피조직이 건조해지며 호흡기 합병증이 유발될 수 있습니다.

따라서 충분한 양의 물이 점액 기능에 중요하며 체내에 충분한 수분을 공급하는 것이 점막의 방어 기능에 매우 중요합니다.

아연 또한 위장관 점막 세포에 중요한 역할을 합니다.

아연의 항바이러스 작용은

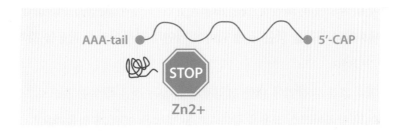

RNA dependent RNA polymerase를 억제하여 바이러스 복제를 억제하는 데 있습니다.

그런데, Zn2+은 세포 안으로 들어가려고 해도 들어가지를 못합니다.

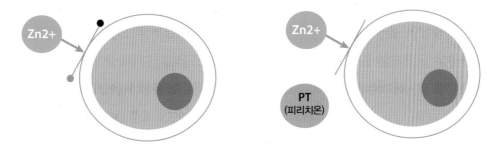

여기에 피리치온과 같은 이온의 운반자(ionophore)가 같이 가주어야 합니다.

그러면 아연이온과 ionophore가 합체하여 인지질 이중층을 통과하여 세포벽을 넘어서 아연이온을 실어 나릅니다.

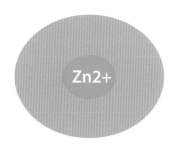
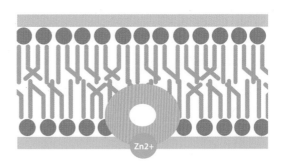

Zn2+이 증가함에 따라 SARS-CoV의 RNA 복제가 안 되게 됨을 나타내는 연구가 있습니다.

그리고 클로로퀸은 아연이온의 ionophore입니다.

논문 〈Chloroquine Is a Zinc Ionophore〉에 의하면 클로로퀸 용량을 높일수록 아연의 세포 내 함유량이 증가합니다.

그러므로 기본적으로 Chloroquine phosphate가 endosomal pH를 높여서 바이러스의 생존을 방해하고 숙주세포 표면에 있는 ACE2 말단의 당화(glycosylation)을 저해해 바이러스와 숙주세포와의 결합을 막는 것에 더하여 아연의 항바이러스 작용을 강화시키는 역할이 크리라 생각합니다.

최소한 아연이 호흡기 감염에 대한 면역체계를 돕는 것은 확실한 것으로 보입니다. 그럼 천연물로서 Zn의 항바이러스 작용을 증가시키는 방법은 어떤 게 있을까요?

아연이온의 흡수를 돕는 ionophore 역할을 하는 천연물은 플라보노이드입니다. 플라보노이드는 많은 과일과 꽃의 색상을 주로 담당하는 식물 색소의 그룹입니다.

그리고 바이러스, 알레르기성 물질, 발암물질에 대한 신체의 반응을 수정하고 조정하는 기능이 있습니다. 플라보노이드 중에서 케르세틴 및 에피갈로카테친 등에 대한 연구가 있습니다.

논문 〈Zinc ionophore activity of quercetin and epigallocatechin-gallate : from Hepa 1-6 cells to a liposome model〉에 따르면 케르세틴은 아연 ionophore로서 클로로퀸의 약 35% 정도 강도에 불과하지만 심각한 부작용을 일으킬 수 있는 클로로퀸과는 달리 안전하다고 합니다. 그러므로 호흡기 감염에 대한 면역체계를 돕는 것이 중요한 시기에 케르세틴, 에피갈로카테친 등을 포함한 플라보노이드가 풍부한 식재료를 섭취하는 데도 관심을 기울일 필요가 있습니다.

그리고 이러한 천연물에서 추출한 물질에 대한 연구 및 관심도 필요하리라 생각됩니다. 또한 소장, 대장의 점막의 기능을 정상화하는 데 도움이 되는 프로바이오틱스 등도 여전히 중요하리라 여겨집니다.

02

염증에 대처하는

한약제제

1

배농산급탕의 의미와 활용법

폐계(肺系)와 비장림프계의 기본처방으로 '기분의 요약'

림프계와 순환계의 소통 살리는 염증 치료의 중간자(中間者)

약국 에피소드

- 초보 약사 : 약사님, 배농산급탕의 급은 급하다는 뜻인가요?
- 룽 약사 : 급(及)이라고 하는 것은 PLUS의 의미로 보면 좋아요.

  즉 배농산급탕(排膿散及湯)은 [배농산(排膿散) + 배농탕(排膿湯)]을 뜻합니다.

- 초보 약사 : 배농산, 배농탕은 또 무엇인가요?
- 룽 약사 : 아, 구성을 보면 공통점이 보여요.

  • 배농산의 구성 : 지실, 작약, 길경 / • 배농탕의 구성 : 길경, 감초, 생강, 대추

  [배농산]의 지실은 긴축되고 단단한 환부를 완화하여 뭉치고 쌓인 것을 풀어

  줌으로써 염증이 심화되는 것을 방지하며 길경이 배농, 화농을 하고 약의 효

  과를 상초로도 보내어줄 수 있는 인경약(引經藥)입니다.

- 초보 약사 : 인경약이 뭔가요?
- 룽 약사 : 약의 효과를 원하는 경락으로 또는 소통의 방향으로 인도한다는 뜻이에요.

  [배농산]은 종기 등의 초기 단계에서 부위가 단단하고 안으로 긴축되어서 염증

  이 안으로 깊어지고 통증이 있는 경우 혹은 배농 후에도 단단한 멍울이 생길

  때에 적당합니다. 또 항생제, 소염제 복용 후에 오히려 멍울이 단단해지는 환자

  에게도 복용을 권합니다.

  [배농탕]은 길경탕(길경, 감초로 구성)에 생강과 대추를 합한 것으로 길경탕은

  본래 인후통, 인후염에 의한 기침, 피 섞인 가래에 쓰는 화농성 기관지 약입니

  다. 여기에 대추, 감초를 가하여 폐조(肺燥)의 원인이 되는 진액의 결핍을 보하

  고 화농되어 고름이 배출되는 것을 갈무리하는 목적의 약입니다.

  약사님, 이 두 약이 합쳐진 배농산급탕에 대해서 이제 더 자세히 알아볼게요.

1. 사례 (1)

- **사례** : 50대 남성. 머리 아프고 물도 못 삼키겠다. 등이 결리는 증상이 있어 신경내과, 신경외과, 정형외과 세 곳에서 진료를 받고 CT와 MRI를 찍었지만 명확한 이유를 찾지 못함.
- **처방** : 대시호탕 5 + 갈근탕 4 + 대승기탕 3 + 쌍화탕 3 + 배농산급탕 3 + 거풍지보단 + DDE 앰풀 + L−아스파르트산 + L−아르기닌수화물 앰풀
- **결과** : 등이 결리고 아팠던 곳이 한 번에 내려가는 것을 느낄 수 있었음.

생약 과립은 치자와 환자의 운이겠지만 급성질환에 좋은 효과를 볼 때가 많이 있습니다. 단기 복용 시에 전혀 엉뚱하게만 쓰지 않으면 한열허실만 잘 가려도 혹은 증상에 따라 한열허실의 균형만 잘 맞추어줘도 과립제 본초의 대부분이 혈액순환과 림프순환을 시키고, 고유의 저항력과 항산화력을 가지고 있기 때문에 웬만큼은 효과를 봅니다.

그런데 그다음이 더 중요합니다. 인간은 살아가는 한 늘 소모를 합니다. 소모가 그저 소모되어 사라지는 게 아니라 기분 좋은 일이고 생산적인 일이 되기 위해서는 에너지가 잘 만들어져야 하고, 에너지를 만들고 난 뒤의 찌꺼기가 최소여서 몸에 불필요한 축적이 적어야 하며, 불필요한 물질이 생성되더라도 잘 배출이 되어야 합니다. 그 모든 걸 수행하는 기본이 정(精)이고 그 정(精)은 신장에 고인다고 하며, 정(精)을 만드는 원료는 우리가 먹는 수곡(水穀)이며 거기서 비위가 정미(精微)를 뽑아냅니다.

환자의 증상을 개선하는 것도 중요하지만 더 나아가서 그런 증상이 다시 발생할 확률을 최소화하는 것, 예방하는 것이 치자가 궁극적으로 추구해야 할 목적이라고 생각합니다. 그러므로 약사는 환자에게 늘 수곡 중에서도 정수(精髓)를 많이 포함하였거나 정수를 뽑아내기 용이한 음식을 먹도록 주의를 줘야 하고, 수곡을 정(精)으로 만들어내는 기관인 비위의 건강과 정(精)을 저장하는 기관인 신장과 정(精)을 혈로 바꾸어서 끊임없이 사용하는 기관인 간과 에너지를 살포하는 기관인 폐와 기혈을 직접적으로 전달하는 '폐, 심장'과 체액 순환 및 배설을 돕는 '삼초, 심포'가 제 기능을 유지하도록 도와주는 물질들에 대해서 끊임없이 책임감을 가지고 이야기를 해줘야 합니다.

위에 쓴 '소모가 그저 소모되어 사라지는 게 아니라 기분 좋은 일'이 되도록 하는 데 있어서 또 하나 신경 써 줘야 할 약사의 역할은 환자의 정신적·심리적인 부분입니다.

꼭 내가 살아가는 게 생산적이어야 할 필요는 없습니다.

우울과 슬픔 속에 침잠하는 것도, 술에 빠지는 것도(알코올 중독 예외), 슬픈 음악을 들으며 깊이 침잠하는 것도 남에게 해를 끼치지 않는다면 개인이 좋아서 취하는 라이프스타일일수도 있습니다. 하지만 환자로서 약국에 오신 분에게는 그 병이나 증상이 낫도록 도움을 구할 때, 약사는 환자의 치료를 위해서 환자의 기분이 좋도록 이끌어 줄 필요가 있습니다.

기분(氣分)이란 기의 살포와 분포를 말하는 것으로 폐 및 폐와 표리관계에 있는 대장, 그리고 비장이 주된 역할을 합니다. 선폐(宣肺), 윤폐(潤肺)를 돕는 직접적인 생약은 정말 수없이 많고 폐가 제 기능을 하도록 이끄는 폐 및 간, 대장 등의 열을 끄고 스트레스를 푸는 생약도 수없이 많습니다.

또 비타민 D, C, A, E, 그 외 항산화제, 글루코사민, MSM, 프로바이오틱스, NAC, 프로폴리스, 효소, 효모 등 폐, 대장, 비장의 건강에 도움이 되는 많은 영양소와 보조제들이 약사님들 손에 있습니다. 이들을 잘 활용하고 환자의 심리적인 부분도 잘 케어해주면 약사님들 모두가 환자를 좀 더 건강하고 기분 좋은 방향으로 이끄는 사회 건강의 메신저가 되시리라 자신합니다.

약국에서 많이 활용되는 OTC 중 기분 소통의 기본 방제는 배농산급탕입니다. 지금부터 폐계와 비장림프계의 소통의 방제 배농산급탕에 대해서 몇 차례에 걸쳐서 탐구해 보고자 합니다. 저는 한약 과립의 사용 방향이 특정 질환에 맞추어져 있지는 않다고 생각합니다. 특히 합방을 추구하게 되면 약의 방향성을 조정할 수 있어서 각 본초의 금기와 주의점이 희석될 때도 많이 있습니다.

배농산급탕 역시 특정 장부만을 향해 방향이 맞추어져 있지는 않지만 굳이 기원을 꼽는다면 폐계인 수태음폐경(手太陰肺經)을 목적으로 수양명대장경(手陽明大腸經)에서부터 사기(邪氣)를 풀어헤치고 양명대장에서부터 폐까지 막힌 걸 뚫고 가는 약이라고 하겠으며, 들숨과 날숨의 폐의 특징처럼 대장과 폐, 혈관과 림프, 세포막과 림프, 활막과 활액, 고름과 피막 간 출입을 부드럽게 해주는 약이라고 정의하겠습니다.

2. 사례 (2)

2015년 8월 초에 약국에 어머님 한 분이 처방전을 들고 오셨습니다. 아이는 2012년생. 약물 구성은

> 아시크라듀오 시럽 6mL bid   비오플 250산 bid
>
> 테라마이신 안연고 3.5g   바리다제정 0.33 tid

그런데 처방전 약을 받아 가시면서 아이 어머님께서 걱정스러운 눈빛으로 "아이가 이것 가지고 낫겠어요?"라고 물어보시는 겁니다.

> - **최 약사** : 아이 상태가 어때요?
> - 어머니 : 아니 다래끼가 생겼는데 의사선생님이 째야 된다고 해서 겁이 나서 그래요. 약을 계속해서 먹어도 안 나으니까 의사선생님이 안되겠다고 약으로는 안 되겠으니 째야 된다고 하시던데 째야 하나요?
> - **최 약사** : 그럼 이것(배농산급탕 10C)을 먹여보셔요.
> - 어머니 : 아이가 먹어도 되는 약인가요?

아이 어머님께서 급한 마음에 아이에게 안전한 약인지 확인하고 싶으신 뜻이므로 충분히 이해하실 수 있도록 가다듬어 자세하게 설명을 합니다.

> - **최 약사** : 이 약 보세요. 들어간 약재를 보시면 도라지 추출물이랑 대추 등 어머님께서 주위에서 흔히 보시는 안전한 식물추출물이거든요.
> 이 지실이 탱자인 건 아시죠? 어머니, 탱자나무 열매인데 쌓여있는 지방산 등 노폐물을 배출시키는 약재로서 이런 약재들이 몽우리를 풀어주는 역할을 하거든요.
> 지금 드시는 항생제는 균을 죽이는 역할을 하지만, 몽우리를 푸는 데는 관심이 적습니다. 일반 소염제도 분해는 하지만 이 약처럼 딱딱한 덩어리를 안에서 콕콕 뚫어서 풀어 내려주지는 못해요.

다래끼가 생기는 이유는 아이가 아직 소화기관이 미성숙해서 혹은 스트레스를 받아서 지방산이나 혈청 찌꺼기 등 분해되지 못한 노폐물들이 쌓이는 것도 원인이 되거든요.

- 어머니 : 아이가 며칠째 신경질 내고 잠을 못 자긴 했어요.

    그럼 이 약을 먹으면 째지 않아도 되나요?

- **최 약사** : 이 약을 쓰시면 몽우리가 차츰 풀어질 거예요.

    그래도 안 되면 할 수 없이 째야 할 수도 있지요.

- 어머니 : 한 번 먹여볼게요. 하루 몇 번 먹여요?

- **최 약사** : 하루 두 번만 먹이셔도 됩니다. 그리고 공복에 드셔도 됩니다.

*임상적인 사례이므로 무조건 따라 하기보다 환자의 상황을 잘 살펴야 합니다.

잘 기억이 안 나지만 위 내용보다 조금 더 성심성의껏 설명했습니다. 주위에서 "뭐 팔려고 그렇게 열심히 설명해요? 무슨 도라지 얘기까지 하시고. 약사님 바보."라고 말하기에 "이거 하나 팔려고 그랬어요."라고 답하며 웃었습니다.

이 어머님은 이런 약을 써도 될까 하는 생각을 하시기도 했지만 본인 생각에 12년생 아기에게(당시 만 3세) 칼을 댄다는 것이 너무 겁이 난 나머지 지푸라기라도 잡는 심정으로 일단 복용 결정은 하셨습니다. 그래서 저도 어머님께서 저를 믿고 그 약을 잘 먹이시리라는 큰 기대는 하지 않았습니다. 그런데 이튿날 어머님께서 흥분해서 뛰어오셨습니다.

- 어머니 : 선생님 가시기 전에 얼굴 뵈려고 뛰어왔어요. 아기의 몽우리가 많이 삭았어요.

- **최 약사** : 벌써 다 드셨어요?

- 어머니 : 선생님께서 두 번 먹이라고 하셨지만 세 번 먹였거든요.

    먹일 때마다 몽우리가 삭는 게 보여서요.

- **최 약사** : '아! 어머님들은 아기에게 온 관심이 쏠려있어서 변화 상황을 저렇게 실시간으로 체크하시는구나.'

- 어머니 : 선생님, 이 약 먹으면 째지 않아도 될까요?
- **최 약사** : (이런 질문을 받으면 째라 마라는 말은 제가 못합니다. 그것은 의사선생 님께서 결정하실 일입니다.) 이 약이 도라지, 대추, 건강, 함박꽃 아시죠? 그 작약 등 에서 추출한 식물성 약이고 흔히 음식으로도 접하는 물질이라서 크게 위험 부담 없이 드실 수 있고요. 좀 더 드셔도 괜찮으세요. 그러면 확실히 몽우리가 사그라질 거예요.
- 어머니 : 안 그래도 연달아서 먹이려고요. 이거 5통 주세요.

그 이틀 후 어머님께서 오셨습니다.

- 어머니 : 선생님 주신 약 덕분에 몽우리가 거의 안 보일 정도로 됐어요. 의사 선생님 께서 째지 않아도 된다고 하셨어요.
  그런데 몽우리가 조금 보일락 말락 남아있는데 이 약 말고 또 뭐 없나요?
- **최 약사** : 제 생각에 이 약(배농산급탕)을 조금 더 드시면 괜찮으실 거예요.
- 어머니 : 네, 안 그래도 저번에 사간 게 아직 남아 있어서 더 먹일 거예요.
- **최 약사** : 그리고 파인애플을 갈아서 먹여보셔요.
- 어머니 : 당근, 블루베리 눈에 좋다는 거 갈아 먹이고 있는데 파인애플을 먹여야 해요?
- **최 약사** : 네. 몽우리를 삭히는 게 중요하잖아요.
  블루베리는 안구를 보호하는 거고, 직접적으로 풀어주는 데는 파인애플 속에 있는 효 소가 효과가 좋거든요. 키위도 좋고요.

사실 저는 약 하나를 더 쓰면 더 좋겠다 싶었지만 어머님께서 약이라는 단어를 부담스러 워하실 까봐 차선책으로 효소가 들어있는 과일들을 권한 거였습니다.

- 어머니 : 네, 선생님, 알겠습니다. 감사합니다. 감사해요. 선생님.
  선생님 덕분에 째지 않게 됐어요.

그리고 며칠 뒤에 어머님께서 아이 면역력을 위한 영양제를 사러 오셨습니다.

> • 어머니 : 선생님, 아이 눈이 완전히 나았어요. 감사해요.

다래끼는 눈썹 밑 지방선에 고름이 고이거나 눈꺼풀이나 가장자리가 발적을 일으키는 질환을 말합니다. 고름이란 퇴화된 백혈구, 조직 파편, 살아 있거나 죽은 미생물 덩어리로서 보통 병원균이 체표를 뚫고 조직이 파괴되어 생긴 공간에 고여서 혈청 찌꺼기와 함께 누런 덩어리를 형성[1]하며 주위의 세포가 고름 주위를 둘러싸는 피막을 형성하여 건강한 세포와의 경계를 짓습니다. 우리 몸에서 염증 물질은 늘 생성되고 면역 반응도 늘 일어나고 있으나 고름이 될 정도로 과잉의 찌꺼기들이 배출되지 않고 고이게 되면, 포도상구균의 증식도 문제이지만 그 덩어리들을 뚫고 신선한 혈액이 공급되지 못하고 노폐물 배출도 더 이상 되지 않는 악순환이 일어납니다. 여기에 배농산급탕의 역할이 있습니다.

3. 과립제 배농산급탕의 구성 생약

길경	대추	감초	작약	지실	건강
4	3	3	3	3	1

> 길경은 폐의 습을 쳐서 위아래로 문을 활짝 열어준다.
> 온화선폐거한담소곡(溫化宣肺去寒痰消穀), 배농소옹(排膿消癰),
> 지해이인(止咳利咽), 복만장명유유(服滿腸鳴幽幽)

배농산급탕의 모든 본초는 막혀있는 답답함을 풀어 기분을 좋게 하며 세포막과 림프의 부드러운 소통을 통해 마음의 떨림인 불안과 신경계와 근육의 떨림인 경련을 가라앉히고 항균, 항염증, 항콜레스테롤, 항알레르기 작용을 합니다.

길경은 폐의 한습을 말리고 한습에 의해 위축되어 있던 폐 기능을 살려서 위, 아래로 소통의 문을 열어줍니다. 그리하여 위로는 주즙(舟楫)작용[2]을 비롯 인후 및 눈과 머리를 맑게 하고 차고 무거운 한습에 의해 억눌린 심장을 풀어서 우울한 기분을 좋게 하며 흉격을 열어

주어 흉통을 치하고 아래로는 소화 및 대장 습열을 제어하여 복만(腹滿)과 장명유유(腸鳴幽幽 배가 부글거리거나 꼬르륵거리는 소리) 및 설사를 멎게 합니다.

길경이 폐의 통조수도의 기능을 살려서 위아래 소통의 길을 열어주고 물길의 흐름을 바르게 한다고 보시면 이해가 쉽습니다. 또한 길경이 위아래로 소통의 흐름을 살리므로 협부인 쓸개의 기능 또한 도와주어서 협통에도 효과가 있으며 놀라고(驚) 무서워하고(恐) 가슴 두근거리는 마음의 경련도(悸氣) 안정시켜줍니다(유효성분: saponin, platycodon, betulin).

> 대추는 비위심폐에 진액을 공급하여 안으로는 비타민, 미네랄, 에너지 대사의 원료인 영음(營陰)을 자양하며 밖으로는 나를 뚜렷이 드러내고 나를 보호하는 위양(衛陽)을 안정시킨다. **조화영위(調和營衛), 보중익기(補中益氣), 양혈안신(養血安神), 비약식소변당장조(脾弱食少便溏臟燥)를 치함**

기의 바다인 흉부에 담음이 정체되어 흉격이 막혀 있으면 그를 뚫기 위해 기가 위로 치받는 기상충과 구토가 일어나고 뚫고 올라가지 못한 기는 더 강하게 내려와서 설사를 하게 하는데 배농산급탕의 대추가 길경 및 사지소통의 본초인 건강과 함께 한담을 풀고 비위에 소화되지 않고 남은 찌꺼기(숙식)을 없애고 설사를 멎게 합니다.

또한, 흉부가 막혀있으면 기분도 좋지 않고 잘 놀라고 가슴이 두근거리는데 대추는 심신안정작용으로 두근거림을 가라앉히고 부신피로를 해소합니다. 대추에는 비타민 C, A, 마그네슘이 풍부하고 칼슘, 철분, B6, D-fructose, D-glucose, triterpenoid가 들어있는데 이들의 작용으로 볼 수 있습니다.

이어서 나머지 본초 및 활용 사례들을 더 설명드리겠습니다.

각주

1) 농양(膿瘍)을 말합니다.

2) 배의 노를 뜻하며 무거운 것을 위로 들어 올리는 지렛대를 의미합니다.

배농산급탕의 본초와
활용 사례 1

간을 부드럽게 해 조직과 근육에 신선한 혈액 공급

몸 안에 정체된 흐름 풀어 기분(氣分)을 좋게 해

약국 에피소드

- **초보 약사** : 약사님, 배농산급탕에는 길경이 들어간다고 하셨는데 알아보니까 도라지더라구요. 길경이 어떤 효과가 있나요?

- **룡 약사** : 음, 도라지 뿌리의 본초명이 길경이기는 하지만 도라지가 곧 길경은 아니에요. 엄밀하게는 같은 도라지라도 길경으로서의 약효 및 유효성분이 있어야 합니다. 약국 일반약은 특히 더 까다로운 공정을 거칩니다.

  배농산급탕관련해서 길경의 효능을 생각해 보면 내부상초의 화농증을 폐위, 또는 폐옹(肺癰)이라고 합니다. 진액의 결핍으로 폐가 조(燥)하고 발열하는 증상으로서 배농산급탕에서는 이 의미가 보다 광범위하게 적용되어서 염증을 몰아낼 림프나 면역계의 기능이 떨어지거나 몸 안의 독소가 해독이 되지 않아서 발생한 염증 및 단단한 몽우리에 대해서 길경이 소염과 선폐를 통해서 해결합니다. 선폐는 폐의 발산 기능을 말하며 이는 염증에 대해서도 내부에서부터 소통을 시켜서 풀어낸다는 뜻을 가집니다.

  배농산급탕에 포함된 각각의 본초들의 의미를 알아보겠습니다.

1. 작약

촉촉하고 부드럽게 시원한 물을 뿌려주는 스프링클러. 작약은 보혈약으로 알려져 있으나 없는 혈액을 만든다기보다는(그런 효능도 있지만) 있는 혈액을 필요한 곳에 가져다가 쓰는 쪽에 좀 더 가까운 약이라고 보아야 합니다.

상한론 처방 중에 계지거작약탕(桂枝去芍藥湯)이 있습니다. 태양병인데 실수로 설사를 시킨 뒤, 가슴이 답답한 증상에 쓰는 약입니다. 왜 계지탕에서 작약을 제거했을까요?

1) 흉부 답답함의 원인

(1) 정기와 사기가 다투는 중에 설사를 시켜도 사기가 빠져나가지도 않고 다시 표를 통해 침입해 올 때, 남아있는 정기가 치고 올라와서 사기와 정기가 흉부에 막혀있는 경우에 그럴 수 있습니다.

(2) 설사를 시켜서 진액과 혈액은 충분치 않은데 심장은 혈액을 전신에 보내야 하므로 심장에 과부하가 걸린 것으로 볼 수 있습니다.

설사로 인해 혈액과 진액은 부족하고 그럼에도 심장은 그 없는 혈액을 전신에 보내어야 상황입니다. 이때 작약이 들어가면 심혈의 보충은 충분치 않은데, 심장에서 더 빨리 기육 및 근육으로 혈액이 빠져나가게 되어서 허혈성 심근경색을 초래할 수 있으므로 작약이 빠진 것이라 생각합니다.[1] 즉 작약의 보음이란 심혈을 보충하기보다는 간 과 비장을 촉촉하게 적셔주어 순환이 잘 되도록 하는 의미입니다.

2) 작약의 효능

(1) **양혈렴음**(養血斂陰) : 골육을 기르고 음(영양분)이 새는 걸 막는다.

근육에 영양을 공급하여 근육에 쫀득한 탄력을 준다. 혈이 부족하여 핏기가 없고 노란 혈허위황(血虛萎黃) 및 월경부조에 쓰고, 자한도한 증상에 용골, 모려, 오미자와 함께 땀을 멎게 한다.

(2) **유간지통**(柔肝止痛) : 간, 마음을 부드럽게 하여 근육통 및 통증을 멎게 하고, 분노를 다스리고 이해심을 키워준다. 肝에는 '속마음'이라는 뜻이 있습니다. 즉 유간(柔肝)이란 속마음을 부드럽게 다스린다는 의미도 있습니다.

(3) **평억간양**(平抑肝陽) : 압을 낮추어서 (목이) 뻣뻣해지고 (눈이) 충혈되는 것을 다스

립니다.

간은 언제나 양이 음보다 우위에 있어서 우리를 외부의 위협에서 보호하고 있으나 지나치게 음이 부족하게 될 경우 간에 혈이 부족해서 간이 굳게 되고, 간이 딱딱해지면 화를 잘 내고, 화를 내면 유연한 상황 대처를 못하게 됩니다.

음허로 인한 간양의 지나친 항진이란 혈의 부족으로 인해 산소부족이 심화되었고 그로 인하여 조직이 훼손되고 조직이 딱딱하게 굳어져서 염증이 나고 외부의 변화에 대처를 못하게 됨을 말합니다.

나와 나를 둘러싼 환경은 늘 변하고 있으므로 간이 굳어진다는 것은 즉 화를 내는 최소한 그 순간만큼은 그 순간의 죽음을 의미합니다. 화가 나더라도 어떻게든 제어하여 그걸 에너지로 전환시켜 type2B 근섬유의 순발력이 발휘되도록 하지 못하면, 즉 목기(간肝)를 수기(신腎)가 부드럽게 하지 못하면

- 칼이 들어와도 피하지 못하게 됩니다.(크레아틴 포스페이트가 빠르게 ADP를 ATP로 만들지 못하여 type2B 근섬유의 순발력이 발휘되지 못하며)
- 바이러스, 세균이 들어와도 쉽사리 퇴치하지 못합니다.
- 질문을 해도 순발력이 떨어져서 적절한 대답을 하지 못합니다.
- 또한 대변을 누어도 시원하지 않거나 굳은 대변을 누며 소변을 볼 때도 시원하지 않고 찌릿한 통증이 있고 생리도 부조하게 됩니다.

3) 작약의 유효성분
(1) paeoniflorigenone : 대퇴근 신경접합부 차단으로 항경련, 항균, 항염, 항부종(CD4+ T cells 억제, NO 생성 억제) 작용이 있으며, 항균작용으로 균 감염에 의한 관절염에 효과
(2) paeoniflorin : 진통, 진경, 진정, 제산, 스트레스성궤양 억제, 항염증, 폐동맥 평활근 이완으로 폐동맥성 고혈압에 효과, 정맥 근육 운동능력 강화
(3) paeonol : 위액 분비 억제
(4) d-catechin : 정맥, 모세혈관, 혈소판 응고 억제

(5) methyl gallate : 항혈전

(6) benzoic acid : 골격근, 소화관 경련 억제로 복통에 유효

(7) phenylethanol : 항균

4) 사례

[사례] 58세 남자 환자

> 골절로 병원 수술받은 뒤, 한 달 보름이 지났으나 수술 자리에서 계속 물이 나오고 무릎이 붓는다. 소화가 잘 안되고 변이 무르다.
>
> ■ **처방** : 삼령백출산 + 배농산급탕 10일분 + 울금, MSM, 글루코사민이 든 영양제
>
> 한 번 더 10일분 지어가신 뒤, 물이 나오는 증상 및 무릎이 붓는 증상은 완전히 나았으며 관절 보강을 위해 지난번에 가져가신 영양제를 꾸준히 드시도록 복약지도를 함.

외상 혹은 조직 손상을 입거나 수술을 하면 어혈瘀血(활용되지 못한 혈액)과 담음痰飮(순환되고 활용되지 못한 체액)이 생깁니다. 상처 부위 혹은 수술 부위에 찌꺼기인 어혈과 담음이 처리되지 못하고 남아 있으면 신선한 혈액과 영양의 공급을 방해해 회복 속도가 현저히 저하됩니다.

관절의 경우, 평소 활막에서 활액이 적당히 나와서 관절을 보호하고 있으나 조직에 손상이 생기면 염증성 체액이 나와서 붓게 됩니다. 위 환자의 경우 수술한 지 꽤 시간이 지났으나 상처 회복이 늦고 조직이 잘 아물지 않아서 염증성 삼출물이 계속 나오므로 배농산급탕으로 활막의 조직을 정상화하고 세균성 관절염도 방지합니다. 삼령백출산도 조직 회복 및 항균 작용이 있습니다. 여기서는 염증과 삼출물을 처리하고 조직에서 새어 나오는 체액을 필요한 곳으로 되돌리는 역할을 합니다.

울금, MSM, 글루코사민, 비타민 C, 구리, 망간 등의 영양소들도 조직에 쫀쫀한 탄력을 공급하여 어혈과 담음을 제거하면서 영양을 공급하는 역할을 합니다.

2. 지실

　몸 안에 정체되어 있는 흐름을 풀어서 기분(氣分)을 좋게 합니다. 기분은 기의 분포라는 뜻입니다. 즉, 기분이 좋다는 건 기의 운행, 소통이 잘 된다는 의미입니다.

1) 지실의 효능

　破氣散結消積(파기산결소적), 化痰散痞(화담산비) : 정체되어 있는 기운과 막혀있는 덩어리를 풀어서 흐름을 살리고 축 처진 위장, 대장, 자궁이 제자리를 찾게 하여 기분 좋은 소통으로 통증을 제거합니다.

　가슴이 답답하고(胸痹 흉비), 가슴과 명치가 아프고 딴딴한 덩어리가 심하게 아픈 증상(結胸 결흉), 가슴과 배가 그득하고 아픈 증상(痞滿脹痛 비만창통), 덩어리가 밑으로 쳐져서 생긴 위 하수, 탈항, 자궁하수, 대변불통, 설사 후에 뒤가 묵지근한 증상을 다스립니다.

2) 지실의 유효성분

　(1) hesperidin : 거담작용(mucin 분비 증가), 진경 작용(소화관 평활근 경련, 흉통), 비만 세포의 과립 방출을 억제하여 항알레르기 작용, 항염, 항바이러스, 항산화, 모세혈관 강화, 지혈, 항혈전, 혈압, 혈당 저하

　(2) naringenin : IgE 억제

　(3) synephrine : 교감 신경계 흥분(기관지 확장, 위장 평활근 경련 억제, 심장 운동능 강화)

　(4) poncirin : 위 손상 억제, 간엽줄기세포의 조골 세포로의 분화 촉진, 지방 세포로의 분화 억제

3) 사례(항문 주위 농양)

　항문 주위 농양도 관절 수술 환자의 사례에서 소개한 활막과 활액의 이상으로 인한 관절이 붓는 증상과 유사합니다.

　항문에는 항문샘이 있는데, 평소에는 윤활작용을 위한 분비물이 나옵니다. 항문 주위 농양은 이 항문샘이 대장균 감염 등의 염증성 질환, 골반염, 결핵, 림프종 등으로 부풀어 오르는 증상으로 심하면 밤에 잠을 자지 못할 정도로 통증 발열이 있는 경우도 있습니다.

> 어렸을 때 폐렴 기왕력.
>
> 현재 기침도 심하게 하는데, 기침을 할 때마다 항문이 너무 아프다.
>
> 5일간 [마행감석탕 + 배농산급탕 + 십전대보탕]을 사용하여 기침이 가라앉은 후 [배농산급탕 + 십미패독산]으로 10일 복용하여 항문 주위 농양의 개선이 이루어졌고, [배농산급탕 + 탁리 소독음 + 십미패독산] 15일 더 복용 후 항문 주위 농양이 완치됐다.

본초의 설명 및 위 사례들은 배농산급탕이 간 및 비장림프계에 작용하여 순환과 소통을 살리는 처방임을 보여줍니다. 한방에서 말하는 비장이란 무엇을 말하는지 간략하게 설명해 보겠습니다.

3. 비장림프계

비장의 개념과 역할을 설명하는 한방 용어들은 무척 많습니다.

비주기혈생화지원 脾志氣血生化之源	비허생습 脾虛生濕
비주승등 脾主升騰	비허생담 脾虛生痰
비주승청 脾主升淸	비허수종 脾虛水腫
비주승거내장 脾主升擧內臟	비개규우구 脾開竅于口
비주운화 脾主運化	비화재순 脾華在脣
비주통혈 脾主統血	비액위연 脾液爲涎
비희조오습 脾喜燥惡濕	비지위사려 脾志爲思慮

그림에서 보듯이 림프관과 림프절들이 위장과 소장을 둘러싸고 있습니다. 저는 한방이론에서 말하는 비장을 spleen 및 췌장, 림프계를 포함하는 개념이라고 정의합니다.

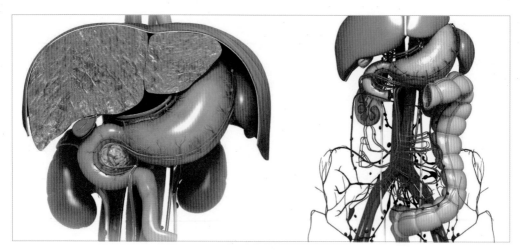

[그림] 림프관과 림프절

1) 소화, 흡수, 분배 시스템

비장은 우리가 먹은 음식물 중 노폐물은 빼버리며(소장의 비별청탁, lymphatic drainage), 몸에 필요한 정수를 뽑아서(비주승청 脾主升淸) 영양물질로 바꾸어 사지말단과 기육에 공급하여(비주운화 脾主運化) 기혈로 변화 생성하는 원천(기혈생화지원 氣血生化之源)으로 활력 있는 삶을 영위하는 데 있어 무척 중요한 역할을 합니다.

2) 혈관과 혈액의 건강 (비주통혈 脾主統血)

비는 건강한 혈액을 생성하고, 혈액이 혈관 밖으로 새어나가지 않게 조절하는 역할을 합니다. 비가 제 역할을 못하면 건강한 혈액 생성이 안 되고 출혈, 자반증, 멍이 생깁니다.

적혈구막에는 포스파티딜콜린, 포스파티딜 세린, 스핑고마이엘린이 있는데 각각 19%, 10%, 8%를 차지하고 있습니다. 이중 포스파티딜세린(PS)은 뇌, 간, 신장, 비장 순으로 인체에 분포되어 있습니다.[2] PS는 세포막의 유동성에 중요하고 대뇌의 신경전달 및 혈관 평활근을 부드럽게 하여 혈액 공급에 중요한 역할을 합니다. 이는 집중력과 사고력에도 중요한 것으로서 아래에 설명할 비지위사려(脾志爲思慮)에도 관련이 있습니다. 또, 포스파티딜세린은 토극수(土克水)와도 관련이 있습니다. 사려(思慮) 과다나 포도당, 과당이 많이 든 음식 및 산화적 스트레스에 의해 적혈구 내막의 PS가 외부로 노출되면, 신장에 있는 신세뇨관세포는 이러한 적혈구를 제거하는 식세포 작용을 합니다. 이 과정으로 파괴된 적혈구 헤

모글로빈 내의 철(Fe)이 신장에 축적되어 산화적 스트레스에 의한 만성 신질환을 일으킬 수 있습니다.[3]

3) 비장

비장은 장부를 둘러싸고 장부가 밑으로 처지지 않도록 합니다(비주승거내장 脾主升擧內臟).

4) 비의 연결

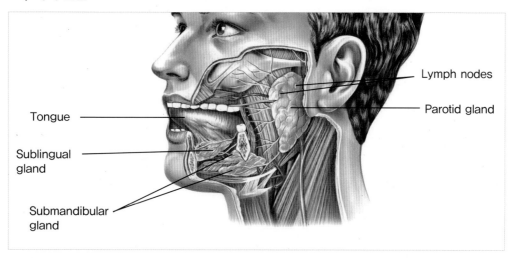

비는 소화기관의 연결 부위 및 소화기관 시작점 혹은 말단, 그리고 생식기와 연결되며 (Penis lymph) 몸 밖으로는 입과 연결됩니다(비개규우구 脾開竅于口).

  • 口 : 시작점 어귀, 구멍, 관문

또한 입술 및 사지 말단의 가장자리와 외음부의 윤택함 및 타액의 적당한 끈끈함은 비의 건강의 척도입니다(비화재순 脾華在脣, 비액위연 脾液爲涎).

  • 脣 : 입술, 외음부, 가장자리

5) 비

비가 건강하면 기분이 좋으며 주의 깊은 생각은 비에서 관장하지만 과다한 근심이나 생각은 비를 상하게 합니다(비지위사려 脾志爲思慮).

즉, 비장은 영양을 공급하고 노폐물을 빼 버리며(drainage) 혈관이 제 기능을 하게 하는 장기로서 비가 제 역할을 못할 때, 몸에 불필요하고 활용되지 못한 체액이 쌓여서 습담이 생성되고 빠져나가지 못한 습담이 몸 곳곳에 물컹한 덩어리를 만들고(비허생습 脾虛生濕, 비허생담 脾虛生痰, 비허수종 脾虛水腫) 혈관 밖으로 빠져나간 체액이나 혈액이 부종 및 자반증, 멍을 만들며, 기분이 좋지 않고 우울증이 오게 됩니다.

비장은 습을 싫어한다고 합니다. 습(濕)이라는 한자의 뜻은 축축함만 있는 것이 아니라 '자기 비하, 낙심'의 뜻이 있습니다. 즉 비장은 림프종, 지방종, 칼슘 침착, 세균, 바이러스도 싫어하지만 마음의 낙담과 자기 비하도 싫어한다는 것입니다. 기운이 없어서도 우울하지만 우울하니까 또 비장이 힘을 잃고 기혈을 못 만들게 되는 악순환입니다. 그러므로 기분이 좋도록 하는 물질도 섭취를 하면서 스스로 더욱 기분이 좋도록, 마음이 가라앉으려 하면 자신을 잘 다독이는 것이 기의 분포가 잘되어 막힘이 없게 되고 통증이 없게 되어 몸이 잘 풀리고 일이 잘 풀려나가는 첩경이라 생각합니다.

각주

1) 이에 대해 작약의 찬 성질과 수렴하는 성질이 온양이 펼쳐지는 것을 막으므로 계지, 생강, 대추, 감초 등의 따뜻한 성질의 약이 퍼져나가는 것을 돕기 위해 작약을 뺀다는 해석이 있습니다. 결국 같은 말입니다. 작약은 심혈을 간과 근육에 주는 것에 치중합니다. 그리고 혈맥을 통해 전신으로 보내는 건 계지가 하고 심혈을 보충하는 건 대추가 합니다.

심장에 영양을 공급하고 체순환을 시키겠다는 의도입니다. 간을 부드럽게 하는 것보다 일단 심장을 살려야 하는 상황인 것입니다.

2) 한방의 비(脾)란 현대의학에서의 비장이 아니라 비장, 췌장, 림프계를 포괄하며 위에서 설명드린 비주기혈생화지원 등의 역할과 비희조오습의 성질을 다 포함하는 개념입니다.

3) Jin-Ho Chung(Seoul National University), Erythrophagocytosis of Lead-Exposed Erythrocytes by Renal Tubular Cells: Possible Role in Lead-Induced Nephrotoxicity(2014), Environmental Health Perspectives.

배농산급탕의 본초와
활용 사례 2

염증에 효과 있어 다래끼부터 지방종까지 사용
일반약과 함께 사용할 수 있어 다양하게 응용 가능

약국 에피소드

- **초보 약사** : 약사님, 배농산급탕은 주로 다래끼에 활용을 하는데요.

  그 밖에도 다방면으로 활용하는 약사님들을 보았습니다.

  주로 어떤 증상에 배농산급탕을 권하면 좋을까요?

- **륭 약사** : 배농산급탕은 환부가 단단한 염증에 사용을 하는데요.

  다래끼만이 아니라 항문 주위 농양이나 잇몸이 부어오른 경우 등에 많이 활용을 합니다. 다래끼에도 환부가 붓고 불그스름하고 단단하게 몽우리가 잡힌 경우에 보다 적용의 묘미가 있고 거기에 황련해독탕, 초기에 갈근탕을 같이 쓰셔도 좋습니다.

  그리고 환자분께서 피로하고 면역력이 떨어지고 해독능력이 떨어진 것과 연관성이 크므로 술이나 기름진 음식 등을 드시지 않도록 하고 잘 쉬도록 복약지도를 하시는 게 좋습니다.

이번 시간에는 배농산급탕의 활용법에 대해서 좀 더 광범위하게 알아보고 배농산급탕 시리즈를 마무리 짓겠습니다.

배농산이라는 단단한 덩어리를 풀어주는 방제와 배농탕이라는 말랑말랑한 덩어리가 나오되 그 염증 물질의 배출이 잘 멎지 않을 때 쓰는 방제의 합방인 배농산급탕(排膿散及湯)은 염증의 시작부터 끝 단계까지 약국에서 두루 사용할 수 있는 약입니다.

1. 배농산급탕(排膿散及湯)의 활용

1) 다래끼

(1) 포장단위 OTC

■ 처방례

포장단위로는 배농산급탕에 십미패독산, 황련해독탕, 갈근탕, 용담사간탕(龍膽瀉肝湯)을 고려하며, 구풍해독산가길경석고를 더 가할 수 있습니다.

① **용담사간탕 + 배농산급탕 + 십미패독산**

② **용담사간탕 + 배농산급탕 + 갈근탕**

③ **용담사간탕 + 배농산급탕 + 구풍해독산가길경석고 + 갈근탕**

④ **십미패독산 + 배농산급탕 + 고본환정환**

①은 바이러스, 세균 퇴치에 좀 더 주목한 것

②는 몽우리를 푸는데 좀 더 주목한 것

③은 몽우리를 풀면서 몽우리 생성의 원인인 림프순환에 좀 더 주목한 것

④는 간신을 보하면서 몽우리를 풀고 바이러스, 세균, 미세먼지 등의 원인물질 퇴치에 보다 주목한 것

(2) 박스포장단위 장기 복용 OTC

■ 처방례

① **배농산급탕 + 방풍통성산 + 간장약**

현재 방풍통성산(防風通聖散)이 비만치료제로서 약국에 장기 포장단위로 나오는 것으로 알고 있습니다. 방풍통성산(防風通聖散)은 풍(風)을 치고 독을 푸는 데 있어서 무척 효과가 우수하여 다래끼에도 사용을 합니다.

직업상으로든 체질적으로든 너무 잦은 다래끼가 유발되는 환자의 경우 장기 복용을 고려할 수 있는데, 방풍통성산(防風通聖散)으로 지방산과 처리되지 않은 찌꺼기, 노폐물을 배출하고 숙식(宿食)을 강력하게 빼내어 배농산급탕(排膿散及湯)의 소통의 힘을 전방위적으로 크게 높여줄 수 있습니다. 여기에 간장약으로 UDCA, DDE, silymarin, 단백 분해 효소제 판크레아틴, 브로멜라인, 파파인, 트립신, 키모트립신, 프로바이오틱스를 복용하도록 하며 잦은 다래끼 발현이 줄어든 이후에도 간장약, 효소제를 몸에 꾸준히 보급해 줄 필요가 있음을 환자에게 명확하게 말씀드리는 게 환자를 위해 좋습니다.

② 프로폴리스 + 간장약 + 효소제 + 프로바이오틱스

여기서 프로폴리스는 항세균, 항바이러스 작용만이 아니라 간의 phase II 포합반응을 돕습니다. 사실 항세균, 항바이러스 작용이란 간의 포합반응과 다른 말이 아닙니다. 면역 반응은 폐에서 주관해도 폐와 함께 외사(外邪)를 몰아내는 전투를 치르는 장기가 간이며 전투로 인한 찌꺼기 처리는 대장과 함께 간이 큰 역할을 하므로 항미생물 작용이면 간을 돕는 것이고, 반대로 간의 포합반응을 돕는 것이 항미생물작용이 더 잘 되도록 도와주는 것입니다. 물론 항미생물 작용에 더 포인트가 있는 물질이 있고 간과 대장의 독소 배출에 더 포인트가 있는 물질이 있으므로 완전히 일대일 대응이 되는 건 아닙니다.

(3) 과립제
■ 처방례
① 배농산급탕 + 대황목단피탕 + 형개연교탕
② 배농산급탕 + 대황목단피탕 + 시호가용골모려탕

이 처방은 우울증에도 쓸 수 있습니다. 또, 우울증이 있고 몸 가누기도 귀찮고 너저분한 마음과 몸가짐을 가지고 있으면 다래끼와 관계없이 ③ 배농산급탕 + 시호가용골모려탕 + 월비가출탕(越婢加朮湯)을 쓸 수도 있습니다. 다래끼에는 위 처방들에 용담사간탕(龍膽瀉肝湯)이나 황련해독탕도 더 가할 수 있습니다.

참고로 지실에는 길경이 어울리며 배농산급탕의 본초는 사상의학의 관점으로는 태음인 처방에 보다 가깝습니다. 태음인(太陰人)을 간 기능은 항진되어 있고 폐 기능은 약한 사람이라고 단순히 해석한다면(그렇게만 볼 건 아닙니다), 배농산급탕과 잘 어울리는 방제로는 갈근탕(葛根湯), 대시호탕(大柴胡湯), 대승기탕(大承氣湯) 등을 꼽을 수 있습니다.

2. 소화제

길경(桔梗), 대추(大棗), 감초(甘草), 작약(芍藥), 지실(枳實) 모두 흉협을 풀어주고 경련을 완화합니다. 옆구리에서 등으로 결리고 소화가 안 되고 가슴이 답답하다고 하면 배농산급탕을 쓸 수 있습니다.

- ■ 처방례 : 시함탕(柴湯) + 배농산급탕 + 연라환(連蘿丸)

3. 기침

흉통이 있는 기침, 협부가 아픈 기침에 시함탕과 함께 사용합니다. 쾌기탕(快氣湯) 혹은 길경지각탕(桔梗枳殼湯)이라고 해서 지각 + 길경 조합의 단순한 약으로 막혀있는 흉부를 풀어서 기분을 좋게 하는 약이 있습니다. 배농산급탕에는 지실, 길경이 포함되어 있습니다. 따라서 흉부(胸部) 및 협부의 흐름을 살리는 의미로 배농산급탕을 가합니다.

4. 안검경련

길경, 대추, 감초, 작약, 지실 모두 경련을 완화합니다. 길경은 인후부 위쪽으로 약들을 끌고 가는 주즙(舟楫)작용도 있습니다. 그러므로 배농산급탕은 거풍지보단 등의 풍을 치는 약이나 마그네슘, 칼슘 등의 작용을 안검으로 끌고 갈 수 있는 부드러운 항경련제입니다.

- ■ 처방례 : 거풍지보단 + 배농산급탕 + 마그네슘, 토코페롤, 비타민 B 포장단위 OTC

5. 장관 질환, 장염, 과민성장증후군

1) 췌장염

췌장염에 수반된 복통에 길경탕을 쓸 수 있는데, 길경이 폐의 통조수도를 살려서 위아래를 소통시켜 소화기, 쓸개, 대장 습열을 제어하고 감초와 함께 통증을 제어합니다. 거기에 작약, 지실(枳實)을 가한 배농산급탕(排膿散及湯)은 복통에 보다 효과적으로 쓸 수 있습니다.

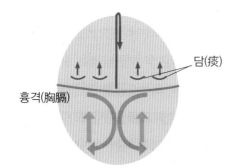

◀길경은 폐의 한습을 말리고 한습에 의해 위축되어 있던 폐 기능을 살려서 위아래로 소통의 문을 열어 줍니다.

2) 담석증 환자의 복통

54세 여성. 얼굴 각질이 있고 얼굴이 붉고 가려운 분으로 배가 콩팥이 아픈 것처럼 아프고 오줌 누기도 불편하다.

■ 처방례 : 배농산급탕 + 반하사심탕 + UDCA 100미리

첫 하루는 후라베린 큐를 같이 먹도록 하였고, 이렇게 이틀 드시고 배 아픈 게 씻은 듯이 나으셨습니다.

3) 과민성장증후군 및 장염

배농산급탕 + 트리메부틴 + 위풍탕

배농산급탕이 폐대장의 소통을 시키고 장벽의 염증을 가라앉히는 데 도움을 줄 수 있으며, 위풍탕이 장염 증세에 잘 듣습니다.

6. 지방종에 대한 배농산급탕의 활용

배농산급탕(排膿散及湯)과 잘 어울리는 대표적인 물질이 레시틴입니다. 금궤요략 배농산(排膿散)의 조문에 계란 난황(卵黃) 1개와 함께 복용할 것을 지시하고 있습니다. 난황의 주요 물질이 레시틴이고 이 중에 포스파티딜콜린은 적혈구막에 주요 구성 물질로써 피하의 지방종을 제거하는데 탁월하며, 아세틸콜린의 전구체로써 기억력, 치매, 불안, 조울증 등에도 도움이 됩니다.

저는 배농산급탕에 레시틴을 기본으로 하여 연교패독산(蓮翹敗毒散), 대황목단피탕(大黃牧丹皮湯) 등을 활용하여 지방종에 대처하여 좋은 효과를 보았습니다. 여기에 UDCA나 DDE도 고려할 수 있습니다. 이 조합은 지방종만이 아니라 무릎의 염증, 통증에도 활용할 수 있습니다.

7. 성대결절

성대결절에 대해서도 환자의 증상이 성대만의 문제가 아니라 목이 저리고 팔이 저리면서 신경까지 아픈 정도로 심각한 수준이 아니면 당귀수산 + 배농산급탕 + 십미패독산 + 고본환정환' 혹은 '당귀수산 + 배농산급탕 + 십미패독산 + 청상보하환'을 쓰면 좋은 효과를 봅니다. 또, '당귀수산 + 배농산급탕 + 향성파적환' 이렇게도 사용할 수 있습니다. 다른 처방도 있지만, 과립이 아닌 포장단위 OTC를 활용한 조합입니다.

8. 질 입구 물집

십미패독산(十味敗毒散) + 배농산급탕 조합으로 좋은 효과를 보았습니다. 그 외 온청음(溫淸飮), 가미소요산(加味逍遙散) 등을 활용할 수 있습니다.

9. 팔꿈치 부음

배농산급탕 + 형개연교탕(荊芥連翹湯)을 활용합니다.

부었다는 것이 열에 의한 염증성 질환일 수도 있고 림프순환, 수액 대사가 안되어서 생긴 부종일 수도 있는데 한열을 크게 따지지 않고 이렇게 쓸 수 있고 수액 대사의 문제라면 폐기를 살리기 위해서 마황제를 가할 수 있으며, 열성 질환이면 폐열을 더 끄는 방향으로 약을 쓸 수 있습니다. 여기에 약국용 OTC 우황청심원 물약을 같이 드리는 것도 좋습니다.

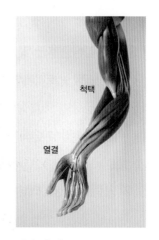

· 혈자리 : 척택(尺澤), 열결(列缺)

그림과 같은 혈자리를 환자분에게 누르라고 복약지도를 할 수도 있습니다.

10. 끝없이 생기는 농양

대승기탕 + 배농산급탕 : 배농산급탕에 탕척제(蕩滌劑)로 대승기탕을 활용할 수 있습니다.

11. 비행기 타는 여성분이 이를 딱딱 부딪히면 귀가 울림

승무원인 20대 여성이 어느 날 약국에 오셔서 위와 같은 증상 때문에 괴로운데 방법이 없냐고 하셔서 [형개연교탕(荊芥連翹湯), 배농산급탕, 프로폴리스] 조합으로 약을 드렸고 효과가 좋았다고 하셨습니다. 여기에 시호가용골모려탕(柴胡加龍骨牡蠣湯)을 더 가하는 것도 고려할 수 있고 마그네슘, 칼슘, 아연 등의 미네랄 요법도 더 고려할 수 있습니다. 육미지황탕(六味地黃湯) 등의 정(精)을 채우는 약을 더 고려할 수 있으나 위 환자는 이와 같은 조합만으로도 좋은 효과를 얻으셨습니다.

12. 우울증

배농산급탕에 시호가용골모려탕, 월비가출탕, 대황목단피탕, 조위승기탕, 반하후박탕 등을 가하는 것을 고려합니다. 우울증 등 정신 관계 질환도 소통시키고 정체된 흐름을 살리기 위해 어떻게 담음과 어혈을 제거할까를 고려하는 것이 필요합니다.

13. 발톱이 안으로 파고들어 잘 낫지 않음(내향성 발톱[ingrowing nail])

배농산급탕과 함께 시호청간탕, 가미소요산, 대황목단피탕 등을 고려합니다.

14. 항문 주위 농양

• 처방례 : 배농산급탕(排膿散及湯) + 십미패독산(十味敗毒散) + 소승기탕(小承氣湯)

15. 수장농포증

환자에 따라 배농산급탕에 마황부자세신탕 혹은 형개연교탕, 가미소요산, 천왕보심단 조합을 고려할 수 있습니다.

16. 다리 욕창

배농산급탕에 당귀사역가 오수유생강탕, 센텔라 아시아티카, 황기건중탕, 탁리소독음 등을 고려할 수 있고, 때로 백호탕, 청화보음을 고려할 수도 있습니다.

17. 편도선염, 인후염 OTC

1) 배농산급탕 + 황련해독탕 + 십미패독산

2) 배농산급탕 + 구풍해독산가길경석고 + 십미패독산

배농산급탕 관련 치험례였습니다. 많이 활용하시어 환자에게 도움을 주시기 바랍니다.

편도선염에 활용되는
구풍해독탕의 기능

腫痛(종통) · 口內炎(구내염)에 효과 및 '디프테리아'와 적응증 유사

OTC 물약…가글하듯 복용하면 효과 UP, 해독에도 탁월

약국 에피소드

- 환자 : 약사님, 오늘 아침에 일어나서부터 목이 아프고 귀 뒤까지 아파요.
- 약사 : 속이 불편하거나 입이 텁텁하고 메스껍지는 않고요?

  요즘 미세먼지가 심하고 면역력이 약해져서 그럴 수 있어요.

  침 삼키는 데는 문제없으신가요?
- 환자 : 입이 좀 텁텁하기는 해요.

  며칠 전에 제가 침샘에 멍울이 있어서 병원에 갔더니 의사 선생님께서 타석증이라고

  하셔서 며칠 뒤에 수술받기로 하였어요.
- 약사 : 네, 귀밑샘(이하선), 턱밑샘(악하선, 설하선)의 림프절이 부어서 귀도 아프고 목도 아

  프고 침샘에도 멍울이 생긴 듯합니다. 그 환부의 멍울을 잘 풀어주는 약이 있습니다.

  수술받으러 가시기 전에 우선 불편하시니까 이 약을 드셔보세요. 그리고 밖에 나갔다

  가 돌아와서 반드시 가글하시고 식후에 양치도 더 꼼꼼하게 하세요. 미지근한 물 자

  주 드시고요.
- 환자 : 네, 약사님. 자세한 설명 감사드려요.

구풍해독탕(驅風害毒湯)

- 약국에서 인후통, 편도선염에 자주 활용되는 생약제제
- 상초(上焦) 림프의 부종을 풀어주는 약

구풍해독탕은 수양명대장경(手陽明大腸經), 그중에서도 천정혈과 부돌혈에 주로 작용하는 방제입니다.

천정(하늘 천 天, 솥 정 鼎): 天은 얼굴을 뜻하며 鼎은 목 부위를 뜻합니다. 인후종통, 편도선염, 호흡 곤란, 갑자기 목소리가 안 나올 때와 관련됩니다.

부돌(도울 부 扶, 갑자기 돌 突): 扶는 측면을 뜻하고 突은 불룩하게 나온 것을 뜻합니다. 인후종통, 갑상선 종대, 기침, 가래와 관련됩니다.

부돌혈은 목빗근의 가운데에 있으며 천정혈은 목빗근의 바깥쪽으로 부돌혈 한치 아래에 있습니다.

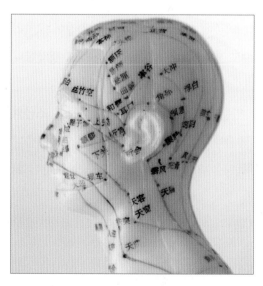
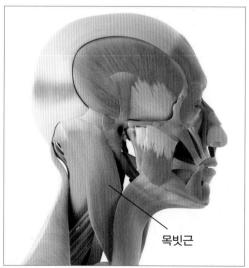

목빗근

구풍해독탕은 咽喉(인후)의 腫痛(종통) 및 口內炎(구내염)에 사용합니다.

인후의 종통에는 길경(桔梗), 석고(石膏)가 잘 쓰이는데 본래의 구풍해독산(驅風解毒散)에도 길경, 석고가 잘 가미가 되며 약국 OTC에는 길경·석고가 포함되어 있습니다.

구풍해독탕의 적응증은 디프테리아와도 유사합니다.(디프테리아와 유사한 것이지 디프테리아라 말할 수는 없습니다. 최근 5년간 디프테리아 환자는 보고된 바 없습니다.)

디프테리아의 증상은 다음과 같습니다.

■ **디프테리아의 증상**

1. 인두와 편도의 디프테리아 : 전신권태, 미열, 식욕부진, 림프절 종창, 고열, 빠른 맥박

2. 비강의 디프테리아 : 콧물의 점도 증가, 코피, 미열

3. 후두의 디프테리아 : 인두에서 후두로 퍼지며 고열, 목 쉰 소리, 기침, 호흡 곤란

4. 눈, 귀, 생식기, 드물게는 피부까지 침범 　　　　　　　　　　(출처 : 서울아산병원)

디프테리아의 〈독소〉가 심근이나 신경에 침범하여 심근염, 신경염, 마비 등을 일으킬 수 있다고 합니다. 천정(天鼎), 부돌(扶突)을 비롯한 수양명대장경(手陽明大腸經)에 풍사가 침범하면 역시 심근염, 신경염, 마비, 중풍, 고혈압 등이 발현됩니다.

이런 증상이 '디프테리아 때문이다.'라는 게 아니라 병증의 흐름이 내인(內因)에 의해서든 외사(外邪 디프테리아든 어느 세균이든 바이러스든)에 의해서든 인후종통이 깊어지면 위와 같은 심장 관련 질환, 중풍, 마비로 이어질 수도 있음을 보여주는 내용이라고 생각합니다.

현재 구풍해독탕은 OTC 물약으로도 나오고 있는데 입안에 머금고 가글하듯이 조금씩 목을 적시듯이 삼키라고 복약지도를 하는 것이 좋습니다. 그게 약의 효과를 훨씬 높여줍니다. 인후가 붓고 오한·발열이 심할 때, 구풍해독탕을 입안에 머금고 입안을 헹구듯이 한 모금씩 복용하는 것이 효과가 좋기 때문입니다.

『내경』에 얼굴이 부은 것은 풍(風) 때문이라고 합니다.

■ **風이란 무엇인가?**

(1) 세포 및 조직의 기능 이상(두통, 감기 관절통, 피부병, 중풍中風, 경련)

　　 : 참고로 중풍에서 中은 가운데로 볼 수도 있지만 정확히는 정통으로 신체(口)를 뚫고(丨) 들어와서 맞은 것을 말합니다.

(2) 껍데기 几 유전물질 혹은 spike 같은 무기 丿 벌레 虫

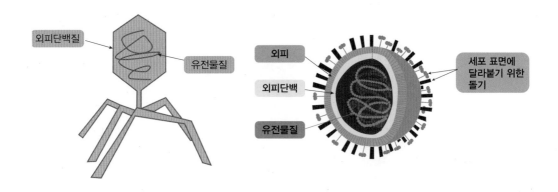

저는 풍을 바이러스로도 해석합니다.

풍이란 바이러스 혹은 바이러스로 인해 생긴 세포 및 조직 기능의 이상입니다. 즉, 내경에 따르면 얼굴이 부은 것은 바이러스 침입으로 림프조직에 이상이 생긴 것입니다.

또, 『동의보감』과 『만병회춘』에서는 뺨이 부은 것은 또는 그로 인한 통증은 풍열로 인한 것이라고 합니다. 풍열風熱은 〈풍+열〉인데 여기서 熱은 염증과 독소를 의미합니다. PGE2, IL-6, COX-2 및 TNA-α, IL-1β, NO 등의 염증성 물질들을 열(熱)이라는 증상의 매개체라고 볼 수 있습니다.

동의보감에서는 풍열 외에도 뺨이 부은 원인으로 기름진 음식으로 인해 쌓인 위열을 꼽습니다. 기름진 음식, 특히 튀김 등의 음식은 비장, 췌장, 간, 위장, 소장, 대장, 폐, 신장에 모두 부담을 주며 혈관 내에 점착하여 혈관을 좁게 만듭니다. 그리고 장 점막을 약하게 만들어 외부 이물질의 침입에 대한 방어력을 취약하게 만들어서 세포가 쉽게 바이러스, 세균, 진균 등에 감염되게 합니다.

혈류 내 포도당을 감지하여 췌장의 베타세포가 포도당에 대해 잘 대응하도록 하는 단백질이 GnT-4a, Slc2a2입니다. 그리고 이들을 컨트롤하는 단백질이 Foxa2, Hnf1A인데 튀김 등을 섭취하거나 탄수화물을 과량 섭취하여 결과적으로 고지방 식이와 마찬가지로 팔미트산을 섭취한 셈이 되면 Foxa2, Hnf1A가 핵 밖으로 쫓겨나면서 GnT-4a, Slc2a2의 활성이 떨어집니다.

그러면 포도당 불내성, 인슐린 저항성 및 지방간이 유발됩니다.

한편, 인슐린 저항성 등으로 중성 지방 합성이 늘어나면 미토콘드리아 기능 저하 혹은

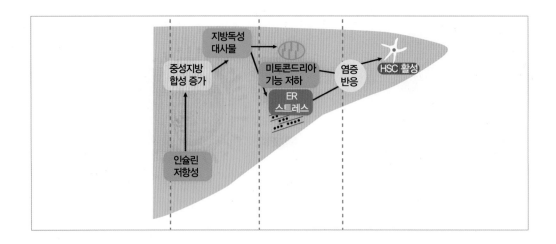

소포체 스트레스로 인한 염증 반응으로 hepatic stellate cell(간성상세포)는 증식하여 간 섬유화가 일어나며 염증 반응으로 MCP1, IL-6, TNF-alpha를 분비하여 동맥경화와 지방간을 초래할 수 있습니다.

이러한 간의 염증 반응으로 인해 간의 '해독' 기능은 떨어지고 외사의 침입을 방어하는 장군지관(將軍之官)으로서의 면역력도 떨어집니다.

이로 인해 간, 췌장, 담관, 위장을 둘러싼 림프의 림프절들 및 비장이 영향을 받습니다. 이것이 바로 한방에서 말하는 기름진 음식으로 인해 쌓인 위열(胃熱)이라고 생각합니다.

이러한 면역력 저하로 혹은 염증 물질의 발현으로 기와 혈 둘 다 많은 양명경(陽明經)에 풍사가 침범해서 부었을 때에는 땀을 내는 것이 좋다고 합니다.

그러므로 인후종통에 대해 양명경에 침입한 풍사를 몰아내기 위해 땀을 내는 운동 및 생강, 총백 등이 필요할 수 있습니다. 이들은 림프순환을 촉진시키는 방법입니다.

참고로 지방간에 대해서 영양요법으로 ALA(alpha linolenic acid)가 간 섬유화를 방지하며 ER stress(소포체 스트레스)의 원인인 지질 독성을 줄여줍니다.

비타민 D 또한 hepatic stellate cell(간성상세포)의 증식을 차단합니다.

무엇보다 기름진 음식, 튀김, 밀가루 음식 등을 먹지 않음으로써 간세포에 스트레스를 주는 시발점인 인슐린 저항성을 낮추게 되면 미토콘드리아가 많이 들어있는 간세포를 활성화하여 해독과 항염 작용을 통해 내인(內因)도 해결하고 외인(外因)에 대한 방어력도 키울 수 있습니다.

> **〈구풍해독탕의 구성 생약〉**
>
> 연교 : 석고 : 길경 : 우방자 : 방풍 : 강활 : 형개 : 감초
>
> = 10 : 10 : 6 : 6 : 6 : 3 : 3 : 3

이 처방의 방풍(防風), 강활(羌活), 형개(荊芥)는 염증과 막힌 듯이 답답한 림프 부종 및 순환되지 못하고 정체되어 있는 물질을 발산해서(熱性閉寒發散) 풀어내고, 연교(連翹), 우방자(牛芳子)는 덩어리를 풀고 염증의 원인을 제거합니다(解毒).

감초는 심장 아래 중초, 하초의 염증성 덩어리와 통증을 부드럽게 풀어냅니다(心下 熱性 腫痛 緩解).

구풍해독탕(驅風解毒湯)에 대해 한열착잡증(寒熱錯雜證)에 쓴다고도 합니다. 이 말은 열성의 염증과 움직이지 않고 정체되어 있는 한성의 부종을 푼다고 해석할 수 있습니다.

약국 임상에 도움이 되기를 바랍니다.

은교산의 약리와 응용

항바이러스 작용 강한 항염, 소염, 항미생물 약

약국에서 '인후염', '편도염'에 많이 응용

- 초보 약사 : 은교산에 대한 설명을 보면 악풍(惡風)에 쓴다고 되어 있던데, 오풍과 악풍의 차이가 무언가요?

- 룡 약사 : 네. 옛사람들은 은교산에 대해서 발열, 미오풍한(微惡風寒), 인통, 두통, 구갈 등에 적용한다고 하였습니다.

  한편 악풍은 대풍 또는 악풍(惡風, malignant Wind, efeng), 적풍(賊風, vicious Wind, zeifeng)이라고 하는 용어 중의 하나입니다. 오풍(惡風)은 바이러스, 세균, 미생물, 미세먼지 등의 병원체의 침입에 대한 인체의 저항을 뜻하거나 면역력 저하로 인해 혹은 감정적인 원인에 의해 그 방어 체계가 힘이 부치는 상황을 말합니다. 반면, 악풍(惡風)은 악성 병원체로서 악풍의 침입으로 인해 인체에는 보다 심각한 병리적인 상황들이 나타납니다.

  정리하자면 오풍은 병원체의 침입에 대한 인체의 저항 과정을 뜻하고 악풍은 인체에 심각한 해악을 끼치는 악성 병원체 및 그러한 병원체의 침입을 뜻합니다. 이는 온(溫)병이라고 하여 그 이전 시대보다 바이러스 혹은 병원체에 대한 개념이 보다 선명해져 가던 과정 속에서 분화된 개념이라고 여겨집니다.

  자, 보다 직접적으로 병원체를 겨냥한 방제 은교산에 대해서 알아보겠습니다.

며칠 전 지인 약사님에게서 전화가 왔습니다.

인후염 환자에게 은교산을 드렸는데 환자분께서 보시더니 약 케이스에 편도선염이 쓰여 있어서 약사인 본인을 믿지 못하고 이렇게 말씀하셨다고 합니다. "편도선염이 심해서 편도를 잘라내는 수술을 받았다. 수술 후 회복 중에 인후가 아파서 온 것인데 편도선염이 쓰여 있으니 약사를 믿지 못하겠다. 내 병명은 분명히 인후염이다. 내가 생각할 때 편도를 잘라냈으니 지금 목이 아픈 것은 인후염이다." 하시고 그냥 가셨다고 하십니다.

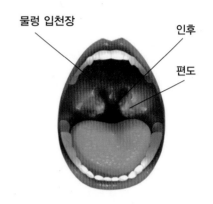

비단 은교산만이 아니라 OTC 한약제제에 대해 약사 본인이 믿지 못하고 커뮤니티에 국장(님)이 생약제제를 환자에게 드리라고 해서 드리고는 있는데 그거 효과 있는 거 맞냐고 하시는 내용 중에 은교산이 빠지지 않고, 몇 년 전부터 지금까지 약사가 권하는 감기약에 대해서 헐뜯는 내용으로 은교산을 권한 것이 일반인 커뮤니티나 댓글, SNS에 나와 있는 걸 많이 보아서 안타까웠습니다.

기억나는 것으로 "약국에 가서 목 아프다고 하니까 진통제랑 이상한 이름의 약을 주는데 이거 왜 주냐고 하니 약사가 얼른 ○○○(은교산 성분의 약)을 빼네, 꼭 필요한 것도 아닌데 권한 거네(라고 오해하심)."

많이 순화한 것이지만 이런 주제의 내용들을 접했고 실제 예전에 약국에서 근무 약사로 일할 때, 유독 은교산이나 구풍해독탕을 드리면 앞뒷면에 일률적으로 적혀있는 내용이나 제조 회사 등을 보시고 의심스러운 눈총을 보내는 경험을 몇 번 한 기억이 저도 있습니다.

반면에 병원 처방약을 드셔도 효과를 못 보시다가 은교산 드신 뒤 불과 수 시간 내로 효과를 보셨다는 분들도 계십니다.

약을 먹고 놀랐던 점은 감기약으로 잘 나아지지도 않았는데 먹자마자 3시간 안에 효과가 나타났어요. 2/3이나 나았던 부분이 너무 신기해서 저녁에 한포를 더 먹고 푹 자고 일어났더니 목감기가 싹 나았답니다.

약사로서 할 수 있는 것은 물론 들을 귀를 가지신 환자를 만나는 것이 정말 좋지만, 어떤 상황에서든 유려하게 대처하여 약사의 말을 잘 안 들으려는 분이라도 그 약물에 대해 최대한 콕 집어서 30초 내외로라도 포인트를 말씀드리고 반대로 조금이라도 귀를 열어 주시는 분에게는 좀 더 자세히 최선을 설명드리는 것이라 생각합니다.

이것은 환자분께서 약사가 권한 제품을 선택하시고 안 하시고 하고는 상관없는 얘기입니다. 환자를 위한 최선의 것을 제공하려는 것이며 어떤 면으로는 약사님 본인에 대한 변호이기도 합니다.

어느 뉴스 기사 밑에 달린 "위장약 ○○○에 대해 복약지도 해주는 약사를 못 봤다."라는 댓글에 대해 어느 약사님께서 "설명하려고 하면 듣지 않고 다 알아요. 혹은 무시하고 그냥 가는데 계속 그런 일을 겪다 보면 말을 안 하게 되지"라고 다시 댓글을 단 것을 보았습니다.

아마도 앞서 소개한 은교산의 사례도 약사님 본인께서 그 약의 효능에 대해서 확신이 없었을 가능성도 있고, 확신이 있었더라도 약사를 의심하는 환자분을 느끼고 설명하기도 힘들어서 환자분께서 "이 약이 뭐냐, 이 약을 왜 주느냐"라고 의심스러워하니 그냥 말없이 빼게 된 상황이었지 않을까 추측합니다.

이처럼 어떤 경우에 처음 약국에 들어섰을 때부터 약사를 의심하고 경계하는 한 마디 한 마디를 들어야 한다면, 최선을 다해 설명드리기가 불편한 경우가 분명히 있습니다. 네, 맞습니다. 그럼에도 불구하고 더더욱 약사 자신과 약물 그리고 환자에 대한 신념을 가지고 좌절하지 않고 환자를 대하시기를 바랍니다. 저 역시 잘 못하고 있으면서 어쭙잖은 말씀을 드렸습니다. 주어진 환경에서 -제 말씀을 곧이곧대로 하시기 힘든 환경 많은 것 알고 있습니다. - 그럼에도 사명감을 가지고 한끝만 더 오늘도 나아가시길 바랍니다.

저는 편도, 인후에 대해 한약제제가 정말 드라마틱한 효과를 가지고 있다고 생각합니다.

실력은 대단치 않지만 한약제제가 정말 효과가 좋은 덕분에 편도, 인후를 편하게 해드림으로써 제가 근무약사로 일하던 약국의 단골이 된 분도 많았습니다.

제가 생각하는 한약제제의 최대 장점은 막힌 것을 풀고 나쁜 것은 빼내고 순환을 시켜서 인체의 면역계를 정상화하고 염증과 열을 빨리 가라앉힌다는 것입니다.

림프절이 모여 있는 인후, 편도는 그러한 한약제제의 의미를 정말 잘 살릴 수 있는 환부입니다.

심한 인후, 편도염에 다른 과립제를 쓰지 않고 은교산만으로 대처하는 것에는 한계가 있는 경우도 있다고 생각합니다. 하지만 OTC 포장단위로 나온 것 중에서 은교산은 그냥 진통 제만 드리는 것보다는 좀 더 적확하게 포인트를 맞추어서 환자를 도와드리는 데 큰 역할을 할 수 있습니다.

그럼 은교산은 어떤 경우에 좀 더 잘 맞을지에 대해서 탐구해 보겠습니다.

〈은교산 활용의 포인트〉
- 얼굴이 흰 바탕에 붉은 사람
- 체질 : 소양인 경향 〉 태음인 경향 〉 소음인 경향
- → 본래 신장과 위장 기능에 문제가 있을 가능성이 있는 사람이 간과 폐 대장의 기능 이 떨어졌을 때
- 항바이러스 기능이 필요한 경우
- 바이러스성 피부 질환
- 청열해독(淸熱解毒)의 효능이 있으며 두통(頭痛), 무한(無汗), 발열(發熱), *악풍(惡 風), 인통(咽痛), 해수(咳嗽)를 치료하는 처방임.

풍(風)은 바이러스, 세균 등을 의미하는데, 은교산은 악풍(惡風)에 쓴다고 합니다.

[성제총록(聖濟總錄)][1]에

惡風者(악풍자), 皆五風厲氣所致也(개오풍려기소치야), 其毒中人五臟則生蟲(기독중인 오장즉생충), 亦有五種蟲(역유오종충), 生息滋蔓(생식자만), 入於骨髓(입어골수), 五臟 內傷(오장내상), 形貌外應(형모외응). 故食肝則眉睫墮落(고식간즉미첩타락); 食肺則鼻 柱倒塌(식폐즉비주도탑), 食脾則語聲變散(식비즉어성변산), 食腎則耳鳴如雷鼓之聲(식 신즉이명여뢰고지성), 心不受食(심불수식), 食心則爲不可治(식심즉위불가치), 是故謂 之惡風(시고위지악풍)

오풍자, 개오풍려기소치야. 기독중인오장즉생충, 역유오종충, 생식자만, 입어골수, 오장 내상, 형모외응, 고식간즉미첩타락; 식폐즉비주도탑; 식비즉어성변산 ; 식신즉이명여뢰 고지성, 심불수식, 식심즉위불가치, 시고위지악풍

아래 내용은 위 조문에 대한 저의 개인적인 해석입니다.

악풍은 모두 5가지의 위험하고 사나운 기운의 침입으로 인하여 발생한다. 그 독이 오장으로 곧장 들어가면 中人五臟[2] 인체를 좀 먹는 세균, 바이러스, 진균, 리케차, 기생충(아메바성 원충류)의 5종류의 벌레[3]가 생겨 마구 번식하여(息: 영양과 산소를 소모하고 노폐물을 뿜어대고) 골수(骨髓)까지 파고들고, 오장이 상하면 몸 밖으로도 증상이 나타난다. 그리하여 간(肝)을 갉아먹으면 눈썹이 빠지고(눈살이 찌푸려지고), 폐(肺)를 갉아먹으면 콧마루가 뭉그러지며, 비(脾)를 갉아먹으면 목소리가 변하여 힘없이 퍼지며 신(腎)을 갉아먹으면 귀에서 천둥 치는 소리가 나며, 심(心)은 갉아 먹히지 않는데[4] 만약 심장을 갉아먹으면 치료할 수 없다. 이런 까닭으로 악풍이라 한다.

라고 쓰여 있습니다.

즉 은교산은 세균, 바이러스, 진균, 리케차, 기생충 등의 침입으로 인한 장부의 손상 및 그에 대응되는 외부 기관의 손상을 치료하는 약입니다.

* 참고로 여기서의 악풍은 대풍 또는 악풍(惡風, malignant Wind, efeng), 적풍(賊風, vicious Wind, zeifeng)이라고 하는 용어 중의 하나입니다.

오풍이 바이러스, 세균, 미생물, 미세먼지 등의 병원체의 침입에 대한 인체의 저항 또는 면역력 저하로 인해 혹은 감정적인 원인에 의해 방어 체계가 힘이 부치는 상황이라면, 성제총록의 묘사는 풍사의 침입에 의한 인체의 심각한 병리적인 상황들을 묘사하고 있으므로 악성 병원체의 뜻으로 악풍으로 표현하였습니다.

〈은교산의 구성 생약과 비율〉
- 금은화(金銀花) : 연교(連翹) → 10 : 10
- 박하(薄荷) : 감초(甘草) : 길경(桔梗) → 6 : 6 : 6
- 우방자(牛蒡子) : 두시(豆豉) → 5 : 5
- 담죽엽(淡竹葉) : 형개(荊芥) → 4 : 4

이 중 항바이러스 작용을 나타내는 생약들을 살펴보겠습니다.

① 담죽엽(淡竹葉), 즉 조릿대의 항미생물 작용

- 항세균 : 결핵균, MRSA, 대장균, 뮤탄스균
- 항바이러스 : 인플루엔자, 중증 급성 호흡 증후군, 조류독감, 헤르페스
- 항진균 : 칸디다
- 귀경 : 심, 소장, 폐
- 약리 성분 : Cylindrin, arundoin, 2, 5-dimethoxybenzoquinone(항알레르기)
- 효능 : 이뇨통림(利尿通淋), 청심제번(淸心除煩)

    소변을 시원하게 나오게 하고 심장의 번열을 제어하고 구내염, 구순염 및 치
    통을 치료합니다.

② 금은화(金銀花)의 항미생물 작용

- 귀경 : 심, 폐, 위, 대장
- 성분 : flavonoid – luteolin, lonicerin, ochnaflavone, iridoid – loganin, secologanin
- 효능 : 청열해독(淸熱解毒), 소산풍열(疏散風熱)

    발열, 두통, 구갈, 인후종통, 옹종, 발진, 해수
    독감, 이질균, 대장균, 디프테리아, 장티푸스, 녹농균, 포도상구균, 폐렴쌍구
    균, 용혈성 연쇄쇄상구균, 백일해, 진균에 대한 강력한 억제 효과

③ 연교(連翹)의 항미생물 작용

- 귀경 : 심, 폐, 담
- 성분 : artigenin, pinoresinol, Forsythol, β-Hydroxy verbascoside
- 효능 : 청열해독 (淸熱解毒), 소옹산결 (消癰散結), 소산풍열(疏散風熱)

    발열, 두통, 구갈, 인후종통, 옹종, 발진, 심번, 설적, 섬어, 구내염, 임파선
    종, 나력, 결핵, 독감, 이질균, 대장균, 디프테리아, 장티푸스, 녹농균, 포도
    상구균, 폐렴쌍구균, 용혈성 연쇄상구균, 백일해, 진균, 결핵균에 대한 강력
    한 억제 효과

④ 박하(薄荷)

- 주성분 : 멘톨(Menthol)

- 살균, 항바이러스, 항염, 진경, 정장, 소화를 도움

- 효능 : 소산풍열(疏散風熱), 청리두목(淸利頭目), 이인(利咽), 투진(透疹), 발열, 두통, 목적, 인후종통, 마진, 흉민, 협륵창통

이어서 은교산의 구성 생약에 대해 더 알아보고 활용례에 대해서 더 말씀드리겠습니다. 감사합니다.

참고
___

(1) 성제총록(聖濟總錄)은 송나라 휘종 때 역대 의학 책 및 민간요법을 총집합한 책

(2) 中人 : 제가 "사람에게 곧장 들어가면"이라고 부드럽게 해석했지만, 사실은 "미친 듯이 뚫고 들어오면" 혹은 "미친 듯이 파고들면"이 더욱 와닿는 표현이라고 생각합니다.

(3) 五藏蟲 / 오장충

人勞則生熱, 熱則生蟲, 心蟲曰蛔, 脾蟲曰寸白, 腎蟲如方截絲縷, 肝蟲如爛杏, 肺蟲如蠶, 皆能殺人, 惟肺蟲爲急, 肺蟲居肺葉內, 蝕肺系, 故成瘵疾, 咯血聲嘶, 藥所不到爲難治也.《千金》

사람이 피로하면 열이 나고, 열이 나면 충이 생긴다. 심충을 회충(蛔蟲)이라 하고, 비충을 촌백충이라 한다. 신충은 가지런하게 잘라놓은 실과 같고, 간충은 문드러진 살구 같으며, 폐충은 누에 같다. 모두 사람을 죽일 수 있는데 유독 폐충은 사람을 빨리 죽게 한다. 폐충은 폐엽 안에 살면서 폐계(肺系)를 갉아먹기 때문에 노채가 되어 각혈하고 목이 쉬는데, 약 기운이 도달하지 못하기 때문에 치료하기 어렵다.《천금》

(4) H.pylori 는 적어도 심장에 마치 살고 있는 것처럼 심장 기능에 영향을 미칩니다.(수지코헨)

H.pylori는 심부전 및 관상동맥성 심질환의 원인으로 알려져 있습니다.

ARYA Atheroscler. 2012 Spring; 8(1): 5 - 8.

Is helicobacter pylori infection a risk factor for coronary heart disease? /Mehran Rogha 외

은교산의 구성 본초를 통한
효능의 이해

항균, 항바이러스 작용으로 면역력을 강화

신장과 간 기능을 개선하여 근골 강화, 정신 안정

약국 에피소드

• **초보 약사** : 지난 시간에 은교산 설명하시면서 온병이라고 하셨는데 온병은 어떤 질환을 의미하나요?

• **룽 약사** : 지금의 개념으로 보면 온(溫)병이라 함은 급성 열성 전염병이라고 할 수 있고 온병학은 급성 감염병에 대응하는 체계 혹은 학문이라고 할 수 있습니다.

온병학은 사기(邪氣)가 들어왔을 때 우리 몸에 일어나는 열병의 과정을 크게 네 단계로 나누고, 각 단계별 증후를 100여 가지로 구분해, 그에 맞는 치료법을 통해 환자 각각의 증상에 대한 아주 디테일한 변증이 가능하도록 애쓴 내용입니다. 청나라의 천재 섭천사를 기원으로 봅니다. 섭천사 이전에도 [증치심전(證治心傳)] 이라는 초기 온병학 이론이 있기는 합니다. 여기서 중요한 개념이 위기영혈(衛氣營血), 습열병(濕熱病), 삼초변증(三焦辨證)입니다. 지금의 개념으로 보면 림프와 면역계와 영양소의 중요성, 체액의 정체와 감염에 취약하게 만드는 대사 질환 및 비만, 동정맥 림프 순환의 쏠림과 불균형을 파악함을 뜻한다고 볼 수 있습니다.

이번 시간에는 온병에 대처하는 약인 은교산을 구성하며 해열, 진통, 소염, 진정, 진경, 항균, 항바이러스 작용 등을 나타내는 본초들을 알아보겠습니다.

지난 시간에 이어서 은교산의 구성 본초 중 영양각의 본초로서의 의미와 현대적인 의미를 살펴보겠습니다.

영양각은 소과에 속하는 동물인 영양의 뿔을 잘라서 건조한 것으로 주로 8~10월 뿔을 잘라서 사용하며, 시베리아나 중앙아시아 부근에 많이 자생합니다.

1. 중화본초 및 신농본초경의 영양각

- 맛 : 함(鹹)
- 귀경 : 간(肝), 심(心)
- 중화본초 : 평간식풍(平肝熄风), 청간명목(淸肝明目), 양혈해독(凉血解毒)
- 신농본초소경 : 간풍내동량간추휵(痼風內動凉痼抽), 근맥구련(筋脈拘攣), 간양두동현훈(肝陽頭疼眩暈)

2. 영양각의 현대적인 의미

해열, 소염, 진정, 진경, 항균, 항바이러스

위의 영양각의 현대적인 의미는 저의 의견으로서 영양각 본초에 대한 설명을 현대적인 의미와 연결 지어서 아래에 기술합니다.

3. 섭천사의 영양각에 대한 설명과 그에 대한 해석

섭천사의 영양각에 대한 설명에 따르면 영양각은 맛이 짜고 찬 성질을 가지고 있어 기미가 모두 하강하는 성질입니다. 기미(氣味)가 짜고 차면 수정지기를 신장에 전해주어(신장익기 腎臟益氣) 간열을 사합니다.

그리하여 간의 해독 기능이 살아나면 악혈(惡血 : 고름이 섞인 피. 바이러스, 세균에 감염되어 염증 반응이 일어난 상태. 콜레스테롤 등 염증 유발 물질이 과잉된 상태)을 없애어 피를 맑게 함으로써 악풍과 심한 독과 기생충을 제어하여 고독(蠱毒 : 기생충의 독) 심계(心悸)를 없애고 뇌를 맑게 하여 가위눌림(惡鬼)을 방지하고 눈을 밝게 합니다.(수기(水氣)를 내려받아 간목(肝木)을 자양한다.)

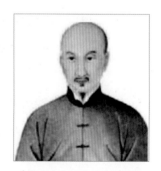

▲ 청나라의 천재 의사 섭천사

음을 보하여 익신(益腎)하여 신이 충족해지면 종근(宗筋)이 강해집니다.

4. 종근이란

〈종 宗〉 바로 이 한자어의 구성을 보면 종근의 의미가 오롯이 들어있습니다.

- ㅣ : 머리 및 머리를 받치는 목 근육
- ㄱ : 목덜미, 어깨
- ㅡ : 가슴과 배
- ㅡ : 허리 아래
- 小 : 양다리와 생식기

宗은 위와 같은 의미를 나타내고 있으며

「내경」에는 "종근은 뼈를 단속해서 뼈마디를 잘 놀리게 한다"라고 씌어 있습니다.

주해에는 "종근은 음모가 난 곳에 가로질러 있는 뼈의 위아래에 있는 힘줄을 말한다. 이것이 위로는 가슴과 배에 연락되어 있고 아래로는 엉덩이를 꿰뚫었다. 이것이 다시 잔등과 배를 거쳐 머리와 목덜미까지 올라갔기 때문에 종근(宗筋)이라고 한다"라고 씌어 있습니다.

또, 이런 말도 있습니다.

- 힘줄은 간에 속한다[筋屬肝 근속간].

  「내경」에는 "간은 힘줄을 주관한다"라고 씌어 있습니다.
- 또한 간은 몸의 힘줄과 막(膜)을 주관한다[득효].
- 간은 몸의 힘줄을 생기게 하므로 힘줄은 간과 배합된다.
- 또한 간이 병들면 놀라면서 힘줄이 경련을 일으킨다.

라고 쓰여 있습니다. 즉 다시 정리하면,

▶ 종근이란

(1) 남성 생식기 안의 힘줄

(2) 골반과 그 주위의 근육

(3) 간 및 가슴과 배 근육

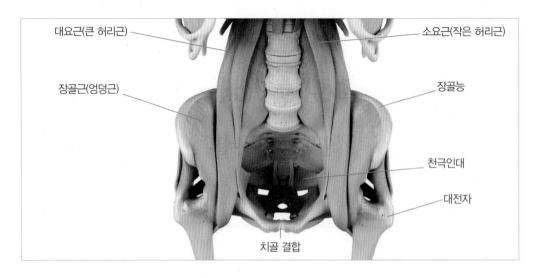

대요근(큰 허리근)　　　　　　　　　　　　　소요근(작은 허리근)

장골근(엉덩근)　　　　　　　　　　　　　　　장골능

　　　　　　　　　　　　　　　　　　　　　천극인대

　　　　　　　　　　　　　　　　　　　　　대전자

치골 결합

　(4) 머리를 받치는 목과 어깨 근육

　을 의미하며 신장의 정이 충실해야 간을 자양하여 종근이 경련을 일으키거나 힘을 잃지 않고 제 역할을 하게 됨을 알 수 있습니다. 또한, 신수(腎水)가 충족해지면 정기가 밝아져 잠을 잘 때 가위눌림이 없어진다고 합니다.

　옛사람들은 이러한 영양이 신령한 성질을 가지고 있어서 신(神)을 통하게 하여 악귀로 인한 불길한 것을 피할 수 있다고 하였습니다.

　'신령한 성질', '악귀' 이런 단어, 어구는 받아들이기 불편하시더라도 신장과 간의 기능을 강화하여 바이러스, 세균을 물리치고 혈액을 맑게 하여 정신과 눈을 맑게 한다는 내용은 조금 더 받아들이기 용이하리라 생각합니다.

　진수원은 음기는 종근으로서 간에 속하고 간은 목(木)이니 목이 열을 받으면 시들어 버리고 정수를 얻으면 곧게 일어서듯이 간 또한 그러한 성질을 가진다고 하였습니다.

　본경(本經)에서도 영양각은 악혈(惡血)이 특히 하체에 고인 것을 제거하고 고독(蠱毒)과 악귀를 물리치고 가위눌리지 않게 한다고 한 것으로 보아 영양각이 특히 하부의 혈액 흐름을 강화한다는 것을 알 수 있고 그럼으로써 정신의 혼란도 방어한다는 내용을 다시 한번 확인할 수 있습니다.

　그 외 여러 선현들의 영양각에 대한 내용들을 몇 가지 더 나열하면,

　(1) 근골을 튼튼하게 하고 뼈 속에 열독이 잠복한 것을 치료한다.

　(2) 전염병, 상한으로 인한 한열왕래를 치한다. 체기를 제거한다.

－ 이 내용은 영양각에는 이담 작용과 항바이러스 작용이 있음을 나타냅니다.

⑶ 중풍으로 인한(→ 바이러스, 세균이 침입한 감염으로 인한) 근육 경련, 소아의 경련
　성 질환을 치한다.

⑷ 가슴 답답, 심계, 발열

⑸ 임파선염, 종기

⑹ 이질, 출혈성 설사, 심한 하복통을 치한다.

　이 모든 내용은 영양각이 해열, 진통, 소염, 진정, 진경, 항균, 항바이러스제임을 나타내
고 있습니다. 영양각에 대한 Liu, Y. 등의 연구에 따르면 영양각은 면역 강화, 항균, 항바이
러스 및 해열 효과가 있었습니다. 영양각은 어린이의 독감 및 재발성 호흡기 감염에 효과적
이었으며 항생제와 같은 약제 내성을 보이지 않았습니다. 익숙지 않은 본초인 영양각에 대
해서 많은 설명을 하였습니다.

　은교산의 나머지 본초는 길경, 감초, 형개, 우방자, 두시입니다.

　간략하게 나머지 본초의 효능을 살펴보겠습니다.

▶ 형개

• 성미 : 미온(微溫), 신(辛), 신온해표(辛溫海表)

• 귀경 : 간(肝), 폐(肺)

• 성분 : d-menthene, hesperidin

• 효능 : 발한, 해열, 진통, 소염, 진경, 진정, 항균, 해독
　　　거풍해표(祛風解表), 지양(止痒), 투진요창(透疹療瘡), 초탄지혈(炒炭止血)

▶ 우방자

• 성미 : 한(寒), 신고(辛苦)

• 귀경 : 폐, 위

• 성분 : arctiin, arctigenin

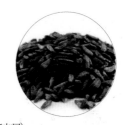

• 효능 : 해열, 진통, 소염, 진해, 거담, 인후통, 두드러기
　　　선폐투진(宣肺透疹), 소산풍열(疏散風熱), 해독이인(解毒利咽)

▶ 길경

- 성미 : 평(平), 신고(辛苦)
- 귀경 : 폐
- 성분 : saponin, platycodon, betulin
- 효능 : 선폐거담(宣肺祛痰), 배농소옹(排膿消癰)

  진통, 소염, 진해, 거담, 인후염, 성대결절, 편도선염, 항궤양, 말초 혈관 확장, 혈당 강하

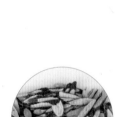

▶ 감초

- 성미 : 평(平), 감(甘), 보기약
- 귀경 : 비위, 심폐
- 성분 : glycyrrhzin
- 효능 : 보비익기(補脾益氣), 윤폐지해(潤肺止咳),

  조화약성(調和藥性), 완급지통(緩急止痛), 청열해독(淸熱解毒)

  진통, 소염, 진해, 거담, 진경, 진정, 인후통, 심동계. 자감초는 건비익기, 생감초는 항염증

은교산의
실제 활용 사례 살펴보기

각종 염증, 피부염 등에 항균, 항바이러스 효과

소양인의 위장관 기능 개선제로서의 기능도 탁월

약국 에피소드

- **환자** : 감기약 주세요.

- **약사** : 증상이 어떠신가요?

- **환자** : (목을 만지며) 저번에 가지고 간 약이오. 그거 잘 듣던데.

- **약사** : 목이 마르신가요? 열은 안 나시고요? 혹시 어떤 일을 하시나요?

- **환자** : 열은 나는지 안 나는지 모르겠어요.

  중국집 식당에서 일해요. 그래서 덥고 목이 말라요. 그보다 목이 아파요.

- **약사** : (은교산을 꺼내며) 이 약 말씀이신가요?

- **환자** : 네, 그 약만 주세요. 식당 비워둬서 빨리 가야 해요.

- **약사** : 네. 평소에 바빠도 물을 조금씩 자주 드세요.

  일하시는 곳이 공기 소통도 안되고 더워서도 더 그럴 수 있습니다. 따로 몸을 쉬어

  줄 시간을 내기 힘드시면 평소에 이러한 (프로폴리스) 캔디를 입에 물고 계시는 것

  도 도움이 되어요. 목도 부드럽게 하고 목 컨디션에 도움이 됩니다.

- **환자** : 네. 그것도 주세요.

  일할 때 바쁘면 캔디라도 물고 있어야겠어요.

이번 시간에는 은교산의 활용 사례에 대해서 알아보겠습니다.

우선, 중의학에서 은교산의 기본 증상으로 꼽는 것은 〈약간 춥고, 땀이 나지 않거나 땀이 나도 증상 개선은 보이지 않고, 발열, 두통, 구갈, 기침, 목구멍 통증이 있으며 혀끝은 붉다.〉입니다.

1. 은교산은 상초의 열을 끈다

현대인은 폐에 열사의 침입을 받기 쉬운 환경 하에 살고 있습니다. 과거보다 깨끗해지고 위생 관념이 자리 잡음에 따라 이전 시대의 바이러스, 세균 등이 퇴치된듯하였으나 근래 미세먼지가 극성을 부림에 따라 공기 중의 바이러스 등의 침입을 더 자주 받게 되었습니다. 그리고 음식, 생활상의 스트레스, 불균형적인 생활로 인해 몸의 해독 기능이 저하됨에 따라 면역력은 오히려 떨어지고 있으며, 그에 따른 혈관, 폐, 기관지의 산화 스트레스가 증가하고 염증의 잦은 발현을 겪게 됩니다.

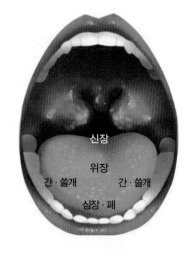

그리하여 목은 마르고 심장, 폐의 열로 인해 혀끝은 붉게 됩니다. 이러한 증상에는 혈액 순환 장애와 혈관 기능 저하도 동반되어 있을 가능성이 있습니다. 약국에서 간단하게 감기약 구입하러 오신 분에게 그러한 것까지 상담을 하기는 어려우시겠지만 실제 떠올릴 수 있는 내용들을 말씀드리고 있습니다. 환자분의 증상이 위와 같다면, 단기적으로든 혹은 장기적으로 증상의 지속에 따라 얼굴에 열이 몰리거나 안구가 압박을 받아서 시신경에도 이상이 생길 수 있고, 두통도 있을 수 있습니다.

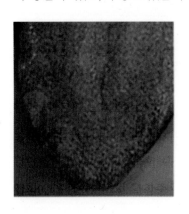

그러므로 두통, 기관지와 연결된 후두의 통증, 식도와 연결된 인두의 통증이 있으며 편도가 잘 붓는 환자라면 은교산의 복용은 물론 장기적으로는 동맥, 정맥, 림프순환의 개선, 오메가 3, 비타민 D, 마그네슘 등의 지속적인 복용을 염두에 둘 수 있습니다.

이 환자분의 혀는 설첨홍(舌尖紅 혀끝이 붉다), 설홍소태(舌紅少苔 혀가 전체적으로 붉고 태는 적다)의 특징을 가지고 있습니다. 약국에서 약사가 확인할 사항은 아니지만, 어디까지나 은교산에 대한 이해를 넓히기 위해서 참고만 하시기 바랍니다.

다만, 약사는 목구멍 통증을 호소하는 환자에게 은교산 및 영양요법을 염두에 둘 수 있습니다.

생약제제 OTC로는 목구멍 통증이 있으면서 목이 마르다면 [은교산 + 육미지황탕, 은교산 + 자음강화탕, 은교산 + 청화보음탕]을 염두에 둘 수 있습니다.

또한, 눈이 아프다면 OTC로 [은교산 + 고본환정환], 인후통에 OTC로 [은교산 + 십미패독산], 목이 쉬고 아플 때 OTC로 [은교산 + 향성파적환]을 염두에 둘 수 있으며 여기에 프로폴리스 캔디나 인후 스프레이를 권할 수 있습니다.

위의 증상들의 원인이 되는 상초의 열은 목 부근의 통증을 일으킬 수 있음은 물론 종근을 타고 하초까지 전해질 수 있습니다. 그리하여 빈뇨, 야간뇨, 진한 소변 등이 있거나 대변의 문제가 있을 수도 있지만 일단 상초에만 집중해서 보면, 목통증과 함께 견갑골과 흉추 사이에 통증이 있을 수 있습니다. 이 부분은 은교산의 집중적인 적용 범위로 봐도 됩니다.

즉, 이 그림의 붉은색이 칠해진 부위가 은교산의 집중적인 적용 범위입니다.

길경(말초 혈관 확장, 항염증, 혈당 강하), 우방자(혈관 확장, 혈압 강하, 항균, 항바이러스)의 성질은 서늘하고 매운맛으로 폐의 외부와의 소통과 확장 기능을 강화하여 열을 내려주고 산소 공급을 통해 머리와 눈을 맑게 해 주며 염증 덩어리를 풀어서 목을 부드럽게 해줍니다.

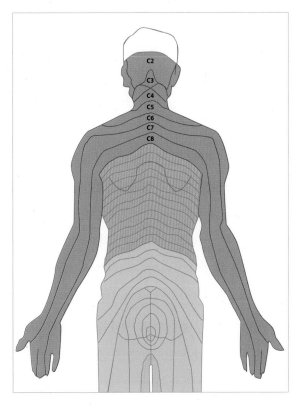

2. 은교산은 항균, 항바이러스 작용의 약이다

여러 논문 등을 통해서 잘 알려진 내용이므로 항바이러스 작용에 대한 연구들을 요약만
해보면

1) 금은화의 발효액이 MDCK 세포(Madin-Darby canine kidney cell)에서 인플루엔자
   바이러스의 복제를 억제한다.

2) 연교의 전탕액이 HEp-2 세포에서 헤르페스 단순바이러스-1의 활성을 억제한다.

3) 급성 세기관지염에 은교산을 사용하여 치료한다.

4) 인수공통 감염병인 인플루엔자 A(H1N1) 바이러스에 마행감석탕 합 은교산이 항바이러
   스 제제인 오셀타미비르(oseltamivir)와 비교하였을 때 비슷한 수준의 해열 효과를 나
   타낸다.

5) H1N1 바이러스에 감염된 생쥐에 은교산을 경구 투여하였을 때, 대조군에 비해 생존율
   과 체중이 유의하게 높았으며, 폐조직에서 바이러스의 증식량이 적었다.

6) 은교산이 바이러스의 침입에 의해 활성화된 MyD88(TLR-4,7)/NF-κB pathway를
   저해하여 NF-κB에 의해 야기되는 체내 염증 반응을 억제한다.

7) 은교산을 건강한 생쥐에게 투여한 결과, 비장 및 흉선세포의 생존율을 증가시키고, 비
   장의 B 및 T세포를 유의하게 증가시켰으며, 혈청 중 감마인터페론(interferon-γ)의 생
   성 및 복강 대식세포에서의 산화질소(nitric oxide, NO)의 생성을 증가시킴으로써 면
   역 증강 효과가 있는 것으로 추정된다.

3. 은교산은 피부 질환 약이다

바이러스 감염으로 추정되는 소아의 장미색 비강진이 은교산을 활용하여 개선된 사례들
이 있습니다.

이러한 흉부, 복부, 옆구리, 배부의 구진, 홍반, 인
설, 가려움의 증상은 풍열창(風熱瘡)으로 보며 은교산
은 풍열형(風熱型)으로 분류하여 쓴다고 합니다. 이러
한 증상은 형개, 방풍 등의 생약을 잘 활용하는 것이
좋습니다. 은교산은 바이러스 감염에 의한 발진, 두드
러기를 개선하는 것으로 나타났습니다.

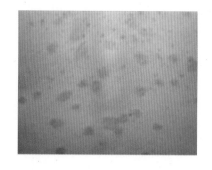

4. 구풍해독탕과의 비교

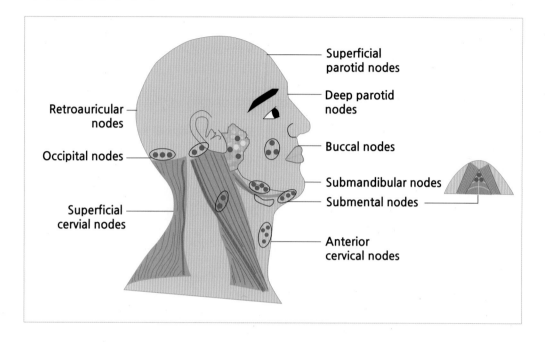

구풍해독탕은 본래 작시疿顋), 답시종(搭顋腫)을 치유하는 약입니다.

즉 위 그림의 귓바퀴 앞, 이하선, 경부 림프절이 부어오를 때 쓰는 약인데, 은교산의 구성 본초는 [형개, 연교, 길경, 담죽엽, 감초, 우방자, 박하, 영양각, 금은화, 두시] 이고 구풍해독탕은 [형개, 연교, 길경, 강활, 감초, 우방자, 방풍, 석고]로서 길경, 석고는 본래 없는데 OTC에 추가로 들어가 있습니다.

구풍해독탕에 없는 본초가 [금은화, 담죽엽, 영양각, 두시] 이고 은교산에 없는 본초가 [강활, 방풍, 길경, 석고]입니다.

[담죽엽, 영양각, 두시, 박하]는 열을 끄고 기의 순환을 돕는 데 좋고, [강활, 방풍, 길경, 석고]는 염증을 가라앉히는 작용이 강합니다. 강활 방풍은 IL-1β를 감소시키고 귀의 부종을 가라앉히며 NF-κB, TNF-α, IL-6의 발현을 억제합니다. 그래서 저는 귀가 부은 또는 귀가 붓고 아프다는 환자에게 구풍해독탕가길경석고+진통제로 많은 효과를 보았습니다. 또 귀에서 목까지 다 아픈 사람도 있습니다. 마찬가지로 효과가 좋습니다.

구풍해독탕은 본래는 답시종(搭顋腫)이라고 하는데 위에서 보여드린 사진의 부위들이 부풀어 오르는 증상에 쓰는 약이었지만 길경, 석고가 들어감으로써 폐열을 끄는 의미가 더 커집니다. 인후통에 쓰고 사실 관절염에도 쓸 수 있습니다. (허가 사항이 아니고 다른 더 좋은 제제가 있으므로 굳이 쓸 필요는 없습니다.)

또 길경, 석고가 들어감으로써 은교산과 의미가 비슷해져서 온병약의 의미가 더 생겼습니다. 그러한 의미로는 중의학의 바이러스 약으로 쓰이는 은교산, 청온패독음의 중간 정도의 의미라고 볼 수 있습니다.

은교산에는 금은화가 더 들어있고 연교의 함량도 더 많기 때문에 항바이러스의 의미가 더 크고 감기 등으로 인한 열을 끄는 의미가 더 크다면, 구풍해독탕은 본래 붓는 걸 가라앉히는 의미에다가 길경, 석고가 더해져서 폐와 인후의 염증을 가라앉히는 의미가 더 크다고 할 수 있습니다.

은교산은 열로 인해 머리가 뻣뻣해지고 기침이 나고 의식이 흐려질 때 위에서 말씀드린 것처럼 담죽엽, 영양각, 두시, 박하가 기의 순환을 돕는 의미가 있으므로 그러한 의미로 우황청심원과 같이 쓸 수 있고 [구풍해독탕에 + 우황청심원]을 하면 항염작용과 붓기를 가라앉히는 작용이 더 강해집니다.

은교산이 바이러스로 인한 피부염, 감기열의 원인을 해결하고 인후통에 대해서는 마치 공기청정기처럼 폐열을 뿜어서 순환시키는 의미라면 구풍해독탕은 붓기와 염증을 가라앉히는 의미가 더 크다고 정리하면 되겠습니다.

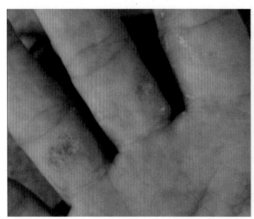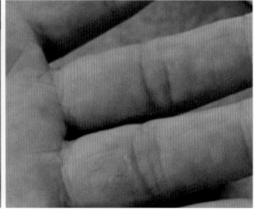

▲ 좌 : 약 복용 전, 우 : 약 복용 후

이러한 증상에 은교산 + 가미소요산 + 대시호탕 등을 써서 낫게 한 적이 있습니다.

운 좋게도 이러한 생약 요법이 효과가 나타난 사례입니다.

이 분은 당단백영양요법을 하는 병원에서 치료를 받았으나 효과를 못 보시고 은교산을 중심으로 해서 처음에는 마황제를 쓰고 그 뒤로는 시호제를 위주로 하여 완치하였습니다.

5. 은교산은 소양인의 위장관 기능 개선제로서의 기능이 있다

[은교산 + 메티오닌 + 진통제]에는 형방사백산의 의미가 있습니다.

형방사백산은 소양인의 두통, 신열, 역류성 식도염, 소화불량 등에 사용하는 약으로 실제로 위 조합을 소화를 위해 복용하시는 환자분이 계셨습니다.

지금까지 은교산에 대한 다양한 내용들과 사례들을 살펴보았습니다. 여기에만 처음 공개한 내용들도 많고, 다소 생소한 내용들도 있었으리라 생각합니다.

은교산은 감기로 인한 목구멍 통증, 목마름, 기침, 두통에 쓰는 약입니다. 위의 사례와 내용들은 은교산의 이해를 넓히기 위해 참고만 하시기 바랍니다.

약국에 흔한 은교산이지만 당대의 천재(들)가 만든 좋은 처방이면서 현대에 와서까지 활용 사례가 많은 귀한 약이므로 잘 활용하시어 환자에게 많은 도움을 주시기를 바랍니다.

십미패독산의
약리와 응용

혈액순환에 탁월 및 혈액 맑게 해 피부 가려움에 사용
화농, 발적, 통증, 여드름, 다래끼, 유선염 등에 응용

약국 에피소드

- 초보 약사 : 일반약 한약제제 중에 여드름에 쓸 수 있는 약이 있을까요?
- 륭 약사 : 포장단위 약 중에는 십미패독산이 있습니다. 십미패독산은 여드름 균(P.acnes)
을 억제하고, 균의 지방분해 또한 억제하여 염증성 여드름에 효과적입니다.
색은 붉은색을 띤 여드름 환자에게 보다 적합하며 이 처방에 포함된 형개(荊
芥), 방풍(防風), 길경(桔梗)의 살균작용이 여드름 균 억제에 도움이 된다고 여겨
집니다. 십미패독산이 적합한 환자는 신경질적인 성격에 자주 곪는 두드러기로
고생하거나, 알레르기로 인한 습진, 두드러기 같은 것들이 잘 나는 환자입니다.
- 초보 약사 : 아 그렇다면 여드름 외의 염증성 질환에도 쓸 수 있겠네요?
- 륭 약사 : 네, 맞아요. 응용력이 좋으세요.
외이도의 종기에도 갈근탕가길경석고가 잘 듣지 않을 때에 십미패독산에 석고
를 가해서 적용 시 좋은 효과를 기대할 수 있습니다.

저는 십미패독산(十味敗毒散)을 활용하여 대상포진 및 입술포진(단순 포진)에 도움을 준 경험이 있습니다.

대상포진은 시간이 지난 환자는 치유가 쉽지 않습니다. 굉장히 힘듭니다. 그런 어려운 환자들이 있는 반면에 급성이고 초기일 때 '십미패독산'을 사용하여 환자가 나은 경우도 머릿속에 남아 있습니다.

십미패독산은 '명나라 공정현의 만병회춘(萬病回春)'에 수록된 형방패독산(荊防敗毒散)이라는 처방을 일본의 하나오카 세이슈가 200여 년 전에 변형시켜 만들어내었습니다.

하나오카 세이슈는 세계 최초로 유방암 마취 수술을 했다고 알려져 있습니다. 이는 일본의 주장으로 서양에서는 그다지 인정하지 않는 듯합니다. 공식적으로는 1846년 미국 하버드대의 존 워런이 에테르를 사용하여 집도한 환자의 목 혹 제거 수술이 세계 최초의 전신마취 수술이라고 되어있습니다.

하나오카 세이슈는 '통선산(通仙散)'이라는 마취제를 개발하여 어느 여인의 유방 종양을 적출하는 수술에 성공했다는 기록이 있습니다. 이를 볼 때 하나오카 세이슈는 염증에 일가견이 있었던 듯합니다.

십미패독산은 옹저(癰疽) 즉 단단하고 똥글똥글 뭉친 데 쓰면 좋습니다.

병명으로는 유선염, 임파선염, 중이염, 외이염, 여드름, 땀띠 등에 활용합니다.

일반적인 치법을 예를 들면

1. 발병 초기에는 갈근탕의 병용을
2. 3~4일 지나면 소시호탕이나 대시호탕의 병용을
3. 만성화되거나 체력이 약한 자의 경우 십전대보탕이나 황기건중탕의 병용을 고려합니다.

이는 발병 초기에는 발산제(發散劑)를 더 쓰는 걸 고려하고 3~4일이 지나면 내부 장기의 해독을 더 고려하고 간담 및 임파선의 순환을 더 고려해서 뭉친 걸 흩어주고 체력이 약하여 세포 재생이 느린 자는 피부 및 기육의 재생을 도와주는 약을 더 고려한다고 보면 좋겠습니다.

또 본초를 예를 들면

1. 염증의 상태를 봐서 금은화, 연교를 더 가하거나

    ex) 십미패독산 + 은교산

2. 얼굴이 붉다거나 충혈이 있으면 황련, 황금 등을 더 가하고

    ex) 십미패독산 + 황련해독탕

3. 진물이 심하면 습을 치는 약을 더 고려합니다.

    ex) 십미패독산 + 용담사간탕 / 월비가출탕

임상에서는 시호제를 더 쓰거나 옹저(癰疽)를 강하게 치는 약을 더 쓰는 경우가 많겠고 거기에 반드시 혈을 보충하는 약을 고려합니다.

십미패독산(十味敗毒散)의 구성 생약들을 보면 풍을 치고 뭉친 걸 터뜨리며 혈액의 농도를 맞추어서 혈액의 순환을 빠르게 회복시킴으로써 효과를 보도록 되어 있어서 체액이 마를 수 있습니다. 따라서 5일 이상 드신다면 혈을 보하는 약을 고려하는 게 좋습니다.

    ex) 십미패독산 + 온청음

    십미패독산 + 사물탕

    십미패독산 + 육미지황탕

십미패독산의 구성 생약은

길경 : 천궁 : 시호 : 앵피 : 복령 : 독활 : 방풍 : 형개 : 생강 : 감초

= 3 : 3 : 3 : 3 : 3 : 2 : 2 : 1 : 1 : 1 인데,

이들은 폐기관지에 써도 충분히 좋은 약들입니다. 약의 구성만 보아도 폐호흡기와 피부는 같은 방향으로 작용한다는 것을 알 수 있습니다.

독활(獨活)과 앵피(罌皮)를 보면

1. 독활(獨活)은 표(表)에 뭉쳐져 있는 걸 땀과 소변으로 흩어내어서 통증과 염증을 없애고 안으로 혈액의 농도를 고르게 하며 신온(辛溫)한 성질이라 차가운 기운을 풀어내는 효과가 있습니다.

※ 감기몸살, 두통, 요통, 치통, 피부염, 부종에 사용합니다.

독활이 통증과 염증을 없애니 몸살 및 관절통, 근육통에 쓰는 것이고 피부에 모여 있는 걸 흩어내니 피부염에 쓰고 혈액의 농도를 고르게 하니 부종에 사용합니다. 혈액의 농도를 고르게 한다는 것은 부종만이 아니라 위의 모든 증상을 해결하는 키워드입니다.

[약리]

- **항염증** : 독활의 dichloromethane 분획은 0.05mg/ml에서 CINC(cytokine-induced neutrophil chemoattractant)를 50% 억제하는 효과를 보였습니다.
- **정신 안정** : methamphetamine에 의한 흥분을 진정시키며 pentobarbital에 의한 마취 효과를 연장시킵니다.

2. 앵피(鸎皮)는 벚나무 속껍질로 기관지 질환이나 기침, 피부 질환에 활용합니다.

앵피는 화피라고도 하며 피부 호흡을 도와서 피부를 반짝반짝 매끄럽게 만듭니다.

얼굴은 제양지부(諸陽之部)라 하여 모든 열이 많이 모이는 곳인데, 앵피가 뚫어주는 성질이 강해서 그 열을 발산시켜줍니다.

그러한 성질의 앵피에 형개(荊芥), 방풍(防風)이 함께 쓰여 여드름, 좁쌀같이 피부에 촘촘히 나있는 피부염, 습진에 사용합니다.

또한, 같은 속껍질이지만 버드나무껍질에서 유래한 아스피린은 위장에 자극을 줄 수 있는데 반해 앵피는 위장 기능을 좋아지게 만든다고 합니다.

다들 한 번쯤은 봄에 벚꽃이 휘날리는 벚나무를 보신 적이 있을 것입니다.

버찌가 바로 벚나무 열매입니다. 앵피가 차가운 성질인데 반해 버찌는 따뜻한 성질이라는 차이가 있습니다. 버찌차 역시 마시면 피부가 고와진다고 하여 결혼 전 여성분들이 마셨다고 합니다.

서양 벚나무 열매인 체리는 요즘 풍부한 안토시아닌, 멜라닌을 함유하여 항산화 기능과 소염 작용, 정신 안정 작용 및 당뇨 등의 대사 질환에 효능이 있는 것으로 밝혀져 각광받고 있습니다.

십미패독산은 이러한 벚나무의 껍질인 앵피 그리고 독활에 형개, 방풍이 더해져서 혈액 순환을 좋게 하고 혈액을 맑게 하여 피부 질환 및 피부 가려움에 쓰며, 시호(柴胡), 길경(桔梗), 감초(甘草)가 소염 작용을 더욱 돕습니다.

일본의 본래 처방은 앵피가 아니라 박속이 들어있었는데 한국에서는 박속 대신 앵피가 들어가서 피부의 풍사를 흩어주는 작용을 더 추구한 처방입니다. 일본에서는 앵피가 들어간 처방, 박속이 들어간 처방 두 가지가 다 나옵니다.

십미패독산을 병원 처방약의 개념으로 해석해 본다면
〈[세파클러 혹은 독시사이클린] + [이부프로펜 또는 록소프로펜 등의 NSAIDs] + 아젤라스틴(Azelastine) + 모사프리드 등의 위장 기능을 도와주는 약의 조합 + 알파〉 혹은 〈아시클로버 + NSAIDs + 위장 기능 개선제의 조합 + 알파〉로 그 의미를 음미해 볼 수 있겠습니다.

이번에는 십미패독산을 현대 약리학적인 측면으로 살펴보겠습니다.
kampo에 따르면 십미패독산에는 다음과 같은 약리작용이 있습니다.
  1) 항염증 작용, 면역 조절 → IL-6 생산 억제, TLR2 발현 억제 작용이 있습니다.
     IL-6 생산 억제는 (박속, 감초, 길경, 복령, 생강)의 작용이고 TLR2 발현 억제는 (박속, 감초, 형개)의 작용입니다.
  2) 항산화 작용 → ROS 활성 억제 (박속, 감초, 형개)의 작용입니다.
  3) 남성 호르몬 대사효소 → DHT 생성 효소 저해작용 (박속, 형개)의 작용입니다.

십미패독산은 남성 호르몬인 테스토스테론을 디하이드로테스토스테론(dihydro-testosterone)으로 대사시키는 5α-reductase를 75% 억제하는데, 이것은 여드름의 표준 치료법인 항생제나 레티노이드제제(로아큐탄, 이소티논)에서는 볼 수 없는 특이한 작용입니다.

위에서 밝혔듯이 십미패독산의 대표 작용인 항염증, 면역 조절, 항산화, 5α-reductase 억제 모두에 박속이 관여합니다.

그렇다면 박속은 무엇일까요?

박속(樸樕)은 상수리나무의 껍질로 설사를 멎게 하고, 결핵성 임파선염 및 악성 화농성 종기에 효능이 있습니다.

때는 임진왜란 조선의 임금이었던 선조는 의주로 피난을 갔었고, 의주에서는 도토리묵

밖에 먹을 수가 없었다고 합니다.

궁에 돌아와서도 선조는 맛있는 도토리묵의 맛을 잊지 못해 계속 수라상에 도토리묵은 올리게 했고, 수라상에 오르는 나무라 하여 상수라고 사람들이 부르더니, 세월이 지나면서 그게 상수리나무로 불리게 되었다는 도토리묵에 관한 이야기 한 토막도 전합니다. 그 상수리나무의 껍질이 바로 樸樕 박속이고 흔한 도토리이지만 뭉친 걸 터뜨리고 림프의 흐름을 바르게 하는 그 효능에 한결 고마운 마음을 품게 됩니다.

십미패독산은 발적(發赤 환부가 붉고), 가렵거나 통증(痛症)을 호소하거나 종창(腫脹 부어오르는)이 있는 두드러기, 알레르기 피부염, 여드름에 응용하며 분비물이 적은 포진(疱疹)에도 사용합니다. 그 외 염증성 질환으로 임파선염, 유선염, 다래끼, 비염, 중이염 등에 응용합니다.

　　ex) 임파선염 : 십미패독산 + 은교산

　　　　다래끼 : 십미패독산 + 배농산급탕

　　　　방광염 : 십미패독산 + 용담사간탕

림프 및 동정맥 모세혈관 순환에

도움되는 한약제제

오약순기산의
약리와 응용

구부러지고 막힌 것을 펴주는 유연화제

기의 흐름을 통해 통증 및 뇌 질환에 다양하게 응용

약국 에피소드

- **환자** : 약사님, 어제 일을 많이 했더니 팔목이랑 어깨가 아파요.

- **약사** : 겨울이라 날도 추운데 몸에 무리가 왔나 보네요.

- **환자** : 전에 약사님께서 제가 낚시하다가 바닷가에서 잠들었다 깨어난 뒤에 허리가 너무

  아프다고 했을 때 주셨던 약이 잘 들었어요.

- **약사** : 네, 추워서 근육에 영양 공급이 잘 안되고 혈액순환이 잘 안된 것 같습니다.

  거기에 도움 되는 약을 드리겠습니다.

  따뜻한 물이랑 함께 이 약 드시고 배도 따뜻하게 하시고 좀 쉬세요.

---

1. 오약순기산의 효능

오약순기산(烏藥順氣散)의 조문 하나를 봅시다.

> 氣升爲逆(기승위역) : 기가 상승하면 거스르게 되고
>
> 降下爲順(강하위순) : 기가 아래로 흐르면 순리를 따르게 된다
>
> 順氣者(순기자) : 기의 흐름이 좋은 자란
>
> 正所謂降氣也(정소위강기야) : 이른바 기가 단전으로 잘 내려가는 자이니라.

오약순기산의 순(順)자를 보면, 머리 혈(頁) 왼쪽에 세 개의 통로(川)가 있죠?

저는 이것을 '①신경 ②혈관 ③림프 및 글림프'로 해석합니다. 이 세 개의 흐름이 원활해야 인체의 컨트롤 타워인 두뇌의 감각령과 운동령이 원활하게 작동하고 뇌의 각 부위 전두엽, 두정엽, 측두엽, 후두엽이 서로 조화를 이뤄서 역할을 하게 됩니다.

오약순기산은 일반적으로 중풍, 중풍성 언어 장애 및 유연(流涎)·안면 신경 마비, 안검 경련, 사지 경련, 마비, 견갑통(肩胛痛), 각기통(脚氣痛), 사지 관절통, 신경통, 흉협자통(胸脇刺痛), 대상포진 후 통증에 씁니다.

[사례 2] 50대 남자 환자

> "바닷가에서 낚시를 하다가 잠들었다가 일어났는데 허리가 움직일 수 없을 정도로 아프다."
>
> ■ 처방 : 원인이 춥고 물가의 습이 많은 곳에서 자는 바람에 한습(寒濕)과 풍사가 들어온 것이므로 '오약순기산 + 오적산(五積散)'을 써서 좋은 효과를 보았습니다.

오약순기산은 어깨 통증에도 잘 듣고 손가락이나 팔이 구부러졌는데 안 펴질 때도 잘 듣습니다. 공을 집다가 부딪침 등의 타박으로 인한 것만이 아니라 "이유 없이 손가락이 구부러지는데 안 펴진다." 이런 경우도 신기할 정도로 잘 듣습니다. 이때는 간혈을 보하는 약과 간의 울을 푸는 약을 같이 드리는 게 좋습니다. 그 외에 고혈압, 고지혈증 등에도 응용해 보

았습니다. 일반적으로 기육이 실한 사람에 쓴다고 하나 뚱뚱한 분만 상상해서는 안 되는 것이 마른 분의 관절통에 잘 들은 경우가 많습니다.

오약순기산은 구성 본초가 오약(烏藥), 진피(陳皮), 마황(麻黃), 길경(桔梗), 백지(白止), 지각(枳殼), 대추(大棗), 천궁(川芎), 생강(生薑), 백강잠(白殭蠶), 건강(乾薑), 감초(甘草)입니다.

오약순기산의 구조는 작약이 빠진 배농산급탕에 마황길경이 폐에 작용하며 발한시키고, 천궁 백지가 상초의 풍을 소산 시키고 혈행을 원활하게 하여 통증을 억제하고 마황, 건강, 생강은 뇌 혈류와 전신 혈류를 증진하고 전신의 혈액순환을 강화하며 진피, 지각과 길경이 이기행담(利氣行膽)하며 진피는 강기(降氣)하고 백강잠은 청담산결(化痰散結)하여 경해(驚駭, 놀랐을 때 꺽꺽거리는 갑작스러운 경련 및 기침)을 간열을 제어하여 다스립니다. 경해(驚駭)는 '뜻하지 않은 일로 몹시 놀란 것: 깜짝 놀라다'라는 뜻도 있습니다. 백강잠(진경, 진정, 최면, 항전간, 해열)은 림프의 노폐물 배출 작용을 개선해 담을 흩어내므로 림프선염, 편도선염에 쓰고 풍을 치므로 피부소양증에도 쓰입니다.

건강은 따뜻하게 맥이 통하게 하고 폐를 조화롭게 하며 소화관 내벽의 혈액순환을 촉진합니다.

오약에 대한 최근 현대의학이 밝혀낸 약리작용은 5-HT3A 수용체(CNS: 구토, 불안, 발작. PNS : 자율신경, 통각신경 흥분, 구토) 차단입니다. 본초의 관점으로는 온신(溫腎, 따뜻하게 신장의 기능을 살리고) 난방광(暖膀胱), 고삽소변(固澁小便, 빈뇨를 제어하고), 개울(開鬱, 막힌 걸 풀고), 산한(散寒, 찬 기운을 흩어내어), 순기지통(順氣止痛, 원활한 기의 흐름으로 통증을 제어한다)입니다.

그래서 오약은 장 연동운동, 소화액 분비 촉진으로 구역 구토에 쓰며, 정장(整腸), 가스 배출, 하복통, 진통, 지혈, 항혈전 및 빈뇨, 야뇨에 쓰고 신장의 한사를 풀어서 정체된 모든 사기를 흩어주어 기역천급(氣逆喘急) 및 기역흉복창통(氣逆胸腹脹痛)에도 씁니다. 오약과 진피, 지각은 위, 장운동을 촉진시켜 배설에도 도움이 됩니다. 참고로 5-HT3 antagonist 중에는 모사프리드(5-HT3는 억제, 5-HT4는 촉진)도 있습니다.

저는 오약순기산을 관절이 구부러져서 안 펴질 때만이 아니라 장부가 구부러져서 안 펴질 때도 사용할 수 있다고 생각하고, 뇌의 글림프의 순환이 원활하지 않을 때도 당연히 사용 가능하며 폐포가 구부러져서 안 펴질 때도 사용할 수 있다고 생각하고, 적혈구가 구부려져서 안 펴지거나 뻣뻣할 때도 사용할 수 있다고 생각합니다(음을 보태어 주면서 해야 합니다. 백강잠은 심장이 약한 자 혹은 음허자에게는 주의하라고 되어 있습니다). 적혈구가 정상적인 모양을 갖추고 있어야 위의 모든 증상 개선이 가능합니다. 오약순기산이 적혈구를 바르게 잘 움직이고 모양을 갖추도록 하기에 뇌 및 신체 전반의 마비되고 구부러지는 증상을 개선합니다.

2. 오약순기산의 주요 개념

오약순기산의 조문에서 중요한 개념이 있어서 하나 보면,

> **先解表氣 而兼 順裏氣者 : 선해표기 리겸 순리기자**

먼저 표에 붙어있는 외사를 잘 풀어내면 '더불어 리의 기의 운행도 순조롭게 돌아간다.' 이 개념은 풍을 다스리는 역할에 있어서 오약순기산의 알파와 오메가입니다.

표를 풀어서 내부의 흐름도 원활하게 하여 다른 방제나 본초를 적용할 토대를 마련해 주는 것입니다.

> **風邪卒中, 當先治標 : 풍사졸중, 당선치표**
> 풍사졸중에는 먼저 표를 치해야 한다.

졸(卒)이란 갑작스러운 응축으로 오약순기산은 급박에 쓰는 약임을 암시합니다. 뒤의 조문에는 오랜 병에는 쓸 수 없다고 나옵니다. 만성병의 급박 증상에도 쓸 수 있지만 기본은 그렇게 기억합니다.

따라서 오약순기산은 밖으로는 풍을 쳐서 표기를 순하게 하고 더불어 내부의 기의 운행도 순하게 하는 약입니다.

저는 오약순기산이 그리 강하지 않은 풍치는 약이고 중기(中氣) 및 상기(上氣: 기가 위로 치미는 것)를 다스리는 약이라고 봅니다.

1) 중기와 중풍

다시 오약순기산의 처방 해설 조문을 가져와 보면

風盛則火熾(풍성즉화치) : 풍이 심하면 화가 치솟는다

故有痰火衝逆而上(고유담화충역이상) : 그러면 화 덩어리가 마구 위로 치솟는다

此裏氣逆也(차리기역야) : 이것이 바로 몸 안에서 순환하는 기의 역상이다

풍이 심해서 내부 기운의 역상이 온다는 해석입니다.

풍이 먼저입니다.

然中風必由 外感風寒而發(연중풍필유 외감풍한이발) : 중풍은 필연적으로 외감에 의한 풍한으로 발생하며

內虛而外邪乘之(내허이 외사승지) : 내부가 허하기 때문에 외사가 타고 들어오는 것이고

此表氣逆也(차표기역야) : 이에 따라 표기의 역이 일어남이니라

똑같이 궐역담용하고 구금맥복한 증상에서

身溫為中風, 身冷為中氣(신온위중풍, 신냉위중기) : 몸이 온하면 중풍이, 몸이 냉하면 중기가

中風多痰涎, 中氣無痰涎(중풍다담연, 중기무담연) : 중풍은 담연이 많고, 중기는 담연이 없으며

以此為辨(이차위별) : 이로써 둘을 구분한다.

中氣因怒而得者尤多(중기인노이득유우다) : 중기는 분노로 인한 게 더욱 많다.

뒤에 중기는 근심이 많아서도 온다는 얘기도 나옵니다.

정리하면 ① 중풍은 외감풍한이 먼저 있었고 그로 인해 내부기의 궐역도 생기며 ② 내부기의 궐역은 분노 · 근심 · 슬픔 등의 칠정에 의해서도 일어난다. 그게 중기이다.

똑같이 궐역하고 담옹하고 입은 앙다물고 입이 안 벌어질 때 ① 중기이면 몸은 차고 담연은 없다. ② 중풍이면 몸은 따뜻하고 담연이 많다.

저는 오약순기산이 풍을 치면서 중기를 다스리는 약이라고 생각합니다.

그 점은 '팔미순기산'이라는 약을 보면 좀 더 명확히 알 수 있습니다.

이 약은 오약순기산의 치풍약 몇 가지를 사용하지 않고(지각, 길경, 마황, 백강잠을 빼고) 기운을 살피는 약들을 더 넣은 것으로 (인삼, 백출, 복령, 감초, 즉 사군자탕을 더 가함) 중기를 다스리고 내부의 허를 좀 더 단단히 잡아서 풍이 외감되어 들어오는 것을 막아내는 것을 목적으로 하는 약입니다. 반대로 팔미순기산에서 중초를 살피는 약을 몇 가지 빼고 풍 치는 약을 더 넣음으로써 오약순기산은 중초도 배려하면서 풍을 쳐서 내부의 궐역도 방지하는 약이 되는 것입니다.

정리하면 담이 좀 더 성하면 중풍에 가깝게 가는 것으로 보고 담치는 약을 가하고, 몸에 좀 더 차가운 기운이 들어왔거나 기력이 부족하면 기운을 보하는 약을 더 가합니다.

2) 주의

심장 기능이 쇠약한 사람들의 경우에는 특히 여름에는 마황을 빼고 황기를 가하는 게 좋습니다. 과립 및 OTC로 이를 보완하기 위해서는 사군자탕 + 도담탕 + 오약순기산을 쓰며 오약순기산가 도담탕은 한방제약회사에서 아직 나오고 있습니다.

3) 참고

저는 경험상 오약순기산을 설사에는 쓰고 있지 않습니다. 앞으로 또 환자에 따라 설사에 쓸 일이 있을 수는 있지만, 현재까지는 설사나 열이 없는 복통에 씁니다.

아니 설사고 뭐고 오약순기산을 무슨 복통에 쓰냐고 하겠지만 이때까지 설명했듯이 오약순기산은 비폐신에 다 작용하여 그 흐름을 바르게 함으로써 효과를 발휘하는 약이고 장부가 구부러진대도 쓸 수 있다고 하였습니다. 구부러질 듯이 아픈 복통에 한사가 원인이라 판단되면 '오약순기산 + 계지가작약탕'을 씁니다.

3. 응용사례

1) 뒷목이 뻣뻣할 때

오약순기산 + 강활유풍탕(蔓荊子 만형자) + 갈근탕

오약순기산 + 치리오장환(藁本 고본, 신경과민, 기억력 부족)

오약순기산 + 쾌담환 + 근 이완제

2) 등 가운데가 아플 때

오약순기산 + 쾌담환 + 패독산

오약순기산 + 연라환

3) 허약한 노인이 등이 아프고 기침

오약순기산 + 삼소음 + 패독산

4) 삼합탕

본래 등이 한 점이 아플 때는 삼합탕(三合湯)이라고 하여 '오약순기산 + 이진탕 + 향소
산가 강활창출'을 씁니다.

약국에서는 그 대신으로 '오약순기산 + 향사평위산 + 패독산'을 써도 효과가 좋습니다.

여기에 쾌담환이나 연라환을 더 가해도 좋습니다.

5) 허리가 아플 때

오약순기산 + 쾌담환

오약순기산 + 오적산

오약순기산 + 계지복령환

① 풍으로 인한 통증은 통증이 정해진 곳이 없이 좌편이 아팠다, 우편이 아팠다 하고 때
　로 발이 뻣뻣하기도 합니다.

② 어혈로 인한 통증은 찌르는 듯이 아프고 한 부위가 계속 아픕니다.

　약국 임상에서는 사실 그 구분 없이 좌편 우편 아팠다가, 한쪽만 계속 아팠다가 하기
　도 하고 환자의 말도 시시각각 변하기도 하므로 풍과 어혈 둘 다 보고 약을 쓰는 게

좋지만 참고하시기 바랍니다.

6) 좌골 신경통

오약순기산 + 양혈장근건보환

모과, 우슬, 속단, 오가피 등의 본초가 좋습니다.

7) 날씨가 흐리거나 차면 심해지는 두드러기와 가려움

두드러기의 색이 진하지 않고 옅으며 흰색일 때, 오약순기산을 고려합니다.

8) 다리 통증

오약순기산 + 곽향정기산

습을 치기 위해 곽향정기산을 더 쓰는데, 오약순기산이나 곽향정기산이나 기본은 안에 차가운 습을 가지고 있는 사람입니다.

9) 중풍

풍을 치는 다른 약들과 함께 기의 흐름을 원활하게 하기 위해서 오약순기산을 같이 쓰는 게 좋습니다.

10) 삼차신경통

오약순기산 + 청상견통탕

삼차신경통에서도 더 아픈 곳이 어딘지, 어디가 차가운지 뜨거운지에 따라 다양한 처방이 가능하며 한약은 흐름을 살린다, 막힌 것을 푼다, 정체된 걸 뺀다는 개념을 늘 가지고 대처하면 환자에게 큰 도움을 줄 수 있습니다.

11) 대상포진 후 신경통

오약순기산 + 한증 → 부자제를 가한다

오약순기산 + 풍증 → 거풍지보단을 가한다

오약순기산 + 습증 → 곽향정기산을 가한다

Glymphatic Pathway Fuction

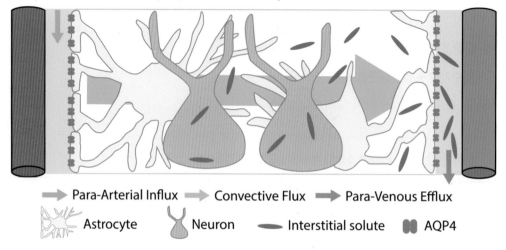

→ Para-Arterial Influx → Convective Flux → Para-Venous Efflux

Astrocyte   Neuron   ▬ Interstitial solute   ▮▮ AQP4

[그림] 글림프 시스템의 기능

논렘 수면중 활발하게 작용. Aβ, 타우탱글 배출 통로. 아교세포(Glia)와 림프를 결합한 용어로 뇌 실질에서 간질액(ISF)과 뇌척수액(ISF)의 이동을 촉진한다. 이후 글림프계에서 뇌막림프로 물질이 이동한다. 뇌막계의 경막정맥동/거미막 과립에서 심부경부림프절로 노폐물을 제거하는 주요 통로.

또는 태음인, 소음인 등으로 벡터를 삼아서 약을 쓰기도 합니다.

음인에게는 '오약순기산 + 곽향정기산'을 기본으로 삼습니다.

부디 임상을 많이 하여 사용하다 보면 나에게 온 환자에 따라 어디에다 벡터를 맞출지 자기만의 임상에 의한 임상을 위한 틀을 가지게 되며 어느 한 곳에 툴(tool)을 두고 있을 필요도 있지만 그렇지 않아도 되는 경우도 많이 있습니다.

참고로 탕제를 한다면 음인의 경우 녹용대보탕을 과립에 더해서 따로 탕제로 드리는 것도 좋은 방법입니다. 사상처방의 태음인용 녹용대보탕은 구성이 다릅니다.

12) 타박 통증

당귀수산 + 오약순기산

이미 당귀수산에 오약과 향부자가 기체를 풀기 위해서 들어있지만, 오약순기산이 추가되면 정체된 흐름을 더욱 잘 풀어줄 수 있습니다. 불톡즉통(不通卽痛)을 해결하는 방법입니다.

13) 노인성 치매

오약순기산 + 이진탕 + 소건중탕

오약순기산 + 이진탕+ ALA + Se, 아연

노인성 치매에 저는 예전에 소건중탕을 기본으로 해서 대처했으며, 침이 갈무리가 안된다고 하여 이진탕을 써서 효과를 보았습니다. 위장을 따뜻하게 하는 이중탕도 좋지만 이진탕이 경험상 더 효과가 좋았습니다.

뇌의 글림프의 흐름을 원활하게 하기 위해 오약순기산을 가하고 이진탕으로 위장 및 폐기관지의 흐름을 더 보완하고, ALA(알파리놀렌산 α-linolenic acid) 혹은 DHA로 뇌의 염증 물질을 제어하고 림프 순환을 촉진하면서 아연, 셀레늄, 비타민 C를 활용하면 뇌에 산소 공급을 원활하게 하면서 염증 물질을 제어하여 도움을 줄 수 있습니다.

14) 안검 경련

보통 안검 경련에는 간기울결을 풀고 혈을 보하는 약을 쓰면 낫습니다.

다른 관점으로 '오약순기산 + 강활유풍탕'을 쓰는 방법도 있습니다.

참고로 글림프 시스템(glymphatic system)은 CSF-ISF 교환 및 뇌척수액 중의 타우 단백질이나 베타아밀로이드를 비롯한 찌꺼기를 제거하는 시스템으로서 치매, 알츠하이머 예방에 중요합니다. 글림프 시스템이 먼저 작동한 뒤 뇌경막 림프관으로 물질이 이동합니다.

2015년에 제가 모 사이트에 오약순기산의 순기(順氣)에 대해 설명하며 연재했던 내용인데 현재 새롭게 주목을 받고 있습니다. 이에 관해서 더 신선한 내용을 설명할 일이 있으리라 생각합니다.

방기황기탕의

약리와 응용

습에 의해 몸이 무겁고 땀을 물처럼 흘릴 때 고려

혈액순환 촉진해 하지 림프 순환을 도와 부종에 응용

약국 에피소드

- 초보 약사 : 한약제제 중에 림프 순환에 도움 되는 약이(방제가) 있을까요?

- **룡 약사** : 네, 방제의 원리로 보았을 때 그러한 기능을 할 수 있는 방제로는 오령산, 영
계출감탕, 월비가출탕, 방기황기탕, 시함탕, 용담사간탕 등이 있습니다.

  천연 식물 유래 물질들 중에는 항산화력을 키워주고 체액 순환을 잘 시키고
면역계에 도움이 되는 약들이 많이 있습니다.

  안토시아닌 등의 항산화 기능이 있는 천연 식물 유래 물질들이 도움이 됩니다.

- 초보 약사 : 여름만 되면 땀이 비 오듯이 흐르는 분이 계세요.

  제 어머니신데 계단 오르는 것도 힘들고 물살 체질이세요.

  어떤 약이 좋을까요?

- **룡 약사** : 네, 저 중에서는 방기황기탕이 보다 적합하겠습니다.

---

1. 방기황기탕

1) 키워드

심장, 복부, 체표, 관절, 하지에 물이 들어 차있다, 신중(몸이 무거움), 소변불리, 하얗고 물살

2) 응용의 포인트

(1) 상처 난 곳에 진물이 물처럼 자꾸 나오면서 육아 형성이 안될 때(월비가출탕은 좀 더 지저분하다)

(2) 두드러기

(3) 음낭수종 환자가 평소에 두한(頭汗)이나 전신 한출이 심할 때

(4) 관절 부종, 변형성 관절염, 오후에 발이 부음

(5) 견통(肩痛)

(6) 겨드랑이 땀, 암내, 월경 불순

(7) 여름철 감기

(8) 현기증

3) 과립제 방기황기탕의 생약별 비율

방기 : 황기 : 대추 : 창출 : 생강 : 감초 = 5 : 5 : 4 : 3 : 3 : 2

방기황기탕은 '금궤요략'에 수록된 처방으로 흔히 방풍통성산과 비교되며 근래에 정제 방기황기탕이 비만 약으로 활용되고 있습니다. 방풍통성산은 근육이 단단하고 갈증이 있고 얼굴색이 붉은 자의 염증과 식독(食毒)을 빼면서 내외부의 정체된 '습열(濕熱)'을 풀어내고 쳐내는 약이라면 방기황기탕은 림프순환을 시켜서 정체된 '수독(水毒)'을 빼고 "표를 튼튼하게" 하는 약이라고 할 수 있습니다. 그러니 목표점이 맞으면 두 방제를 같이 쓸 수도 있습니다. 참고로 방풍통성산을 고방의 관점으로 본다면 갈근탕, 갈근황금황련탕, 삼황사심탕, 대청룡탕, 월비가출탕, 도핵승기탕, 당귀작약산 등의 의미를 공유하며 이들 중 몇몇의 합방으로도 생각할 수 있습니다.

방기황기탕은 식약처 분류에 따르면 비뇨기 질환 약에 속하며, 그 목표점이 비만증, 심장성 부종, 신성 부종, 관절 부종, 무릎 관절수종으로 하얀 얼굴에 물살인 근육 연약자가 땀이 절로 흐르고 몸이 무겁고 피로하고 바람, 추위가 싫고 소변량이 감소하는 증상에 쓴다고 합니다. 즉 몸에 정체된 물이 고여 있어서 그에 따른 수독과 습에 의해 몸이 무겁고 여름이라도 에어컨 바람은 싫은데 땀은 줄줄 흘리는 하얀 물살의 사람을 연상하면 되겠습니다.

2. 습의 조건

    1) 열이 나도 오후에 열이 오르는 경향

    2) 아침에 일어날 때 뻣뻣하나 움직이면 풀린다.

    3) 저린 증상도 움직이면 풀린다.

    4) 근육 경련이 있다.

    5) 소변량이 적다.

    6) 몸이 무겁다. 늘 눕고 싶다. 앉아 있다가 일어설 때, 일어나기 싫고 남의 도움을 받거나 손을 짚고 일어서야 한다.

    7) 견통, 관절통

    8) 체중 증가

3. 방기황기탕의 조문

風濕 脈浮 身重 汗出 惡風 者 防己黃耆湯主之(金要略).

풍습으로 인해 맥은 부하고 몸이 무거우며, 땀이 나면서 바람이 싫은 사람은 방기황기탕을 사용한다(금궤요략).

참고로 맥부, 설질 담백, 설태는 백.

風濕之證 風勝則衛虛汗出短氣惡風不欲去衣濕勝則小便不利 或身微腫 宜 防己黃湯 羌附湯 除濕羌活湯(入門).

풍습의 증상 중에 풍(風)이 세면 위기(衛氣)가 허(虛)하여 땀이 나고 숨이 가쁘며 바람을 싫어하고 옷을 벗으려고 하지 않는다. 습이 세면 오줌이 잘 나가지 않으며 몸이 약간 붓는다. 이때는 방기황기탕, 강부탕, 제습강활탕 등이 좋다(입문).

4. 風이란 무엇인가?

1) 세포 및 조직의 기능 이상(두통, 감기, 관절통, 피부병, 중풍(中風), 경련)

참고로 중풍에서 中은 가운데로 볼 수도 있지만 정확히는 정통으로 신체(口)를 뚫고(ㅣ) 들어와서 맞은 것을 말합니다.

2) 껍데기(几) 유전물질 혹은 spike 같은 무기(ノ), 벌레(虫)

저는 풍을 바이러스로도 해석합니다. 즉, 풍이란 바이러스 혹은 바이러스로 인해 생긴 세포 및 조직 기능의 이상입니다.

(1) 바이러스로 인해 세포 조직의 기능 이상이 오고

(2) 심장에 수독이 정체되어 있어 심장의 힘이 약하여 인체의 수분이 정상적인 심혈관계를 통하여 신장으로 배설되지 못하고

(3) 림프 및 세포 사이질액(interstitial fluid)에 정상적으로 있어야 할 체액이 피부로 많이 배설되어 땀이 쉴 새 없이 나고, 체열이 빠져나가서 추위를 많이 탈 때, 방기, 황기, 백출의 혈관 확장 작용으로 림프 순환을 시키고 백출, 황기가 이뇨를 증진하고 백출이 모공의 장력 강화 작용으로 피부의 탄력을 강화하여 과도한 한출을 억제하고 조직에 있는 수분을 혈관으로 넣어주며, 황기가 땀구멍을 막고 심장의 수독을 쳐서 강심시킴으로써 습으로 인한 관절, 피부 습진, 부종을 치하는 약입니다.

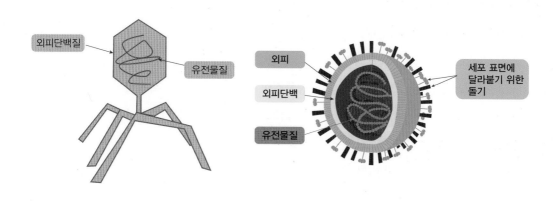

5. 방기황기탕의 약리작용

1) 정체된 수분을 소변으로 배출시켜 신진대사를 잘 되게 한다.

2) 고표실비(固表實脾), 이수제습(利水除濕), 보기건비(補氣健脾)

3) 방기의 약리작용 : 해열, 진통, 항염, 항균, 근 이완, 각기, 이뇨, 혈압 강하, 부종, sinomenine(진통, 항염, 중추 억제, 혈압 강하), 방기의 진통 효과는 황기, 마황, 의 이인에 의하여 증대됩니다.

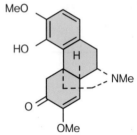

sinomenine 덕에 기분이 좋고 계단을 오를 기운이 난다 등 자각증상의 개선을 보게 되는 경우가 적지 않습니다. 이 점은 림프 순환제를 복용 시 겪게 되는 좋은 반응으로 방기황기탕 또한 그러한 개선점을 기대할 수 있습니다.

6. 황기의 약리작용

1) 중추신경흥분, 면역증강, 강장, 혈관 확장, 이뇨, 혈압 강하, 항염증 작용을 하며 새살을 나게 한다.

2) 보기승양(補氣升陽), 익위고표(益衛固表), 생혈행체(生血行滯), 탁창생기(托瘡生肌), 이수소종 (利水消腫)

3) 기를 보해서 양을 올리며 → 그리하여 위기가 튼튼해지니 표가 든든해지고 → 기가 도니 새로운 혈이 생성되어 막혀있는 혈이 움직이며 → 그러니 세포가 회복되고 염증이 제거되어 피부나 상처가 낫고 → 기와 혈이 도니 정체되어 있던 습사와 수독이 빠지면서 부기가 빠진다.

4) linoleic acid가 미토콘드리아에 산소 공급을 원활하게 한다.

5) 아미노산, 글루코스, 엽산 등의 영양물질이 있고 혈액순환을 촉진하여 각종 마비, 관절의 병변을 개선하며 interstitial fluid의 피부 배설(땀)을 억제한다.

6) astragaloside가 진통, 진정 작용

7) 이뇨를 통해 피부 배설(땀)을 억제한다.

8) 신염 억제, 단백뇨 생성 경감

7. 활용례

1) 변형성 슬관절통

* 마르지 않은 피부가 허여멀겋고 물렁한 사람입니다.

혹시나 방기황기탕의 대표적인 증상인 '부종, 수종'에 쓰지 않고 전혀 생각지 못할 다른 적응증에 쓴다면 이런 점을 더욱 체크하는 게 필요하지만, 무릎관절 부종에는 때로 부종 자체만 보고 방기황기탕을 쓸 수도 있습니다. 이때, 소변이 시원치 않다고 하면 더욱 확신을 가지고 쓸 수 있습니다.

방기황기탕은 그리 심하지 않게 무릎에 물이 고인 사람에게 쓸 수 있습니다.

월비가출탕을 가하면 진통 효과가 증대되며 마행의감탕이나 의이인탕을 가하면 염증 억제 효과가 증대되고 여기에 부자가 들어간 방제(마황부자세신탕, 진무탕)를 더 추가할 수 있습니다.

※ 참고

림프 순환과 관련된 방제를 쓸 때는 직접적인 부자의 사용은 자제하고 부자가 든 방제를 쓰는 게 패증의 확률을 줄입니다. 특히 림프 순환의 약력이 세면 셀수록 부자의 효력이 증대되어 단독 부자의 사용은 예상치 못한 패증이 있을 수 있으므로 주의합니다.

또, 진무탕의 땀은 방기황기탕과 다르게 끈끈한 땀입니다. 하지만 소염, 부종, 진통의 효과를 늘리고 수독을 처리하기 위해 합방을 할 수 있습니다.

---

2) 다한증

(1) **방기황기탕 + 마행감석탕** : 폐열을 제어

(2) **방기황기탕 + 용담사간탕** : 간열을 제어

(3) **방기황기탕 + 보중익기탕** : 기허 표허로 인한 다한증

(4) **방기황기 + 보중익기탕 + 오령산** : 기허 표허 수독을 제어, 비만에도 응용

3) 겨드랑이 암내

(1) **방기황기탕 + 용담사간탕**

4) 음낭수종

　(1) 방기황기탕 + 오령산

5) 하지부종, 오후에 발이 부을 경우

　(1) 방기황기탕 + 시령탕

　(2) 방기황기탕 + 월비가출탕

5) 현기증

　(1) 방기황기탕 + 영계출감탕

하얀 피부 물살 조건, 특히 배가 하얗고 물렁하며 땀이 많은 분의 현기증, 어지러운 증상에 쓸 수 있습니다.

6) 견통, 기상충(氣上衝)

　(1) 방기황기탕 + 계지탕

혹은 계지제의 충과 복령의 수독을 보아서 여기에도 방기황기탕 + 영계출감탕을 활용할수 있습니다.

7) 여름철 감기

표가 열려 땀은 줄줄 나는데, 몸이 무겁고 기운은 없고 에어컨 바람이 싫고 소변이 시원치 않은 사람이 두통, 신체통의 감기 증상이 있으면 방기황기탕을 쓸 수 있습니다.

땀이 많이 나는 여름철, 방기황기탕의 조건에 맞는 환자분이 약국에 방문할 경우가 있으리라 생각합니다.

약사님의 상담을 통하여 환자분에게 건강상의 많은 유익을 주실 수 있기를 바랍니다.

04

비뇨기 질환에 대처하는 한약제제

용담사간탕의
응용과 활용 사례

간담경의 실열을 빼내어 열성 림프액을 제어 가능

상초, 중초, 하초의 다양한 증상에 활용할 수 있어

약국 에피소드

- **환자** : 약사님, 방금 누구랑 다툼이 일어나서 흥분이 가라앉지 않아요.

  눈도 아프고 뻐근해요.

- **약사** : 눈이 충혈되셨네요. 혈압이 원래 있으신가요?

- **환자** : 네. 혈압약 먹고 있고 술도 자주 마셔요. 요즘 들어서 화를 참지 못하겠어요.

- **약사** : 소변은 어떠세요? 시원하게 잘 나오세요.

- **환자** : 소변요? 아 피곤하고 스트레스 많이 받으면 소변이 뜨겁고 소변 눌 때 아파요.

- **약사** : 그럼 우선 이렇게 드시고요. (용담사간탕을 드리며)

  이 약이 스트레스로 인해 눈이 뻐근하고 분노한 마음을 다스리는 데 도움이 되어요.

  우황청심원과 같이 드세요. 그럼 효과가 더 빨리 나타납니다.

- **환자** : 술을 안 먹어야겠죠?

- **약사** : 네. 혈압도 있으시고 술도 자주 드시니까 평소에 비타민, 항산화제랑 오메가 3, 간장

  약 등을 잘 챙겨 드시는 게 좋아요. 상담 한 번 받아보시겠어요?

- **환자** : 네, 약사님 제가 요즘 많이 피로하고 자고 일어나면 입도 쓰고 뒷골도 자주 뻐근해

  요. 도움 될 만한 것 추천해 주세요.

1. 약국에서 호소 가능한 용담사간탕증

1) 과립제 용담사간탕의 구성 본초 비율

당귀 : 생지황 : 목통 : 황금 : 택사 : 차전자 : 용담 : 감초 : 치자

(10 : 10 : 10 : 6 : 6 : 6 : 3 : 3 : 3)

용담사간탕은 간담(肝膽)의 실화가 치솟아 발생하는 협통, 두통, 입이 쓰고(口苦), 눈이 붉으며(目赤), 귀에 염증(耳聾, 耳腫)이 있을 때와 간경의 습열이 하주하여 발생하는 요도염 증상(小便淋濁) 및 음부 소양증, 부녀대하를 다스립니다.

2. 간경락

1) 혈압, 간염, 지방간, 급성 결막염, 급성 담낭염, 급성간 염 등에 응용하는 데 화를 잘 내고 두통, 눈 충혈, 입이 쓰고 소변 색이 진한 간담화왕 증상을 나타낼 때 사용 한다.
2) 요도염, 방광염, 질염, 음부 습진, 음부소양증, 자궁 내막염, 고환염, 급성 전립선염 등에 응용하는데, 소 변이 탁하고 잘 나가지 않거나, 배뇨통, 냄새나는 누런 대하, 외음부 가려움증 등 증상에 사용한다.
3) 소변을 오래 참은 뒤 나타나는 배뇨 곤란, 오줌소태 등 에도 응용한다.(표 1 참조)

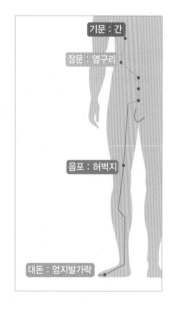

3. 실제 활용한 사례

1) 눈 충혈

저는 눈 충혈에는 거의 무조건적으로 썼습니다. 눈 충혈이 있을 때 황련, 대황제를 더하 면서 거기다가 항산화제, 오메가 3, DHA 함량 높은 걸로 썼습니다. 꼭 이 처방이 아니라도 상황에 맞는 한약을 쓰면 한약은 림프 순환, 체액 순환 및 노폐물 배설을 통해 막힌 것과 열 을 확 빼버리기 때문에 정말 믿음직합니다.

[표 1]

간담경(肝膽經)의 실열(實熱) → 간담화왕(肝膽火旺) 간화상염(肝火上炎)	심리 상태	• 안절부절못하고 화를 자주 내고 화를 못 참겠어요. 잠이 오지 않습니다. • 화가 날 때에 입이 더 쓰고 눈이 더 아파요.
	머리, 안구 증상 頭痛目赤	• 스트레스를 받은 후 머리가 몹시 아프고 눈이 충혈돼요. 눈에서 열이 나는 듯해요(두통 목적). • 눈곱이 끼고 눈이 뻑뻑하고 아픈데 잠이 안 와요.
	혀 및 입 口苦 舌紅苔黃	• 입이 쓰다(구고). • 혀의 색은 빨갛고 누런 태가 있다(설홍태황).
	귀의 증상 耳聾 耳腫	• 갑자기 귀가 잘 안 들리고 소리가 나며 귓속이 아파요(이롱, 이종). • 귀에 부스럼이 잘 생깁니다(이종).
	간담 관련 증상 脇肋灼熱脹痛	• 옆구리와 갈빗대 밑이 아파요(협늑작열창통).
간담경(肝膽經)에 습열이 하주(下注)	소변 및 외음부 증상	• 소변보기 힘들고 아프고 색이 진해요. 황달(간담경 실열, 눈과 몸이 황색) • 소변이 탁하고 가끔 거품이 있기도 해요. • 소변을 자주 보고 시원하게 나가지 않아요. • 음부에 습진이 있습니다. • 외음부가 붓고 아프고 몹시 가려워요. • 누런 냉이 흘러나와요. 냄새가 나요(황색 대하).

효능	淸瀉肝膽實火
	淸利肝經濕熱
		• 간담 및 간, 담 경락이 지나는 부위의 염증을 소변 잘 나가게
		  하여 열을 내려 없앤다(청사간담실화).
		• 간 경락이 지나는 부위에 습의 정체로 생긴 열을 소변을 잘 나가
		  게 하여 열을 내려 없앤다(청리간경습열).

　그런데 이런 열과 습을 빼내어 충혈이나 열감을 확 꺼트리는 것도 필요하지만 지금에 와서 드는 생각은 중요한 것은 환자분께 증상이 다시 일어나지 않도록 약사님께서 환자분을 위하는 마음으로 혈액순환제와 항산화제, 오메가 3, 간장약 등을 그에 더해서 꼭 말씀을 하시는 게 필요하다는 생각입니다.

　그 증상을 멎게 하는 것도 중요하지만 그렇게 된 원인인 스트레스나 간담 습열이나 간이나 대장이나 말초 모세혈관에 생긴 고지질 덩어리들, 노폐물들, 혈전들이 없어지도록 하는 것이 장기적으로 전인적인 건강을 위해서도 꼭 필요한데, 한약은 예민하게 쓰려면 시시각각 변하는 인체 상황에 그때마다 대처해야 하고, 또 아무리 고방에 비해 예리하지 않다는 후세방이라 해도 OTC나 건기식에 비해 그 약효가 확실하면서도 날카로우므로 장기 복용을 통한 개선을 꾀하기 위해서는 건기식을 활용하는 것이 많은 약사님들께서 활용하시기에 편안한 방법이고 복약순응도가 높다고 봅니다.

어떤 질환이든 체내의 세포의 상황을 개선하기 위해서는 눈에 보이는 증상이 없더라도 6개월에서 1년을 복용하는 게 환자 본인을 위해서 좋으므로 장기 복용을 통한 건강상의 유익을 주기 위해서 한약과 건기식을 때에 맞게 적절하게 활용하는 것이 좋겠습니다.

2) 코피

(1) 용담사간탕 + 황련해독탕 + 삼황사심탕

(2) 용담사간탕 + 반하사심탕 + 십미패독산

일관당 처방은 얼굴이 거무튀튀한 아프리칸 아메리칸 계열 같은 외모나 음부가 가려운 여성, 성욕이 강한 여성에게 쓴다고 하는데, 일단 약국 과립제는 일관당 처방과는 다릅니다. 또, 의종금감의 처방은 얼굴이 흰 편인 사람에게 쓴다는데, 이 역시 약국 과립제의 처방과는 다릅니다.

약국 과립제는 체력이 충실한 사람에게 쓰는 것은 맞지만 급성 질환에 체질 상관없이 쓸 수 있으며 장기 복용 시에도 이수제, 이담제, 림프순환제의 목적으로 '보제와 함께' 사용할 수 있습니다.

본래의 일관당 처방의 목표점은 "복직근 외측에 긴장대가 있어 누르면 아프다. 피부가 가무잡잡하고 수족에 끈끈한 땀이 있고, 음부가 축축하다."라는 기준이 있으니 참고하시고요.

두 번째 처방의 반하사심탕은 "황련해독탕이나 삼황사심탕이 없는 곳"에서 근무할 때 활용하였는데 탁효를 보았습니다. 반하사심탕의 인삼이나 건강의 열성이 실열의 코피를 끄는데 어울리지 않아 보입니다. 그 점에서 황련해독탕이나 삼황사심탕을 대신해서 사용한 것이기는 하나 용담사간탕, 십미패독산 등 OTC 포장단위 혹은 낱포 단위로 나오는 약을 활용해서 다른 약이 없는 급한 상황에서 환자를 구하기 위해 활용할 수 있습니다.

당시 밤 10시쯤 급하게 약국으로 전화가 와서 코피가 멎지 않는다는 아주머니의 호소로 인해 급히 생각해낸 처방이었는데, 일관당 용담사간탕의 기준과 다르게 그리 검은 피부는 아니셨고 다만 습이 많은 체형의 분이었으나 한 포 먹자마자 효과를 보시고 다음에 다시 오셔서 비상용으로 많이 준비해 가셨습니다.

3) 치통

치통에 OTC를 쓸 때는 일반적으로 위열을 끄는 약을 씁니다. 그러나 10T 포장단위 OTC로 해결을 보려할 때 거기다가 간열을 끄는 용담사간탕을 추가로 쓸 수 있습니다.

4) 항문소양증

용담사간탕 + 방풍통성산을 주로 썼고 거기다가 황련해독탕 혹은 인진호탕을 가해도 좋습니다.

5) 입술 부르트는 데

용담사간탕에 간열을 끄는 약을 더하거나 간혈을 보하는 약을 더하거나 심화를 사하는 약을 더하거나 환자에 따라 여러 처방을 쓸 수 있습니다.

6) 하체가 찌릿찌릿 아프다

여기서 용담사간탕을 간담경락 상의 하체 부위를 향해 보내는 인경의 의미로 쓰면서 환자에 따라 철분제, 마그네슘, 토코페롤을 쓸 수 있고 간혈을 보하는 게 더 급할 때는 작약감초탕을 우선해서 씁니다. 습열을 빼는데 주력한다면 용담사간탕 + 소경활혈탕을 쓸 수 있습니다.

7) 왼쪽 새끼발가락이 통증이 있고 붓는다

발에 피부병 역시 인경의 의미로 용담사간탕을 쓰면서 소염제를 가합니다(왼쪽만 말을 한 것은 제가 치험한 사례가 왼쪽만 있었기 때문입니다).

8) 탈모

상초의 열을 끄는 의미로 씁니다.

9) 화상

화상에는 열을 빨리 끄는 게 중요합니다. 일반적으로 용담사간탕을 화상에 잘 활용하지는 않습니다. 하지만 과립제를 잘 쓰는 곳이 아니라서 다른 처방이 준비되어 있지 않다면, 용담사간탕과 황련해독탕 등을 화상에 활용할 수 있습니다. 이 때 하루 이상 복용시에는 육미지황탕, 사물탕과 같은 보음제가 필요합니다.

10) 음부 종창, 동통, 습진, 소양증, 서혜부 임파선 종창과 동통

11) 암내

암내 및 겨드랑이 다한증에 용담사간탕 만으로 효과를 보는 경우도 많으며, 거기다 환자 체형이나 상황에 따라 복합 처방을 구사할 수 있습니다.

12) 피부가 거무스름한데 발바닥, 손바닥에 땀이 많다.

13) 황색 대하

14) 배뇨통, 빈뇨, 잔뇨, 혈뇨, 혼탁뇨

15) 전립선염

아연, 은행잎, 서양산사, 고투콜라, 포도씨 추출물, 어혈 제거 생약, 프로바이오틱스 등 과 함께 용담사간탕을 활용할 수 있습니다.

16) 절박뇨

(1) 용담사간탕 + 팔미지황탕 + 안중산

(2) 용담사간탕 + 팔미지황탕 + 사역산

이 환자는 우선, 간담의 습열 정체가 있는 환자입니다.

첫째 처방은 방광 근육 긴장의 원인을 회음부의 한증으로 본 것이고, 두 번째 처방은 복 직근의 긴장을 좀 더 염두에 둔 처방입니다. 보는 사람에 따라 한열이 뒤섞인 처방이라서 잡방이라고 생각하실 수도 있겠습니다. 임상에서는 한이면 한 확실하게 차갑게, 열이면 열 확실하게 따뜻하게 쓸 수도 있고 증상에 맞추어서 한열을 섞어서 쓸 수도 있습니다.

또 용담사간탕이 주제이기 때문에 용담사간탕을 주로 활용한 처방례들을 쓴 것이고 위 증상에 다른 처방을 쓸 일도 있습니다. 사람에 따라 고방만 쓸 수도 있고 사상방을 쓸 수도 있습니다. 혹시 마음에 안 맞더라도 너그러이 봐주시길 바랍니다.

저령탕의
특징과 활용법

수열호결, 하초염증으로 인한 비뇨기 질환에 효과
음허화왕 증상에 적용 가능해 설사에도 응용 가능

약국 에피소드

• **초보 약사** : 약사님, 궁금한 게 있는데 약사님 약국에는 용담사간탕만 있는 게 아니라 저령
탕도 있네요. 쓰임에 차이가 있을까요?

• **륭 약사** : 체질적으로 봐서는 용담사간탕이 훨씬 체격도 좋고 실한 사람에게 적합합니다.
저령탕을 사용할 사람은 용담사간탕에 비해서 진액이 부족한 사람이에요.
그래서 증상의 구분점으로 목이 마르고 땀도 잘 안 나는 편이고요. 용담사간탕
이 비뇨기계 질환에 주로 쓰이지만 그 원리가 간경락 상의 열성 증상인 간담화
왕이라는 전통의학상의 간과 관련된 환부의 급성 염증을 치유하는 개념으로서
저령탕에 비해서 비뇨기계의 염증을 완화하겠다는 목적이라면, 저령탕은 진액
부족이 보다 심화된 음허화왕을 다스리고 비뇨기계의 기능 이상을 보다 직접적
으로 다스리는 처방입니다. 요컨대 저령탕은 진액 손실로 인한 비뇨기계의 기능
이상을 다스리겠다는 목표점이 있는 처방입니다.
아래 내용을 통해서 보다 구체적으로 알아보겠습니다.

1. 저령탕(豬苓湯)

저령탕은 비뇨기 질환 약이면서 불안, 불면, 구갈, 심번(心煩) 등의 음허화왕 증상에도 적용 가능하며 물 같은 설사에도 응용 가능한 약입니다. 저령탕은 상한론(傷寒論)의 처방입니다. 그러므로 수열호결이란 상한론의 한사가 체내로 들어온 뒤, 출혈열(신증후성 출혈열 Hemorrhagic fever with renal syndrome)로 인한 급성신부전 등에 의한 열과 염증이 체내에 정체된 수(水)와 엉키면서 소변이 시원치 않거나 발열 등을 나타내는 것을 말합니다. 노인들은 진액이 부족하기에 혹은 젊은이라도 정액 및 생리혈, 땀 등으로 체액의 손실이 많은 상태에서 고열이 며칠 지속되면 혓바늘이 돋고, 태가 적거나 무태, 거울 같은 태에 혀가 말려서 위축됩니다. 이는 고열로 인한 세포 내액의 대량 소실에 의한 증상으로 흉복강에는 되려 체액의 저류가 일어남에 따라 저령탕의 정증이 발현됩니다.

2. 저령탕의 구성 생약

주치	성분	효능
이뇨삼습(利尿滲濕)	glucan, ergosterol, acetosyringone, polyporusterone A, B	항종양, 항세균, 발모 소변불리, 수종창만, 임탁(淋濁), 방광염, 이뇨, 설사, 대하, 현훈, 구갈
이수삼습(利水滲濕) 건비보중(健脾補中) 영심안신(寧心安神)	Beta-Pachymose, Pachymic acid, Lecithine	거담, 항염, 항암, 자양진정 소변불리, 수종창만, 임탁, 방광염, 이뇨, 설사, 대하, 현훈, 구갈, 식욕부진, 피로, 심계, 불면
이뇨삼습(利尿滲濕) 청열사화(清熱瀉火)	Alisol A, B, C, D, Alismol, Choline, Lecithin	항염증, 항세균, 콜레스테롤 저하 소변불리, 수종창만, 임탁, 방광염, 이뇨, 설사, 대하, 현훈, 구갈
이수통림(利水通淋) 청열해서(清熱解暑) 거습렴창(祛濕斂瘡)	함수규산마그네슘, 규산알루미늄	항염, 항혈소판, 항균, 해열, 지갈 뇨열삽통(尿熱澁痛), 서습번갈(暑濕煩渴), 습열수사(濕熱水瀉), 외용 : 습창, 습진
보혈지혈(補血止血) 자음윤폐(滋陰潤肺)	Glutin, Chondrin, Gelatin, Collagen, Lysine, Arginine, Histidine	① 출혈 : 혈중 칼슘 농도 증가 　→ 토혈, 코피, 혈변, 붕루, 혈담, 진경 ② 혈허 : 적혈구, Hemoglobin의 생산을 증진, 피부자윤 　→ 위황, 심계, 현훈, 심번, 불면 ③ 음허, 조증 : Vitamin E, 무담건해, 인건, 급만성기관지염

3. 저령탕의 사용 : 소염, 항균, 이뇨제

1) 배뇨 곤란, 배뇨통, 빈뇨, 혈뇨, 잔뇨감이 있는 급성 방광염, 방광 결석, 요도염, 신우염, 신염

2) 전립선염이나 전립선 비대증

   : 저령탕 + 팔미(육미)지황환 + 쏘팔메토 / 쿠쿠르비타 / 베타시토스테롤

3) 네프로제(소변으로 단백질이 나오고 콜레스테롤 수치가 높아짐. 얼굴 부종)

4) 번열(煩熱)로 갈증, 심번, 불면, 마른기침

5) 구어혈제(驅瘀血劑)와 합방될 때가 많다.

   : 저령탕 + 대황목단피탕 / 저령탕 + 도핵승기탕

6) 하리(下痢)

4. 저령탕과 오령산

[표 1] 저령탕과 오령산의 비교

저령탕	오령산
•무한(無汗 땀이 없다) 경향, 표증이 없다. 혈뇨, 임통(淋通) •신경 안정의 불면제(불안, 초조, 번열감) •음허화왕 발열로 오풍(惡風)이 없다 (발을 내놓고 잔다).	•한출, 표증(신체통, 두통, 오한) 가능 심계 •표증의 발열, 오풍(惡風)이 있다.
•좌측 복압 우위, 복피 건조	•우측 복압 우위, 복피 매끈
•아교의 혈증(혈관에 이상이 생겨 발생하는 질환들. 어혈, 출혈)	•계지의 상충(열감, 동계) * 석고, 황련, 치자보다 허약자, 추위탐, 수족 찬 경향
•음허리열 열수결(热水结)로 방광기화가 안됨 → 아교로 양혈렴음(養血斂陰), 활석으로 매끄럽게 하여 음허리열의 열수결을 풀어 방광기화를 살림	•상한에 의한 한수결(寒水结)로 방광기화가 안됨 → 계지로 직접 방광기화를 시킴
•신장과 방광의 염증으로 진액이 고갈된 것	•전체적인 수액 대사 조절이 안 됨.
•폐조(肺燥)에 의한 기침이 있을 수 있다.	•가래가 있는 기침이 있을 수 있다.

위 비교표는 여러 자료를 참조해서 만들었습니다. 하지만 어디까지나 경향성을 나타내는 것으로 절대적인 게 아닙니다. 다만 두 방제 중 어느 것을 하나 선택해야 할 때 기준이

될 수 있을 것입니다. 오령산은 신체 어디든 수분의 편재를 밸런스를 맞추어주는 약이고 저령탕은 보다 하초에 집중된 약입니다. 오령산은 반드시 표증이 있어야 쓸 수 있는 것은 아니지만 신체통, 두통, 오한 등의 표증이 있을 수 있습니다. 저령탕은 무한 경향이라고 합니다. 하지만 땀이 날 때 무조건 쓸 수 없는 건 아닙니다.

저령탕의 무한은 상한론 조문에 따르면 위와 같이 양명병이고 갈증이 심하다는 조건이 붙습니다. 그리고 위장이 마르기 때문에 사용하지 말라는 것은 반대로 생각하면 위장이 마르는 것을 보완할 수 있으면 쓸 수 있다고 볼 수 있습니다.

> 陽明病(양명병) 汗出多以渴者(한출다이갈자) 不可與豬苓湯(불가여저령탕) 以汗多胃中燥(이한다위중조) 豬苓湯復利其小便故也(저령탕복리기소변고야).
> → 양명병(陽明病)으로 땀이 나면서 갈증(渴症)이 심한 사람에게는 저령탕(豬苓湯)을 투여하면 안 된다. 땀을 많이 내어 위장(胃腸)이 마른 데다 저령탕(豬苓湯)이 다시 소변을 빼내기 때문이다.

그러므로 저령탕의 무한이어야 한다는 것은 양명병이고 갈증이 심하고 위장이 마르는 것을 보완할 수 없을 때, 고려해야 할 조건이라고 좀 더 디테일하게 판단의 기준을 세워볼 수 있습니다.

5. 기타 방제들과의 비교

1) 백호가인삼탕과의 비교
백호가인삼탕은 맥홍대하며 소변불리나 심번이 없다.

2) 팔미지황탕과의 비교
팔미지황탕은 제하불인과 요통이 있을 수 있다.

3) 용담사간탕과의 구분점
용담사간탕이 상초충혈이든 가려움이든 고름이든 땀이든 습열의 염증 경향이 더 심하다. 혈뇨, 구갈이 있으면 저령탕 경향.

6. 저령탕의 활용 사례

1) 전립선 비대, 빈뇨

⑴ 저령탕 + 도핵승기탕 + 용담사간탕 + 육미(팔미)지황탕

저령탕은 아교의 혈증으로 인해 복진 시 좌측 복압 우위에 있고 복피도 거칠다고 봅니다. 도핵승기탕 또한 좌측 소복 급결을 보며 도인이 매끄럽게 하는 약입니다. 그리하여 도핵승기탕과 저령탕은 잘 어울립니다. 특히 도핵승기탕은 하초의 방광 축혈을 풀어주는 약으로 그러한 점에서도 도핵승기탕과 잘 어울립니다.

그러나 증상 및 사람에 따라 다릅니다. 저는 대황목단피탕과 저령탕의 조합도 많이 썼습니다. 용담사간탕은 전반적인 습열을 제어하기 위해서 추가하였습니다.

⑵ 저령탕 + 마행감석탕 + 용담사간탕 + 육미(팔미)지황탕

전립선 비대는 전통의학에서는 융폐(癃閉)라고 하여 본래 폐열에서부터 시작된다고 봅니다. 사실 현대의학의 관점으로 봐도 근원적으로 보면 폐의 기능과 미토콘드리아의 기능 부전에서부터 시작됩니다. 폐에서부터 산소 전달이 원활하지 않기 때문이며 산소가 부족하고 산화 스트레스가 쌓이면 DHT가 증가하고 전립선의 상피 세포가 증식합니다.

또한, 중초(中焦)의 기가 허하여 밑으로 처지면서 방광의 기능 및 전립선의 기능을 방해하여 전립선 비대가 일어난다고 보는데, 이 또한 현대의학의 관점과 다르지 않습니다.

중초 즉 비위의 역할은 정미한 영양소를 조직에 보내어 조직을 쫀쫀하고 튼튼하게 하는 데 있습니다. 중초의 기가 허하여 밑으로 처진다는 것은 말 그대로 회음근, 항문거근 등 골반 밑으로 내장이 처지지 않도록 받쳐주는 근육이 약해져서 방광을 눌러서 그렇다고 볼 수도 있고, 또는 방광 및 전립선 조직이 약해져서 빈뇨 및 전립선 비대의 증상이 일어난다고 볼 수도 있습니다.

이때 해결법으로 제호계개법(提壺揭盖法) 이 제시되는데, 이는 입에서 항문까지를 하나의 관으로 보고 폐의 문을 열어젖혀서 아래까지 소통이 되게 하겠다는 뜻입니다.

이러한 폐를 열어젖히는 개규(開竅)의 역할을 하는 본초로는 마황, 행인, 석고, 시호, 우황, 대황 등을 들 수 있으며 마행감석탕이 여기서는 이 역할을 합니다.

다음 시간에는 저령탕의 활용법에 대해서 좀 더 탐구해 보겠습니다.

저령탕과

전립선 질환에 대한 적용 원리

산소 공급 부전으로 기의 흐름 막히면 전립선 질환 발생

저령탕, 혈액 농도 조절해 산소 공급과 흐름 매끄럽게 해

전통의학과 현대의학의 치유 원리의 유사성과 영양요법

약국 에피소드

· **초보 약사** : 전통의학에서는 전립선 질환을 어떻게 해석하고 다루었나요?

　　　　　전통의학 상의 전립선 치유의 원리나 방법이 있는지 궁금해요.

· **룡 약사** : 네, 전립선 비대를 전통의학에서는 융폐(癃閉)라고 하는데, 이를 지금의 현대의학상의 용어로 해석하자면 결국 산소 공급 부전으로 인해서 전립선의 환부가 과잉 증식한 증상입니다. 폐색되고 막힌 것인데요.

그래서 전통의학적인 접근법은 반드시 어혈 약이 활용이 됩니다. 이 점을 새겨두시면 환자를 치유하는 접근법과 방향성을 잡기에 유용합니다.

즉, 어혈 약 또는 전통의학상의 혈행 개선 약을 통해서 혈의 공급, 산소의 공급을 원활하게 하고 소통이 되게 함으로써 치유에 도움을 줄 수 있습니다.

여기서 저령탕은 비뇨기계의 수액대사를 부드럽게 하는 의미입니다. 꺼끌꺼끌한 길을 부드럽게 하는 윤활유를 공급하면서 물이 잘 흐르게 하는 역할을 합니다.

아래에서 보다 자세히 살펴보겠습니다.

1. 전립선 치료 한방요법의 이론적 분류

1) **간기울체(음경, 고환통)** : 용담사간탕 + 연교패독산

2) **염증성(동통, 작열감)** : 팔정산, 증미도적산

3) **사려과다(음경이 가렵고 당김)** : 가미소요산, 억간산, 청심연자음

4) **간경습열(배뇨가 껄끄러움)** : 용담사간탕+시령탕

위 내용은 이론적 분류이고 최대한 간단하게 뽑았지만, 제품으로 나오지 않는 방제들도 있습니다. 제 콘텐츠의 목적은 약사님들의 실용적인 활용법에 초점을 맞추고 있으므로 구할 수 있는 방제들로 어떻게 환자를 도와줄 것인가를 말씀드리려 합니다. 전립선 비대나 뇨저류는 융폐(癃閉)라고 합니다.

- 폐열(肺熱)로 기의 흐름이 막히고 습열(濕熱)이 하주(下注)하여 방광이 막혀 폐열이 잘 빠져나가지 못하여 명문(命門)의 화(火)도 쇠약해지는 것
- 혹은 중초(中焦)의 기가 허하여 밑으로 처지면서 방광의 기능 및 전립선의 기능을 방해하는 것
- 전립선 상피의 이상 증식

2. 융폐(癃閉 : 전립선 비대, 뇨저류)란?

본래 륭(隆)은 훌륭하게 융성하라는 뜻으로 올바른 방향으로 잘 크는 것을 의미하는데, 전립선 비대의 륭(癃)은 병적으로(疒) 커진 것입니다.

$$隆 = 阝 + 夂 + 一 + 生$$

신장에 정이 충실히 채워지려면, 그래서 세포 하나하나가 생명력을 띠고 건강하려면, 신장의 한편에(阝)서 천천히(夂) 생명(生)의 원기(一)를 공급받아야 하는데 병(疒)이 그 생명력을 억누르고 오히려 염증을 만드는 이상 증식의 상태입니다.

3. 융폐의 증상

폐열로 기의 흐름이 막힘 + 습열 하주 + 명문의 화가 쇠약해짐에 대한 대책

1) 폐열로 기의 흐름이 막힌다.

폐열은 곧, 산소 공급 부전이며, 산소 공급 부전으로 기의 흐름이 막히고 그게 오래되어 열을 품게 되거나 산소 공급 부전을 해결하고자 폐 기능이 과항진 되어 열을 뿜어내는 것으로 산소 공급이 잘 안되는 이유는

   (1) 폐 기능이 떨어져서

   (2) 또는 중초의 문제로 비위의 운동성이 떨어졌거나 효소가 부족하거나 위산이 부족하여 중초의 흐름이 막혀서

   (3) 또는 신장에서 산소를 포함한 청기 및 비위의 운화로 인한 수곡지기를 아래로 당겨 주지(납기)를 못하기 때문이며

   (4) 비위의 운동성은 또한 간 기능의 문제이고

   (5) 비위의 운화 역시 신장의 신진대사 기능을 돕는 작용이 부족한 것도 원인이 되므로 신장과 간의 문제가 결국 중초의 기능을 떨어뜨리고 폐의 기능을 떨어뜨렸고 그리하여 산소 공급도 원활하지 않다고 볼 수 있습니다.

2) '폐열로 기의 흐름이 막힌다' = '산소 공급 부전'을 해결하려면 위에 제시한 원인별로

   (1) 오메가 3, 모체 필수지방산, 폐 기능을 활성화하는 마황제, 흡수가 잘 되는 철분제 및 철분 흡수를 돕는 엽산, B12, 엘카르니틴, 구리, 비타민 C

   (2) 효소, 유익균을 활용하여 SCFA(단쇄지방산)을 늘림, 비타민 B, 흑삼, 베타인, 아르기닌, 코큐텐, 아연, 마그네슘, 비타민 C, E 및 태양인의 열격 반위를 해결하는 약제

   (3) 은행잎, 고투콜라, 포도 잎 추출물, 삼칠, 그 외 비타민 P, 림프활성화제, 육미지황탕, 팔미지황탕, 그 외 신허를 잡는 방제들

   (4) 실리마린, 아르기닌, 맥주 효모, 비타민 P, 스피루리나, 사물탕 등이 필요합니다.

3) 습열이 하주하여 폐열이 잘 빠져나가지도 못하고 명문의 화도 쇠약해진다.

습열의 하주를 처리하는 방제 중에 용담사간탕이 있으며 명문의 화를 살리는 기본은 팔미지황탕입니다.

4) 중초의 기가 허하다.

앞서 한 번 설명드렸다시피 중초의 기가 허하다는 건 비위에서 정미한 영양소를 못 만들어 내거나 정미한 영양소를 조직에 공급하지 못하여 내장을 받쳐주는 근육이 탄력을 잃고 내장이 아래로 처지거나 혹은 방광 및 전립선 조직이 약해져서 제 기능을 못 하게 되는 것입니다.

4. 전립선의 해부학적 구조

- 전립선은 선 조직과 섬유 근조직으로 이뤄짐
- 정맥총과 탄성섬유가 풍부한 결합조직이 둘러쌈
- 15~30개의 도관이 전립선 요도와 연결

전립선은 선 조직, 섬유 근조직, 결합조직 등 탄력성을 가진 조직을 가지고 있는데 위에서 제시한 원인들로 인해 상피 조직이 이상증식하게 되며, 전립선이 커진다는 것은 transitional zone이 커진다는 뜻입니다.

> • 처방례 : 저령탕 + 도핵승기탕 + 용담사간탕 + 육미(팔미)지황탕

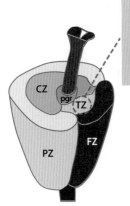

cz : cental zone
tz : transitional zone
pz : peipheral zone
fz : fibromuscular zone
pgr : periurethral gland region

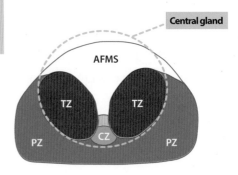

'이상증식 = 산소 공급 부전이요 혈 부족'입니다. 저령탕은 혈액의 농도를 조절해서 산소 공급이 잘되게 하고 방광 주변 기관의 흐름을 매끄럽게 하는데 여기에 도핵승기탕 등의 어혈 약이 혈류를 원활하게 해서 산소 공급이 잘 되게 함으로써 원인을 해결하며, 용담사간탕은 간 경락상의 습열을 풀어 담즙분비를 잘 되게 하고 당 단백의 과증식을 막는 역할을 합니다.

습열을 푸는 데 있어서 용담사간탕 외에 건강기능식품 중에 간열을 사하는 물질로 실리마린, 울금, UDCA가 있으며 실리마린은 담즙분비를 원활하게 하고 전립선암 및 염증 증식 억제, 콜레스테롤 조절 기능이 있습니다.

[사례] 55세 남성

> 55세 남성이 소변 색깔이 진하지 않고 소변량은 많은데, 잔뇨감이 있고 야간뇨도 있고 찌릿함도 있다.
>
> ■ **증상** : 잔뇨, 다뇨, 야간뇨, 찌릿함
> ■ **처방** : 시호계지건강탕 + 저령탕 + 육미지황탕

본래 색깔이 연하고 소변량이 많으면 한증으로 보고 영강출감탕을 썼었는데, 현재 영강출감탕이 나오지 않습니다. 영강출감탕에서 따뜻하게 데우는 본초가 건강, 감초입니다. 건강, 감초로 따뜻하게 데워주고 모려와 시호의 신경 안정작용으로 새벽에 좀 더 잘 자도록 도와주는 시호계지건강탕에 방광 기능을 돕는 육미지황탕을 가했습니다.

그리고 소변을 보는데 찌릿하고 야간뇨, 잔뇨감 등의 증상을 해결하기 위해 저령탕을 사용하였습니다.

5. 저령탕(豬苓湯)의 조문

• 양명병편(陽明病編)

약맥부발열 갈욕음수 소변불리자 저령탕주지.

若脈浮發熱 渴欲飮水 小便不利者 豬苓湯主之.

: 만약에 맥(脈)이 부(浮)하고 열(熱)이 나면서 물이 마시고 싶고, 소변이 잘 나오지 않으면 저령탕(豬苓湯)을 반드시 사용한다.

양명병 한출다이갈자 불가여저령탕 이한다위중조 저령탕 복리기소변고야.

陽明病 汗出多以渴者 不可與豬苓湯 以汗多胃中燥 豬苓湯 復利其小便故也.

: 양명병(陽明病)으로 땀이 나면서 갈증(渴症)이 심한 사람에게는 저령탕(豬苓湯)을 투여하면 안 된다. 땀을 많이 내어 위장(胃腸)이 마른 데다 저령탕(豬苓湯)이 다시 소변을 빼내기 때문이다.

• 소음병편(少陰病編)

소음병 하리육칠일 해이구갈 심번부득면자 저령탕주지.

少陰病 下利六七日 咳而嘔渴 心煩不得眠者 豬苓湯主之.

: 소음병(少陰病)으로, 설사를 6~7일이나 하고 기침하고 구역(嘔逆)하고 갈증(渴症)이 있으며 가슴이 답답하여 잠을 잘 이루지 못하는 사람은 반드시 저령탕(豬苓湯)을 사용한다.

조문에서 보다시피 저령탕은 양명병이면서 땀이 많이 나고 갈증이 심한 사람에게 쓰지 말라고 장중경 선생님께서 말씀하셨습니다. 즉 땀이 많이 나는 사람은 조심할 필요가 있는데요. 이어서 다한증 관련 저령탕의 치험례를 제시해 보겠습니다.

ps. 제가 해석하는 한방 생리학의 관점에서 전립선비대는 '조직에의 산소 공급 부전'이고 이와 다르지 않은 연구결과로는

(1) 조직으로의 산소 공급 부족 시 뇨저류 발생

(2) HIF(hypoxia-inducible factor)는 전립선 조직의 증식을 나타내는 지표

(3) HIF-1α는 양성 전립선 비대증의 임상적 특징과 연관된다는 점 등을 꼽을 수 있습니다.

저령탕을 활용한 치험 사례

수액대사와 신체 수분 공급 안 될 때 자윤제 역할

윤조 작용 있어 어혈을 풀고 소변으로 물길 돌려줘

약국 에피소드

- **초보 약사** : 약사님께서 전립선 질환 환자에게도 식물성 오일을 권하시던데, 어떤 이유인 가요?

- **룽 약사** : 네, 아마인유나 호박씨유 등의 오일이 전립선 비대에 도움 된다는 연구와 임 상적인 경험이 있기 때문입니다. 잘 알려진 쏘팔메토도 그 안에 함유된 로르 산(라우르산 lauric acid. 코코넛오일의 성분이기도 함)이라는 지방산이 전 립선 비대에 도움이 되는 것으로 여겨지고 있습니다. 이들은 전통의학의 개념 으로는 폐대장의 기능을 돕는 약입니다. 즉 노폐물 배출과 산소 공급에 도움 을 줄 수 있고 이런 점에서도 항염, 항증식 효과를 기대할 수 있습니다. 특히 아마인유와 같은 식물성 오메가 3 성분인 ALA(알파리놀렌산)는 폐섬유화를 방지한다는 연구가 있습니다. 이는 폐를 열어젖혀서 폐의 숙강기능을 살리고 아래까지 소통을 시킴으로써 전립선의 염증을 개선하겠다는 전통의학의 치유 원리와도 상통합니다.

- **초보 약사** : 아, 건강기능식품의 성분을 전통의학의 개념으로도 파악할 수 있군요. 흥미로워요, 약사님.

- **룽 약사** : 감사해요. 한 가지 방제에 대해서 확실히 알수록 응용 범위와 건기식에 대한 이해도 넓어지는 듯합니다. 이번 시간에는 저령탕의 활용 사례를 통해 저령탕 에 대한 보다 넓은 이해를 돕고자 합니다.

이번 안면 다한증 치험 사례는 저의 환자를 대할 때의 판단 과정을 낱낱이 밝혀서 써두었습니다. 제 개인의 판단과 사례에 불과하지만 많은 참고가 되기를 바랍니다.

1. 안면 다한증이 심한 여성 치험례

[사례 1] 33세 여성 환자

- 나이 : 33세 여성
- 체격 : 165cm, 51kg
- 소변 : 야간뇨, 빈뇨
- 대변 : 된변, 변비 경향
- 얼굴 : 얼굴이 잘 붓는다. 열이 확 오르고 더위를 못 견딘다.
- 구갈 : 갈증이 있다. 물을 자주 마신다.
- 환자가 호소하는 병증 : 얼굴에 물처럼 줄줄 흐르는 땀
- 그 밖의 증상 : 한 번씩 밤에 건조한 기침을 한다. 가래는 없다.

위 환자는 빈뇨가 있으면서 된변이거나 변비 경향이라는 것을 보아 저령탕을 생각할 수 있습니다. 음허리열(陰虛裏熱, 陰虛火旺熱), 양명열(陽明熱)로 인해 변비가 있을 수 있고 저령탕이 윤조(潤燥)하는 작용이 있으므로 저령탕을 생각합니다.

윤조 작용(부드럽게 하고) 및 어혈을 풀고(혈액의 흐름을 매끄럽게 하고) 변비를 해결한다는 점에서도 저령탕에는 도핵승기탕과 대황목단피탕이 잘 어울립니다. 단, 소음병(少陰病)일 때는 저령탕을 설사에 씁니다.

설사는 바이러스, 세균 감염에 의해서든 장 점막이 염증 등으로 약해진 것에 의해서든, 소화 흡수의 장애로 인해 수액대사가 잘 안되어 대변으로 물이 빠지는 증상으로 저령탕이 소변으로 그 물길을 돌려준다고 이해하시면 됩니다.

조문에 따르면 양명병이면서 + 땀이 많이 나고 + 갈증이 심한 사람 + 그로 인해 위장이 마른 사람은 소변으로 진액을 빼니까 저령탕을 먹이지 말라고 합니다.

하지만 바꿔 말하면 땀이 많이 나도 양명병이 아니거나, 갈증이 심하지 않거나, 그로 인한 진액 소모가 있어도 위장이 마르지 않게 할 수 있다면 저령탕을 먹여도 된다는 뜻으로도 해석할 수 있습니다.

일단 양명병이면 위 조문이 아니라도 소변, 땀으로 진액을 손실시키는 것을 삼가야 합니다. 양명병은 크게 리열이 심하게 오르는 열증(리열치성裏熱熾盛)과 위 대장이 딴딴하게 뭉쳐지는 실증(양부실결陽腑實結) 의 두 가지로 나눌 수 있으며 어느 쪽이든 진액의 소모를 삼가는 것이 원칙입니다.

1) 양명병의 금기

陽明病不能食, 攻其熱必噦, 所以然者, 胃氣虛冷故也.
양명의 병에 음식을 제대로 먹지 못할 때, 그 열을 치면 반드시 딸꾹질을 한다. 이것은 위기(胃氣)가 허랭하기 때문이다.

傷寒嘔多, 雖有陽明證, 不可攻也.
상한에 구역질을 많이 하면 비록 양명증이 있다 하더라도 하법(攻法)을 써서는 안 된다.

胃家實不大便, 若表未解, 及有半表者, 先用桂枝柴胡和解之, 乃可下也.
위가가 실하여 대변을 보지 못하는 경우에 표증이 풀리지 않았거나 사기(邪氣)가 반표에 있을 때는 먼저 계지나 시호를 써서 화해시킨 후 설사시킨다.

陽明病自汗出, 小便自利者, 此爲津液內竭. 大便雖鞭, 不可攻之, 宜用蜜導法通之. [方見大便]
양명병에 자한이 나고 소변이 저절로 나오는 것은 진액이 속에서 마르기 때문이다. 대변이 비록 굳더라도 하법[攻法]을 써서는 안 되고, 밀도법으로 통하게 해야 한다.

陽明病口燥, 但欲水, 不欲嚥, 此必衄, 不可下, 宜用犀角地黃湯.《仲景》
양명병에 입이 말라 양치하려고만 하고 물을 삼키려 하지는 않을 때는 반드시 코피가 난다. 하법을 써서는 안 되고 서각지황탕을 써야 한다. 〈중경〉

주목할 점이 자칫하면 '구역 및 딸꾹질, 물을 삼키려 하지 않고 코피가 난다'는 것으로 진액이 매우 부족한 상태에서 열이 치성하여 코로든 목으로든 입으로든 위로 치받쳐 오른다는 것입니다. 그리고 자한 + 자리로 땀도 소변도 많이 나오는 자는 대변으로 진액을 빼지 말라는 내용도 있습니다.

그런데 위 사례의 환자는 얼굴에 물이 많이 모여서 땀이 많이 나오는 것입니다. 이 환자는 진액 소모는 있으나 진액 부족이 그리 심하지 않다고 봐야 합니다. 얼굴에 땀이 많이 나오는 것은 폐위 대장열이 얼굴로 올라오니 그 열을 풀기 위해 수분이 고이고 그 수분이 넘치니 외부로 방출되어 나오는 것입니다.

이 환자는 이미 15년 이상을 같은 증상을 앓아온 환자입니다. 15년을 진액 고갈만 일어났다면 이 환자는 더 심한 증상, 즉 수분이 없는 구역, 딸꾹질, 코피를 흘리며 몸이 마르고 진액 고갈 및 탈수 증상으로 움직이지도 못할 것입니다. 그리고 소변은 많이 나오지 않고 있습니다. 현대인의 영양 공급이 잘 되는 상황과 15년을 있으면서 인체의 항상성이 얼굴 땀으로 수분이 고갈되는 것에 적응을 한 덕인지 이 환자의 증상은 양명병의 금기에 해당하는 과한 진액 고갈이라 볼 수 없고 진액 고갈이 있어도 버틸 영양 공급과 항상성의 체계가 잡혀있는 환자라고 보아야 합니다.

얼굴이 잘 붓는다는 것은 수액대사, 림프순환이 잘 안된다는 것이며, 물을 자주 마신다는 것도 양명열, 리열이 있고 수액대사가 잘 안되어 신체 전역으로 수분 공급이 잘 안되기 때문에 필요 이상으로 마시게 되는 것입니다.

다한증도 림프순환, 체액 대사의 문제입니다. 세포 간질액이 넘치지 않으면 땀이 안 납니다. 왜 세포간질액이 넘치나요? 열이 있어서 그 열을 끄기 위해 수분이 모이는 것입니다. 그러므로 15년 동안 지속되어온 역상하는 수액 대사의 흐름을 아래로 물길을 돌리기 위해서, 그리고 양명열, 리열을 끄기 위해서 저령탕으로 물길을 아래로 돌려주고 석고제를 사용하여 위(胃)에 진액을 공급하면서 양명열, 리열을 제어할 생각을 하였습니다.

다한증이 체액 대사의 문제이므로 우리 몸의 물길을 조절하는 복령, 저령, 택사, 백출 등을 다한증에도 고려하며, 리열을 끄는 대황, 석고 등을 생각하는 것입니다.

얼굴 땀 역시 (얼굴 쪽에 몰리는 열 +그 열을 끄기 위해 혹은 체액 순환이 안되어 얼굴에 몰리는 물)을 빼야 하는데, 폐는 건조하여 마른기침을 하므로 자윤제도 필요합니다. 저령탕에는 자윤제인 아교가 들어 있습니다.

그리고 후세방에서는 활석에 감초, 건강을 넣은 약을 다한증에 쓴다는 점을 고려하였고, 또 감초 · 건강이 비위를 보하여 양명병의 금기인 진액 고갈을 방어할 수 있으므로 감초 건 강탕을 포함한 약을 생각하였습니다.

땀의 성격이 끈끈하거나 진한 땀이 아니므로 땀의 특성은 표허 및 한증을 포함하고 있습니다. 그러므로 땀을 줄이기 위해 소염제나 해독제의 의미를 가진 약도 필요하지만 이 환자는 위기(胃氣 및 衛氣)를 바로잡는 것 또한 고려해야 합니다. 위 양명병의 금기에서도 "위가가 실하여 대변을 보지 못하는 경우에 표증이 풀리지 않았거나 사기(邪氣)가 반표에 있을 때는 먼저 계지나 시호를 써서 화해시킨 후 설사시킨다."라는 내용이 있습니다.

그래서 감초 · 건강을 포함하며 위기를 돕는 시호계지건강탕을 합방하였습니다. 그리고 양명리열의 구갈을 줄이기 위해 석고가 필요하여 길경 · 석고를 가하였습니다. 또한, 자한 (自汗) 이지만 자리(自利)는 아니므로 저령탕의 작용을 돕고 변비 및 하초의 어혈을 풀어 체액의 흐름을 매끄럽게 하기 위해 대황목단피탕을 가렸습니다.

- **처방 : 시호계지건강탕 3 + 저령탕 3 + 대황목단피탕 3 + 길경 · 석고 2**

이렇게 두 달 드시고 15년 이상을 괴롭히고 화장도 할 수 없었던 얼굴 다한증이 개선되어 줄줄 흐르는 땀이 줄어들었습니다. 인체생리학에서는 갈증의 원인을 혈장용적의 저하로 봅니다. 석고는 번(煩)에 의해 유발된 다한출에 의한 혈장용적 저하를 치료합니다. 많은 참고가 되길 바랍니다.

2. 저령탕의 간단한 활용 사례

[사례 1] 14. 11. 3

지난번 약이 잘 들었다고 그대로 달라고 함. 소변이 시원치 않고 소변을 눌 때 대변이 함께 나온다.

- **처방 : 저령탕 3.0 + 작감 1.5 + 마행감석 1.0**

60대 남성, 운전으로 소변을 오래 참았더니 아래가 뻐근하고 소변 눌 때 찌릿찌릿하다.
■ **처방** : 팔미 + 저령탕(효과가 좋아 이틀치 더 지어 감)

[사례 1] 혈뇨통

■ **처방** : 저령탕 3.0 + 용담사간탕 1.5 (4일 복용 후 다 나음)

[사례 4]

혈허 증상, 피부 건조, 심한 구갈, 농축뇨   ■ **처방** : 육미 혹은 사물탕 합방

사례 1)은 소변을 눌 때 통증이 있는데 소변이 찔끔 나오면서 대변이 같이 나오고 그때, 많은 통증을 느끼던 환자입니다. 마행감석탕은 항문을 부드럽게 풀어주는 작용을 하는 처방입니다. 호흡기부터 항문까지 부드럽게 하는 약이 마행감석탕으로 항문과 요도 또한 부드럽게 하는 약입니다. 작약감초탕은 간을 부드럽게 하여 내장 평활근 및 항문 괄약근, 방광의 근육이 부드럽게 수축 이완을 하도록 돕는 작용을 합니다.

사례 2)는 택시 운전하시는 60대 남성 환자로 급하게 들어와서 빨리 택시 가야 하니 약을 달라고 하던 환자로 간단하게 팔미지황탕+저령탕만 드렸습니다. 고객을 놓치지 않으려고 장거리를 소변을 너무 오래 참고 운전한 후에 생긴 아래가 뻐근하고 소변볼 때의 찌릿하고 불편한 증상에 많은 효과를 보시고 며칠 분씩만 가져가시기를 반복해 한 달가량 드신 환자입니다. 오실 때마다 좋아짐을 말씀하셨는데, 증상이 완화된 뒤에도 정력이 좋아짐을 느끼신다고 계속 가져가서 드셨습니다.

사례 3)의 혈뇨통에는 보통 저령탕+황련해독탕, 저령탕+삼황사심탕, 저령탕+궁귀교애탕 등을 사용합니다. 하지만 용담사간탕 또한 저령탕과 함께 좋은 효과를 발휘합니다.

사례 4)처럼 피부 건조, 심한 구갈, 농축뇨 등의 혈허 혹은 음허 증상이 있으면 사물탕 혹은 육미지황탕을 저령탕과 함께 쓸 수 있습니다. 이상으로 저령탕 관련 사례들을 모두 마칩니다.

05

두뇌, 정신 건강, 자율 신경 균형에
도움 되는 영양소 및 천연물

1. 두뇌, 정신 건강에 도움 되는 미네랄

본초의 개념으로 본
아연의 개괄적인 효능

肝·腎·脾의 기능 활성화에 필수적인 미네랄
세계 인구의 1/3 혹은 20억 명 이상 아연 부족자

약국 에피소드

- **건강잡지 기자** : 약사님께서는 물질을 현대적인 개념과 동양적인 개념의 양방향으로 보시는 것 같습니다. 그래서 저도 공부를 좀 하였는데 동양의학에서는 간과 신장을 매우 중요하게 여기는 듯합니다. 일전에 비타민 D3가 활성화되기 위해서 간과 신장이 제 기능을 하여야 한다고 설명하신 것과도 연관이 되는 것 같더라고요.

- **륭 약사** : 네. 대단하세요. 물질을 양방향에서 보면 그 특성이 보다 적확하게 보이는 혹은 간과하던 게 보이는 장점이 있습니다. 물질에 대한 이해를 보다 넓히려는 탐구심이라고 보아주셔도 좋겠습니다.

- **건강잡지 기자** : 그럼 비타민 외에 미네랄 중에서도 그런 예를 들 수 있을까요?

- **륭 약사** : 네, 굳이 전통의학의 개념을 빌리지 않아도 우리가 섭취한 물질의 해독, 대사, 배설은 간과 신장을 거치므로 아주 중요합니다. 다만, 전통의학에서는 간과 신장을 보다 더 강조하는 경향이 있습니다. 미네랄 중에서 아연은 주로 분포하는 인체의 부위와 또 기능적인 측면에서 보았을 때, 간과 신장 그리고 비장과 관련이 크며 이를 통해서 폐, 대장의 기능도 돕는 물질로 보입니다. 아연은 크게 면역, 남성 기능, 소화 기능, 장 건강, 두뇌 기능, 뼈 성장과 관련이 됩니다. 이제부터 이들 각각에 대해 알아보겠습니다.

이번에는 우리 몸에서 다양한 효능을 발휘하여 꼭 필요한 미네랄인 아연에 대해서 알아보겠습니다. 아연에 대해서도 본초로서의 개념을 가지고 와서 보다 통합적으로 살펴볼 수 있다면 그 물질에 대한 이해가 깊어지고 흥미가 더해지리라 생각합니다.

아연의 귀경(歸經)

- 아연의 귀경 : 간(肝), 신(腎), 비(脾)이고 기능적으로는 폐대장으로도 들어가서
- 체내에 1.2~1.5g을 저장하고 있으며, 주 발견 장소는 뼈와 근육(nearly 90%), 전립선, 신장, 눈, 두뇌, 간, 적혈구, 백혈구, 췌장, GI이며, 폐, 피부, 심장에도 분포.
- 신수(腎水)를 채우는 약이면서 비장 및 폐대장의 기능을 돕는 물질로도 볼 수 있습니다.

아연은 뼈와 근육, 전립선, 신장, 눈, 두뇌, 간 등 한방의 간신과 관련된 곳에 주로 분포하며 적혈구, 백혈구, 췌장, GI 등 비장과 폐, 피부 등 폐대장, 심장에도 분포하고 있습니다. 아연은 붉은 살코기, 간, 굴에 많으며, 씨앗류 중에서 잣, 해바라기씨, 호박씨, 참깨씨 등 모체 필수지방산이 풍부한 곳에 아연도 많이 들어있습니다.

아연은 식욕 및 맛, 냄새를 느끼는데 관여하며, 이 점에서 규(竅)를 뚫어주는 의미가 있습니다. 만약 코가 막혀서 냄새를 잘 못 맡는다고 하는데, 허약한 사람이 아니면 아연에 용뇌(龍腦), 박하(薄荷), 백지(白芷), 장뇌(樟腦), 강활(羌活), 세신(細辛), 시호(柴胡), 대황(大黃) 등을 활용하는 것은 좋은 방법입니다.

ex) ① 아연 + 우황청심원 + 강활유풍탕 + 대시호탕

② 아연 + 우황청심원 + 은교산

③ 만일 허약자라면 : 아연 + 화타재조환 + 소경활혈탕

비주통혈(脾主統血)이라고 해서 한방의 비장은 혈액과 관련된 혈관 및 혈액을 총괄한다는 개념이 있는데, 아연은 동맥벽의 유지, 적혈구 합성, 상처치유의 기능이 있고, 소장 및 GALT의 기능을 도와서 카드뮴, 구리 등 중금속이 체내에 과잉 축적되는 것을 방지합니다.

그러나 아연 역시 많이 섭취하면 아연의 독성만이 아니라 구리, 철, 마그네슘 등을 과잉 배출하여 문제가 됩니다.

비장과 관련된 아연의 역할
▶ 비장 : 식욕, 냄새, 맛(폐대장 과도 관련)
▶ 비주통혈 : 동맥벽의 유지, 적혈구 합성, 상처 치유
▶ 폐대장과 함께 면역에 관여
▶ 비별청탁 : 소장 lymphatic drainage 카드뮴, 구리의 제거(적절 수준으로 해야 함)
▶ 비주승청, 비주운화, 기혈생화 지원 : 탄수화물, 단백질의 대사, 인슐린 분비에 관여

비장의 대표적인 기능에 대해서 살펴보면 기혈생화지원(氣血生化之原), 비주승청(脾主升淸), 비주운화(脾主運化) 라고 해서 비장은 몸에 들어온 것을 필요한 영양소로 바꿔 혈액 및 정수를 만드는 기능을 하는데, 아연은 탄수화물, 단백질의 대사 및 인슐린 분비에 관여하며, 여러 가지 효소의 생산에도 관여합니다. 또 면역과 관련해서 아연이 결핍되면 Tcell의 기능이 저하되어 감염에 취약해집니다.

> ■ 비주승청이란?
> 소화 흡수된 영양물질을 심폐로 올려 보내어 기와 혈로 변화시켜 전신에 영양을 공급하고 기관과 조직을 윤택하게 하는 것을 말합니다.

아연은 aminopeptidase, carboxypeptidase, dehydrogenase 등 수많은 소화효소에도 관여하지만 항산화 SOD의 구성 성분이고 아연이 있어야 beta-carotene이 비타민 A로 활성화되고 아연의 흡수를 위해서는 picolinate가 필요한데 췌장에서 분비되는 picolinate에

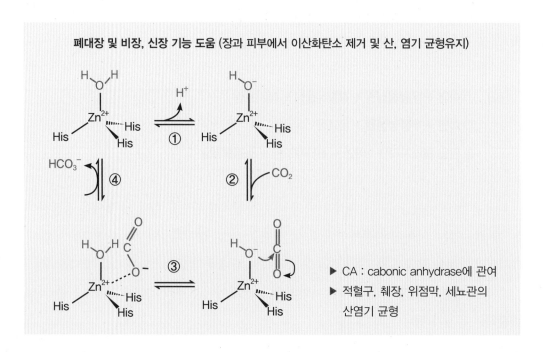

폐대장 및 비장, 신장 기능 도움 (장과 피부에서 이산화탄소 제거 및 산, 염기 균형유지)

▶ CA : cabonic anhydrase에 관여
▶ 적혈구, 췌장, 위점막, 세뇨관의 산염기 균형

의해 아연이 zinc picolinate의 형태로 혈류에 들어갑니다. 이때 비타민 B6가 필요하며 아연, 비타민 B6는 같이 다닌다고 보셔도 좋습니다. B2도 필요합니다.

$$CO_2 + H_2O \xrightarrow{\text{Carbonic anhydrase}} H^+ + HCO_3^-$$

아연은 이러한 호흡 반응에 관여하며, 이때 여기서 수소이온이 HCl의 원료가 됩니다.
염소이온도 중탄산이온이 나가면서 들어오는 원소입니다.

아래 그림에서 보듯이 carbonic anhydrase의 가운데에 Zn이 딱 자리 잡고 있습니다. 즉, carbonic anhydrase가 위산 및 췌장 효소의 활성화와 관련이 있는데 그 핵심이 Zn이라는 것이고 왜 Zn 결핍 시 식욕이 없고 무기력한지에 대해서 설명이 되는 내용이라고 봅니다.

저산증 환자의 경우 Zn, Mg, B6 등을 보충하는 게 필요하고 신맛을 내는 음식을 드시는 것도 좋습니다.

이처럼 아연이 소화효소의 활성에 관여함에 따라 아연이 충분히 있을 때 분해되지 않은 단백질의 축적이 적어지고 아연과 프로바이오틱스는 나쁜 균을 장에서 몰아내는 경찰의 역할을 합니다.

거친 장속에서 거대해진 유해균들에게 쫓겨 다녀야 했지만 [아연 + 프로바이오틱스 + 효소]를 섭취하게 되면 유해균은 작아지고 장벽은 튼튼해집니다. 비주승청 脾主升淸과 관련된 내용이기도 합니다. 세포 내 Zn의 Homeostasis에 대해 잠깐만 언급하겠습니다.

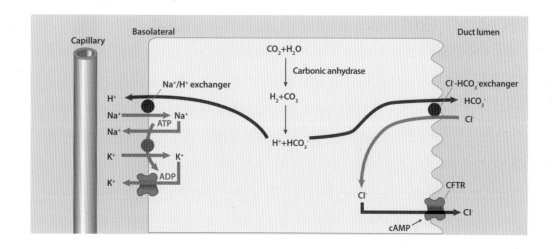

폐대장 기능과 아연

▶ 아연의 수렴작용 : 상처 회복 및 여드름 흔적의 치유에 필요

▶ 콜라겐 합성을 돕고 남성 호르몬 분비 조절과 비타민A 및 피지선 활동 조절로 여드름과 두피의 비듬을 개선

▶ 비타민 A를 베타-카로텐에서 활성화시키는데 아연이 필요함

▶ 장 누수 및 크론병 등에 있어 아연은 장벽을 회복시켜 탄탄하게 함

▶ 아연 + 프로바이오틱스 + 효소 조합은 습담의 원인을 제거
아연이 효소 생성에 관여하여 분해 안된 단백질이 축적되는 것을 막고 장벽을 튼튼하게 하며·프로바이오틱스와 함께 나쁜 균을 몰아내는 장내 경찰 역할을 함

아연 수송체 CDF, TTM-1B와 아연 흡수

CDF란 cation diffusion facilitator입니다.

CDF-1은 Zn을 세포기질에서 내쫓으려는 것, CDF-2는 Zn을 세포내강(inner membrane space), 그중에서도 리소좀에 저장하려는 것인데 둘 다 아연이 세포질에 많이 있을 때 아연의 독성을 방지하기 위한 것으로 특히 TTM-1B는 Zn을 intestinal Lumen(소장 내강)으로 밀어내고 CDF-2와 함께 리소좀 안으로 아연을 꽉꽉 채워 넣습니다.

이 기능이 발암 억제와도 관련이 있습니다. 과도한 세포 분화를 억제하는 기능을 합니다. 사람에게 있어 아연 항상성은 아연 수입 단백질(ZIP/Slc39)과 아연 수출을 위한 CDF 단백질(ZnT/Slc30)의 두 가지 아연 수송체 패밀리에 의해 주로 매개됩니다. CDF는 아연 항상성에 중요합니다.

한편, World Health Organization에 따르면 전 세계 인구의 1/3 혹은 20억 명 이상이 아연 부족자라고 합니다. 우리나라는 특히 임산부의 75%가 아연 부족자라고 하는데요.

현대인의 라이프스타일, 식습관, 화학물질에 대한 노출, 스트레스로 인한 것을 원인으로 꼽고 있고 혈액 검사 상으로 아연 수치가 정상이라 해도 체내에 축적된 화학물질, 중금속 – 수은, 카드뮴, 알루미늄 및 한방 개념의 습담 및 어혈로 인해 아연의 활성이 차단되어 있는 현대인들이 많습니다. 또 격렬한 운동 후에, 골증조열자, 화상, 편도선염, 인후염, 당뇨 환자는 아연 수치가 낮습니다. 당 대사 증가 시 아연 소모가 많으며(격렬한 운동) 면역 반응 시 아연 소모가 많으며, 당뇨는 만성적인 아연 활성 결핍 상태라고 볼 수 있습니다.

따라서 격렬한 운동 후 혹은 음허로 인한 골증조열(骨蒸潮熱) 자는 아연의 섭취에 유의할

필요가 있습니다.

흰 반점은 매니큐어 등 광택제나 곰팡이 감염, 외상에 의해 발병할 수도 있지만 Zn, 철분 결핍 시에 일어나는 병변으로 볼 수 있습니다.

그 외에 설탕이나 소금을 지나치게 좋아함, 식욕부진, 더딘 상처 회복, 잦은 설사, 무기력, 쉽게 감기에 걸림(면역력 저하), 이명, 집중력 부족, ADD, 기억력 감퇴, 정력 부족, 신경 장애, 성장 장애, 탈모 등도 아연 결핍의 신호입니다.

여름에 땀으로 많이 소모되는 미네랄이 Zn입니다.

여름이라서 식사량이 줄면 Zn 섭취가 줄고, 그러면 단맛, 신맛, 쓴맛, 짠맛에 대한 반응이 저하되고 식욕은 더 없어집니다.

이렇게 땀으로 아연 소모가 많은 여름. 아연은 평소보다 더욱더 신경 써서 보충해야 될 필수 미네랄입니다. 참고로 다한증에 아연과 함께 쓸 수 있는 영양소는 레시틴, 비타민 B, 맥주 효모, 모체 필수지방산, 비타민 C, E 등을 꼽을 수 있습니다.

이번에는 아연에 대한 개괄적인 내용을 살펴봤습니다. 이어서 좀 더 구체적인 내용을 살펴보겠습니다.

간신(肝腎)의 기능을 돕는
아연

선천지정(先天至精)의 정수(精髓)를 채우는 아연
뼈와 근육 · 전립선 · 신장 · 눈과 두뇌 · 청력 · 간 기능에 중요

약국 에피소드

- 환자 : 약사님, 안녕하세요? 제가 요즘 갱년기에 들어선 것 같아요. 그리고 골다공증도 빨리 와서 약 먹고 있고, 비타민 D 주사도 정기적으로 맞고 있습니다. 그런데 그렇게 개선되는 점이 보이지 않아요.

- 약사 : 네, 칼슘도 드시고 계시겠네요?

- 환자 : 네. 그리고 백수오도 복용하고 있어요. 그래도 얼굴이 화끈거리고 잠이 잘 안 와요.

- 약사 : 갱년기 및 골다공증에 필요한 영양소 중에 아연도 있습니다. 아연은 뼈의 생장과 골 관절 관리에 중요한 영양소입니다. 칼슘을 복용하더라도 뼈 성장 및 칼슘이 뼛속에서 강화되려면 아연이 있어야 합니다. 뼈의 강화를 위한 콜라겐 합성에도 필요합니다. 비타민 복용하시는 게 있나요?

- 환자 : 저는 이때까지 처방약 외에 약이나 영양제를 복용한 적이 잘 없어요. 요즘 좀 챙겨 먹기 시작한 편이라….

- 약사 : 갱년기의 증상을 완화하는 데는 방금 말씀드린 아연 외에도 마그네슘, 비타민 B군도 필요하고 이들이 또 뼈를 강화하는 데도 도움이 됩니다.
지금부터 아연이 뼈에 왜 도움이 되는지, 갱년기 이후 호르몬 변화로 살이 찌기 쉬운데 칼로리 소모에도 아연이 어떻게 도움이 될 수 있는지, 나이가 들면서 감퇴되는 시력, 청력에도 어떻게 도움이 되는지 알아보겠습니다.

지난 호에 이어 이번 호에서는 간신(肝腎)의 기능과 관련된 아연의 여러 효능에 대해서 알아보겠습니다.

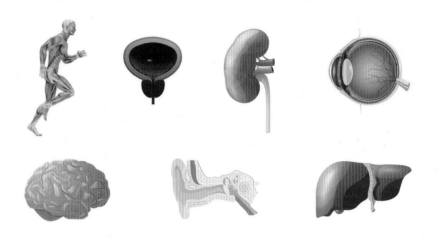

지난 호에서도 말씀드렸듯이 아연은 뼈와 근육, 전립선, 신장, 눈, 두뇌, 간 등 한방 이론상의 간신(肝腎)과 관련된 곳에 주로 분포하고 있습니다. (물론 적혈구, 백혈구, 췌장, GI 등 비장과 폐, 피부 등 폐대장, 심장에도 분포하고 있습니다.)

간신(肝腎)의 기능을 돕는 아연
▶ **간신(肝腎)과 관련된 아연의 분포** : 아연은 전신에 분포하지만 주 발견 장소는 뼈와 근육이 거의 90%, 전립선, 신장, 두뇌, 귀의 내이(Inner ear), 간에 분포
▶ 뼈의 성장, DNA, RNA 합성, 두뇌발달, 청신경, 시각세포의 기능에 중요
▶ 전립선 비대증 및 전립선염 환자는 아연 부족과 관련
▶ 남성의 성 기능에 필요
▶ 아연은 IDE, aminopeptidase, endopeptidase를 구성, 부족 시 내당능 장애
▶ 근육 경련 시 아연이 필요

아연은 뼈와 근육, 전립선, 신장, 눈과 두뇌, 청력, 간 기능과 관련이 깊습니다.

한방 이론상으로 부모로부터 받은 선천지정(先天至精), 즉 오늘날의 관점에서 부모로부터 받은 모든 내력을 담은 장기를 신장(腎臟)으로 봅니다.

▶ 세포 내에서 아연은 핵에 30~40%, 세포기질에 50% 함유되어 있다.

▶ DNA, RNA 유전자 정보를 후세에 남긴다.

▶ 핵산 및 단백질 대사, 세포 성장 분화 : 혈액을 만든다. 정(精)을 만든다.

▶ Cys2His2 zinc finger는 DNA, RNA에 결합하여 성장, 분화, 염색질 조절에 관여

신장에는 부모로부터 받은 모든 정수(精髓)가 고여 있다고 합니다.

유전자, DNA, RNA 등 후세에 계속 전해질 정보, 핵산 및 단백질 대사, 세포 성장 분화 등 정수(精髓)를 모아서 전하는 곳이 신장이라고 하였는데, 이것은 kidney만을 의미하는 것은 아닙니다. 해부학 상의 kidney 외에도 이러한 "精의 보관과 전달자"라는 기능을 하는 곳을 한방에서는 腎이라고 하며, 이러한 기능을 충실하게 수행하는 데 필요한 미네랄이 바로 아연입니다.

Zinc Finger protein은 유전자의 전사를 조절하는데, Cys2His2 Zinc Finger protein이라고 하는 이 물질은 진핵세포에서 가장 풍부한 DNA 인식 도메인으로서 아래 그림처럼 시스테인, 히스티딘 각각 2개씩 Zn2+이온에 결합한 형태입니다.

아래는 쥐 유전자 그림인데, DNA-binding domain을 그림처럼 3개의 아연 finger가 결합하여 하나의 DNA 위치를 인식합니다.

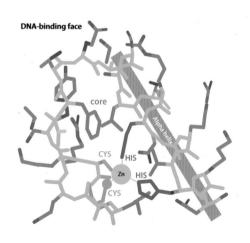

▲ CYs2His2 Zinc Finger protein
시스테인, 히스티딘 각각 2개씩 Zn2+이온에 결합되어 있다.

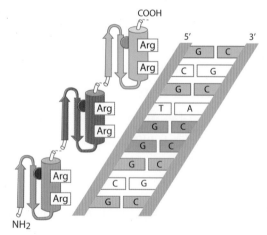

▲ DNA 위치를 인식하는 아연 finger

이들 Cy2His2 zinc finger protein은 transcription factor로 작용하는데, 유전자의 전사를 조절하는 전사인자로서, 특정 유전자의 발현을 조절하고 세포 신호 전달, 신경 자극 전달, 호르몬 분비(스테로이드, 갑상선 호르몬 수용체는 Zinc finger 계열) 및 세포 자멸사에도 중요한 역할을 합니다.

갈색 지방, 흰색 지방 들어보셨나요?

백색 지방은 우리가 섭취한 열량에서 체내에 필요한 것을 제외한 나머지 에너지원을 저장하는 창고의 역할을 하는데, 피하 지방과 내장 지방에 쌓여서 비만의 원인이 됩니다. 그중에서도 내장 지방은 동맥경화는 물론 고혈압, 당뇨, 심혈관계 질환 등 갖가지 성인병을 유발하는 요인입니다.

반면 강물이나 바닷물 수영 같은 저온 자극에 의해 늘어나는 갈색 지방은 같은 열량을 섭취해도 체중을 유지하는 데에 도움이 됩니다. 갈색 지방에는 체내 에너지 공장이라고 하는 지방 세포 내 보일러인 미토콘드리아가 많기 때문입니다. 그래서 미토콘드리아가 상대적으로 풍부한 목 어깨의 갈색 지방 50그램만 활성화되어도 몸 전체 열량의 20%를 발열로 없애준다고 합니다. 외부 온도가 떨어지면 갈색 지방 조직의 Mitochondria는 다른 조직의 Mitochondria와는 달리 UCP-1을 통해 ATP를 만들지 않고 열을 발산시켜 체온을 유지하는 일을 하며, 따라서 추위 속에서 운동하면 단기적으로는 뇌하수체가 갈색 지방(BAT)의 교감 신경을 흥분시켜 지방을 발열, 소모하는 작용을 하고 장기적으로는 백색 지방 상당수를 베이지색 혹은 갈색 지방으로 바꾸어 줌으로써 비만인 사람의 체질을 개선하는 결과를 기대할 수 있습니다.

이렇듯 갈색 지방이 풍부하면 thermogenic 해서 열 발산을 일으켜 체중 감량에 도움이 되는데 갈색 지방은 아기 때 많고 어른이 되면 아기에 비해 매우 조금만 남아있게 된다고 합니다. 특히 따뜻한 곳에 있으면 더욱 줄어든다고 합니다.

그런데 놀랍게도 zinc finger protein이 갈색 지방 세포를 깨우는 마스터 스위치라고 합니다. 갈색 지방에는 지방을 태워 열을 내는 단백질인 UCP(Uncoupling Protein) 이 풍부해서 체중 감량에 좋은데, 날이 추워지면 갈색 지방 형성에 핵심적인 역할을 하는 단백질인 ZInc finger protein인 Zfp516 전사 인자(transcription factor)가 증가하면서 백색 지방의 갈색 지방으로의 전환이 촉진되어 UCP가 증가합니다. 즉, 체중 조절과 비만자의 체질 개선에 아연과 아미노산의 섭취가 중요함을 알 수 있습니다.

아연은 뼈의 생장과 골 관절 관리에 중요합니다.

ALP(alkaline phosphatase)는 뼈 활성의 바이오마커입니다. ALP는 뼈 및 담즙에 고농도로 존재하는데, 뼈 성장과 관련하여 osteoblast 세포의 바깥쪽(ECM)에 붙어 있으면서 뼈 성장 시 증가합니다.

아연이 충분하면 collagen fibril에 mineralization 되는(콜라겐 미세섬유에 나노미네랄이 붙어서 뼈 성장과 강도를 키우는) hydroxyapatite(HA, $Ca_{10}(PO_4)_6(OH)_2$)이 붙어서 콜라겐 미세섬유에 칼슘이 들어오고, 콜라겐 섬유가 되어 뼈의 세로 성장을 촉진합니다.

그리고 아연이 하이드록시아파타이트와 결합을 하면 osteoblast를 자극합니다. 그래서 골다공증에는 칼슘만이 아니라 아연, 망간, 구리를 쓰고 구리, 망간, 칼슘과 섭취 시 아연은 폐경 이후 여성의 골 질량을 유지하는 효과가 있습니다.

> **Insulin-like growth factor 1(IGF-1)**
> • 포도당, 단백질 대사를 촉진, 아이들 키 성장에 중요
>   세포 성장과 분화에 중요한 AKT signaling pathway의 강력한 촉진제
> • 근육의 성장을 위해서는 닭 가슴살도 필요하지만 아연이 풍부하게 든 굴이나 씨앗류도 중요합니다.

IGF-1은 70개의 아미노산으로 구성된 펩티드로 구조가 인슐린과 비슷하며(인슐린과 70%의 상동성) 성장호르몬에 의하여 주로 간에서 분비됩니다. IGF-1은 TYROSINE KINASE를 활성화하며 체내 단백질 대사, 골 대사, 면역 기능 등에 관여하고 암, 당뇨병, 골다공증 등의 병리생리와도 관계가 있습니다. IGF-1은 성장호르몬과 달리 하루 중 농도의 변동이 비교적 적어 성장호르몬 결핍증이나 말단 비대증의 진단에 도움을 주며 특히 이들 질환의 치료 효과나 안전성에 대한 평가에 중요하게 사용됩니다.

또한 최근 성인 성장호르몬 결핍증에 의한 신체 변화가 정상 성인에서 노화에 의한 신체 변화와 비슷하고, 성장 호르몬 보충 요법으로 이러한 신체 변화들이 가역적으로 변화될 수 있다는 사실들이 밝혀지면서 IGF-1의 가치는 더욱 중요하게 되었습니다.

Imamoglu 등의 연구에서 이러한 성장호르몬, IGF-1, IGFBP-3의 합성에 아연이 기질로 작용하며, 아연 결핍 소아 환자들에서 저하되어 있던 혈중 성장호르몬, IGF-I, IGFBP-3의 농도가 아연의 보충요법 후 증가하였다는 보고 등을 볼 때, 아연은 IGF-1의 기능을 위해서도 중요함을 알 수 있습니다.

즉 아연이 부족하면 뼈의 성장과 함께 근육의 성장을 돕는 IGF-1의 기능이 억제될 수 있습니다.

근육과 관련하여 아연은 근육의 피로를 푸는 기능도 있어서 특히 간 기능 저하자, 피로한 자, 추위를 타는 자의 근육경련 시에도 마그네슘 외에 아연 공급이 필요할 수 있습니다.

아연과 눈의 건강

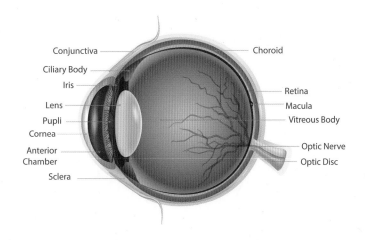

황반변성, 백내장, 야맹증 환자는 아연 결핍인 경우가 많습니다.

눈에서 아연이 많은 곳은 맥락막(choroid), 망막(retina)인데 망막은 명암과 색채를 인식하는 시각세포가 모여있으며, 상이 맺히는 곳으로 나이로 인한 황반변성에 아연과 구리, 비타민 A, C, E, 루테인, 제아잔틴을 사용합니다. 그리고 맥락막은 혈관이 풍부하여 빛을 모으는 기능과 함께 눈에 영양을 공급하는 역할을 합니다. 맥락막의 멜라닌 성분이 나이가 들면서 점차 약화되는데, 비타민 A가 눈을 보호하는 멜라닌 색소를 생성하며 아연이 이 과정을 돕습니다. 단, 백내장에 아연이 효과가 있다는 연구는 근거가 미약합니다.

청신경과 아연

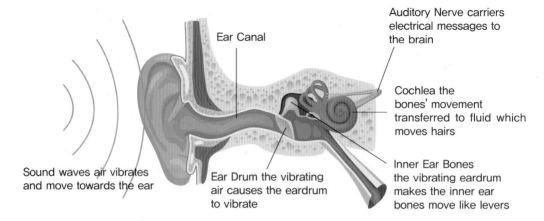

Ear Canal

Auditory Nerve carriers electrical messages to the brain

Cochlea the bones' movement transferred to fluid which moves hairs

Inner Ear Bones the vibrating eardrum makes the inner ear bones move like levers

Sound waves air vibrates and move towards the ear

Ear Drum the vibrating air causes the eardrum to vibrate

내이에도 아연이 매우 높은 농도로 분포합니다. 청력에 아연이 도움이 되는 이유는

1) 달팽이관의 superoxide dismutase(SOD) 활성

2) 시냅스 전달에 관여

3) 청력 손실로 인한 우울증에 아연이 도움 된다는 점을 꼽습니다.

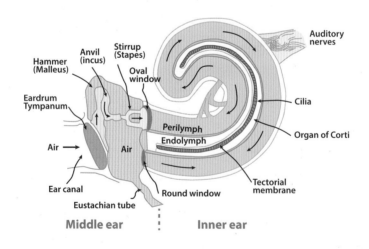

보다시피 달팽이관은 림프로 가득 차 있습니다.

이 림프의 순환을 돕는 것이 귀와 관련된 증상을 케어하는데 중요합니다. 아연, 셀레늄, 비타민 D3, B12, 모체 필수지방산, 피크노제놀 등이 림프순환에 도움이 되는 영양소입니다.

이상으로 한방 개념의 간과 신장 관련 여러 환부의 기능에 중요한 아연의 역할에 대해서 탐구하였습니다. 이어서 아연과 갱년기 호르몬과의 관계에 대해서 다루겠습니다.

'갱년기 타파' 필수 물질
'아연'

남성 테스토스테론과 관계있어 남성 갱년기와도 관련성 높아

폐경 전 호르몬 질환에 중요, 폐경 후 골다공증과 우울증 예방 치료

약국 에피소드

- **초보 약사** : 약사님, 어저께 환자 한 분이 다녀가셨는데, 몇 달 전에 코로나19에 걸리셨다
가 지금까지 음식 맛을 잘 못 느끼겠다고 하시고, 코로 냄새도 잘 못 맡는다
고 하세요.

  혹시 아연이 도움이 될까요?

- **륭 약사** : 네, 아연은 식욕, 맛, 냄새를 느끼는데 관여하므로 도움이 됩니다.

  또 셀레늄과 멜라토닌은 후각상피 세포의 손상을 방어합니다.

  그리고 비타민 A, 비타민 B12가 후각 상실에 대한 치유기능이 있으며 비타민
D 결핍 또한 후각 상실과 관련이 있습니다.

  그 밖에 오메가 3, 프로폴리스, 당귀작약산 등도 도움이 될 수 있습니다. 이 중
에서 아연에 대해서 생각해 보면, 아연은 후각에도 도움이 되지만, 우울증 및
뇌기능에도 도움이 됩니다.

  코로나19 감염 후 우울증을 겪는 경우가 많고, 코로나19가 아니어도 요즘 정신
적인 고통을 호소하는 분들이 늘고 있는데, 아연은 그런 점에서도 도움을 줄
수 있습니다. 이에 대해서 알아보겠습니다.

아연 부족은 여성 갱년기와 관련이 있으며, 아연의 역할이 남성의 테스토스테론과 연관 관계가 있어서 남성 갱년기와도 관련성이 높습니다.

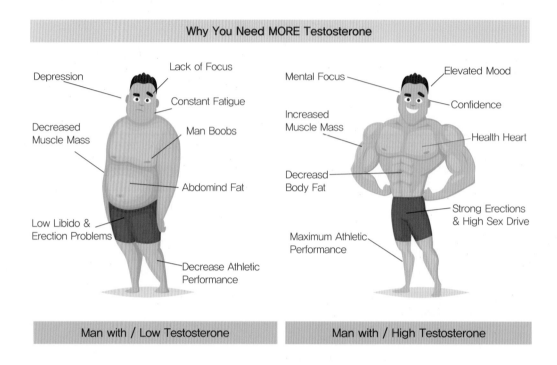

아연 부족으로 테스토스테론이 부족해지면 나타나는 관련 증상으로 ▲정신 집중 감소 ▲자신감 감소 ▲우울 ▲늘어난 뱃살 ▲근육량 감소 ▲성욕 감퇴 ▲운동 능력 감소가 있으며, 이들은 곧 부신피로의 증상(pregnenolone steal)과 같고, 혹은 시상하부-뇌하수체-부신축의 이상 증상과 같고, 혹은 미토콘드리아의 에너지 생성능의 이상 증상과 같습니다.

저는 현대인의 피로를 부신피로로 국한하기보다 미토콘드리아의 기능 이상과 메틸레이션(methylation) 이상으로 보는 게 보다 근원적이라고 보며, 미토콘드리아의 기능을 돕는 데 있어 아연이 보기제(補氣劑)로서, 보비제(補脾劑)로서, 보간신제(補肝腎劑)로서 중요한 역할을 합니다.

테스토스테론 생산과 아연

다음 표에 ZnD는 아연 결핍을 뜻합니다. 각 용어는

• StAR : steroidogenic acute regulatory protein

- 3β-HSD : 3β-hydroxysteroid dehydrogenase/D5-D4 isomerase
- P450scc : cholesterol side-chain cleavage enzyme
- ZnT7 : Zn transporter 7

로서, 라이딕 셀(내분비호르몬을 만드는 고환의 세포)의 StAR에 ZnT7(Zn transporter 7)이 있고, 아연 결핍 시 아연 수송체 ZnT7의 감소와 함께 테스토스테론 생산에 관계되는 3β-HSD, P450scc이 줄게 됩니다. 즉 아연이 부족하면 테스토스테론 생산이 줄게 됩니다.

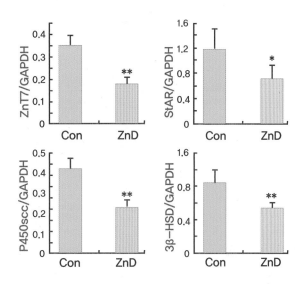

▲ 아연이 부족하면 테스토스테론 생산이 줄게 된다.

프로게스테론은 자궁 내막의 분비능 유지와 지방의 에너지 전환, 갑상선 호르몬 활성화, 혈당조절 및 혈전을 떨어뜨리는 기능이 있으며, 자궁 내막암과 유방암 예방의 기능도 있습니다. 즉 에스트로겐이 중요하지만 균형 있는 몸과 마음을 위해 프로게스테론 활성화도 중요한데 프로게스테론 활성화 물질 8가지를 꼽자면 아연, 비타민 B6, 마그네슘, 비타민 C, 비타민 E, 비타민 D, 비타민 B12, 식이유황, L-Arginine이 있으며 황체호르몬 활성화에 아연이 중요한 역할을 하면서 aromatase를 억제하여 에스트로겐으로의 전환을 조절합니다.

〈에스트로겐과 프로게스테론의 역할〉

estrogen effect	progesterone effect
• 자궁 내막 증식	• 자궁 내막의 분비능 유지
• 체내 지방 증가	• 지방을 에너지로 사용
• 우울, 두통, 편두통	• 항우울능
• 갑상선 호르몬 기능 이상	• 갑상선 호르몬 활성화
• 혈전 증가	• 혈전 정상화
• 성욕 감퇴	• 성욕 충전
• 혈당 조절 안됨	• 혈당 조절
• 자궁 내막암 발병 위험 증가	• 자궁 내막암 예방
• 유방암 발병 위험 증가	• 유방암 예방 가능

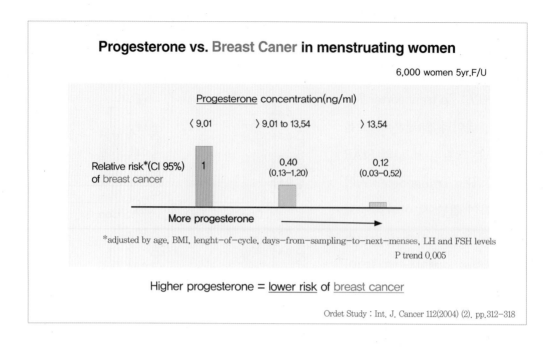

Progesterone vs. Breast Caner in menstruating women

6,000 women 5yr.F/U

Progesterone concentration(ng/ml)

〈 9.01　　　　〉9.01 to 13.54　　　〉13.54

Relative risk*(CI 95%)
of breast cancer

1　　　　0.40
(0.13-1.20)　　　0.12
(0.03-0.52)

More progesterone →

*adjusted by age, BMI, lenght-of-cycle, days-from-sampling-to-next-menses, LH and FSH levels
P trend 0.005

Higher progesterone = lower risk of breast cancer

Ordet Study : Int. J. Cancer 112(2004) (2). pp.312-318

갱년기 우울증은 남성의 경우 보통 50~65세 사이, 여성은 40~55세 사이에 오며 남성의 갱년기 우울증 증상으로는 성욕 저하, 인지 기능 저하, 의욕 저하 등이 있으며 한국의 남성들은 남자답고 강해야 한다는 강박관념이 (아직까지는) 있어서 우울증이 와도 가족들에게 털어놓지 못한다고 합니다.

그러므로 해당 연령의 남성들은 특히 자신의 감정을 주변 사람들에게 잘 털어놓고, 취미 생활을 하고 충분한 수면 및 휴식을 취하고, 음주 및 카페인 섭취를 줄이도록 하는 게 좋습니다. 그리고 trace mineral 그중에서도 아연의 섭취에 신경을 쓰도록 합니다.

우울증과 아연

아연은 BDNF(Brain-Derived Neurotrophic Factor)를 강화하며,
BDNF는 우울증과 관련된 행동을 조절하는데 도움이 되는 것으로 본다.

① zn이 CAMK II에 작용하여 CREB을 활성화 → BDNF 자극

② zn이 PKC에 작용하여 CREB을 활성화 → BDNF 자극

③ zn이 ERK에 작용하여 CREB을 활성화 → BDNF 자극

④ zn이 GSK3β를 억제하여 Akt에 의한 CREB을 활성화 → BDNF 자극

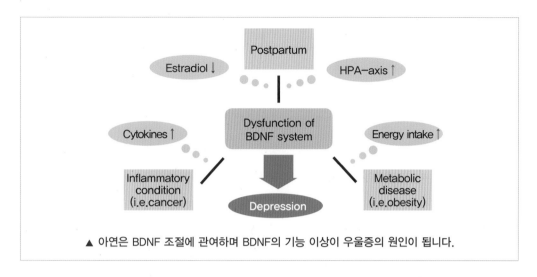

▲ 아연은 BDNF 조절에 관여하며 BDNF의 기능 이상이 우울증의 원인이 됩니다.

여성들의 경우 잘 알려져 있듯이 갱년기에 답답하고, 만사가 귀찮고, 가슴이 뛰고, 건망증 등이 나타나는데 "나이가 들어서 그래."라고 그냥 넘길 수도 있지만, 그러기에는 이제 오래 사는 장수의 시대이고 세상의 변화가 빠르기 때문에, 여성 본인을 위해서도, 가족, 사회를 위해서도 관리를 하고 젊음을 유지해야 합니다. 관리를 통해서 호르몬 체계의 급속한 변화를 안정시키고 건망과 자신 없음, 답답한 우울증 증상을 개선할 수 있습니다.

아연을 비롯한 필수 미네랄들과 미토콘드리아에 산소 공급을 원활하게 하는 오메가 3, 천연물을 바탕으로 한 건강기능식품을 통해서 나이가 들었어도 더욱 자신감 있고 당당하고 활기찬 생활을 영위할 수 있습니다.

여성의 경우 산후 우울증도 있는데, 산후 호르몬 이상(estradiol, 프로게스테론 저하), 혈(血), 정(精), 진액(津液) 부족으로 인한 스트레스가 시상하부-뇌하수체-부신 축

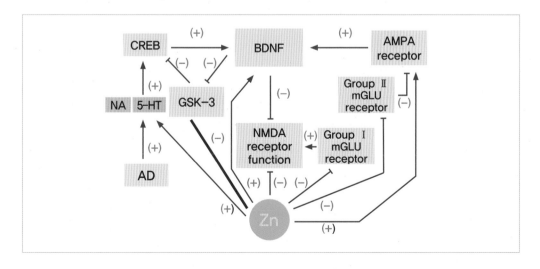

(hypothalamus-pituitary-adrenal axis; HPA axis)의 반응성에 영향을 주면서 심혈관계 및 자율신경계에도 염증을 일으키고 우울증을 유발합니다.

이에 대한 대응책으로 eatradiol transdermal 패치나 프로게스테론 투여 또는 SSRI 투여도 하지만, 아연의 여성 호르몬 조절능을 통해서도 우울증에 도움을 줄 수 있습니다.

또한 아연 부족 시 BDNF라는 뇌 유래 신경성장 인자가 줄어듭니다. BDNF는 뇌의 기억(장 · 단기기억), 사고, 학습 관련 영역에서 활발하며, 해마에 영향을 끼치고 망막, 운동뉴런, 신장, 타액, 전립선에서도 발견되고, 뉴런의 생존, 성장 분화를 촉진합니다.

BDNF가 제 기능을 못하면 우울증이 옵니다.

그런데 그 조절의 핵심 미네랄이 Zn입니다. 아연에 의해 CREB(cAMP Responsive Element Binding Protein 핵심 기억 단백질)의 발현이 증가되어 기억력 증강 효과가 나타납니다. CREB는 기억의 전반적인 조절자로서 장기기억에 관여하며, 생명의 생존에도 중요합니다. 아연은 GSK-3β(Glycogen synthase kinase-3)를 억제하여 glycogen synthase를 인산화시키지 않고 활성형으로 만들어 glycogen 합성을 촉진하고, 세포 표면으로 GLUT4를 이동시킵니다. GSK-3β 억제 시 알츠하이머 같은 신경퇴행성 질환 예방 효과가 있습니다.

NMDA 수용체는 Glutamate가 작용하는 흥분성 신경전달물질의 수용체로 신경 손상을 유발할 수 있습니다. 아연은 BDNF, CREB는 증강하고 GSK-3β, NMDAR 은 억제합니다. 그러나 BDNF가 너무 커져도 자폐증이 유발된다고 하므로 아연 조절 단백질의 역할이 중요합니다.

우울증 및 갱년기 증상에 대한 경구 섭취가 아닌 다른 방법으로는 침이나 혈의 자극이 있습니다. 삼음교혈은 갱년기 이후, 폐경기 여성의 우울증에 도움이 되는 혈인데요. 삼음교혈(三陰交穴)을 자극했을 때의 효과가 마치 아연의 효능과 유사합니다. 부인과 질환, 남성 비뇨기 질환, 성기능 장애에 좋고 면역력을 높이고 당뇨에 좋으며, 몸속 노폐물과 독소를 제거합니다. 비위 허약, 설사, 여드름, 탈모, 습진에도 좋습니다.

아연 외에 ALA(알파리놀렌산) 또한 BDNF를 증가시켜 우울증 및 뇌졸중을 예방할 수 있습니다. 아연 + ALA의 조합은 체내 대사가 잘 안되고, 습담이 생기며, 우울증이 있는 사람에게 매우 필요한 조합입니다. 섭취하는 칼로리와 탄수화물 식이를 제한하는 것도 BDNF의 발현을 증가시킵니다. 한편, America Zinc Association 에 따르면, 아연이 PMS 증상의 치료에 도움을 준다고 합니다.

- PMS가 있는 여성은 없는 여성에 비해 생리 기간 중 아연의 수치가 낮다.
- 아연을 보충한 여성이 생리 기간 중 적의나, 우울증이 적다. 생리 기간 중 여드름이나 뾰루지가 나는 여성은 그렇지 않은 여성에 비해 아연 수치가 낮다(Mayo Clinic).
- PMS는 프로락틴이 과잉 분비되는 것과도 관련이 있는데, Prostaglandin E1이 프로락틴 분비를 조절한다.

프로게스테론의 저하를 아연이 막아주고 프로락틴의 과잉 분비도 조절하기 때문입니다. 프로락틴 분비를 조절하는 PE1의 생산에 아연이 필요합니다.

식물성 오메가 6인 LA(리놀레산)는 체내에서 GLA(감마리놀렌산)가 되는데, 감마리놀렌산에서 PE1로의 전환을 증가시키는 물질이 바로 아연입니다.

또한 아연이 근육 수축을 조절하며 특히 자궁 근육의 수축을 조절하여 menstrual regulation에 중요한 역할을 합니다. 폐경 전의 여성 호르몬 관련 질환에도 아연은 중요하며 폐경 이후 여성에게 Zn은 골다공증과 우울증 예방 및 치료 효과 증진을 위해서 꼭 섭취를 권해야 하는 물질로서 남성 및 여성의 만성피로 증상, 남성 갱년기 증상 개선을 위해서도 꼭 필요한 물질입니다. 참고로 〈2015년 보건복지부 기준〉 성인 남성 · 여성의 아연 섭취 기준 상한량은 35mg입니다.

Linoleic acid(LA)는 PE1의 원료이다.

LA(오메가 6) → GLA(gamma-linolenic acid) → PE1(Prostaglandin E1) 항염증
반면에 LA(오메가 6) → GLA(gamma-linolenic acid) → LTB4(Leukotriene B4) 경로를 통해 강한 염증성 류코트리엔 LTB4가 생성될 수도 있다. 이를 방지하는 것은 항산화 영양소의 섭취, 탄수화물 섭취의 절제 등을 통해서 신체가 염증에 취약하지 않도록 노력하는 데 있다.
물론 LA 섭취의 목적도 염증 조절에 있지만 LA를 통해서 원하는 효과를 얻기 위해서는 인체 전반의 염증 억제를 위한 식생활의 노력 또한 병행되어야 한다.

인지 기능에 필수적인
미네랄 마그네슘

금단 증상 및 정신 신경계 퇴행 증상 완화에 효과적
인지 기능 강화 및 알츠하이머 예방에 중요한 역할

약국 에피소드

- **초보 약사** : 약물에 대한 금단증상을 완화할 보조요법으로 어떤 게 있을까요?

  약물만이 아니라 술, 담배 등을 끊고 나서 힘들어하시는 분들을 케어하기 위해
  보조적으로 활용할 수 있는 걸 알고 싶어요.

- **룡 약사** : 판토텐산, 테아닌, 오메가 3, 글루타티온, 비타민 C, 비타민 D3, 아연, 마그네슘
  등이 도움이 됩니다. 이 중에서도 마그네슘은 대부분의 사람들이 결핍되어 있
  기 때문에 모든 사람이 두뇌를 위해 섭취해야 한다고 생각되는 영양소 중 하나
  입니다.

  연구에 따르면 마그네슘 결핍은 알코올 중독 및 금단 증상을 겪고 있는 사람들
  에게 매우 흔합니다. 그리고 마그네슘 보충은 금단 증상을 줄이고 금단 증상의
  심각성을 줄이며 항불안제에 대한 필요성을 낮추어줍니다.

  이번 시간에는 이렇듯 근육 영양소이기도 하면서 정신 영양소이기도 한 마그네
  슘이 인지 기능에 어떻게 도움이 되는지 두뇌에 왜 마그네슘이 필요한지에 대
  해서 알아보겠습니다.

현대인들은 알코올, 담배, 당류, 약물 등 화학물질에 대해 알게 모르게 많은 중독 증상을 겪고 있습니다. 중독 증상은 정신신경계의 퇴행과 관련이 있으며 균형 있는 생활습관과 적절한 영양소 보충을 통해서 이러한 중독 증상 및 금단 증상에서 벗어날 수 있도록 도움을 드릴 필요가 있습니다.

금단 증상에 도움이 되는 영양소로는 콜린(CDP-Choline), 테아닌, 크릴오일 혹은 오메가 3, NAC, 글루타티온, 마그네슘, 아연, 비타민 C 등을 꼽을 수 있습니다. 모두다 알코올을 비롯한 금단 증상을 해결하는 데 중요한 영양소이지만 그중에서도 가장 중요한 영양소 하나만 꼽자면 마그네슘입니다.

마그네슘은 알코올 섭취 시 꼭 보충해야 하는 영양소이기도 합니다. 이번 호에서는 이러한 마그네슘의 여러 가지 기능 중에서도 마그네슘이 인지 기능에 미치는 영향에 대해서 알아 보겠습니다.

마그네슘 결핍에 의한 신체 전반적인 증상으로는 인지 기능 감소, 불면, 부정맥, 정신 장애, 변비, 두통, 편두통, 근육 경련, 섬유근육통, 만성적인 통증, 마비감, 찌르는 감각, 정신적 육체적 피로가 있으며 정신적인 증상을 좀 더 자세히 살펴보면 무관심(Apathy), 알츠하이머, 망상(hallucination), 섬망(derilium), 혼동, 불안, 짜증, 주의력 결핍(inattention), ADHD, 과잉 흥분, 기억장애, 아이큐 수치 저하, 자살사고(suicide ideation), 습관성(habituation), 강박, 편집성 성격 장애(PPD : Paranoid Personality Disorder), 양극성 장애, 자폐, 불면, 뇌졸중, 편두통, 군발성 두통이 있습니다. 참고로 군발성 두통에 대한 약물 요법은 다음과 같습니다.

군발성 두통

- 급성 발작 시 100% 산소 흡입 → 그 후 분당 710L 산소 공급
- 프레드니손 60mg/day로 7일간 투여 후 3일간 빠르게 감량
- 취침 시 좌약 형태의 에르고타민 1mg 투여로 야간 발병 예방(주 14mg까지)
- 예방 약물 : 프레드니손, 리튬, 메치세르지드, 에르고타민, 베라파밀

마그네슘의 일반적인 기능

마그네슘은 신체에서 네 번째로 풍부한 미네랄이자 두 번째로 풍부한 양이온(첫째는 칼륨)으로서 300개 이상의 효소 반응에 관여(조효소)합니다. 마그네슘은 ATP 및 DNA와 RNA의 합성에도 필요합니다.

마그네슘은 근육 수축, 심장 박동 유지, 신경전도 및 뇌세포의 기능을 포함한 우리 몸의 모든 전기 화학적 신호 전달에 특히 중요합니다.

흔히 볼 수 있는 마그네슘 결핍이 원인 중의 하나일 것이라 여겨지는 장애로는 당뇨, 고

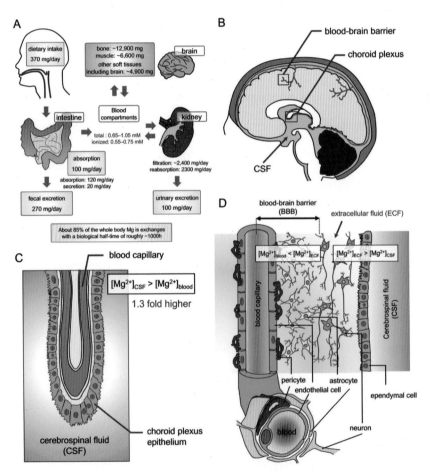

[그림] 신체와 뇌의 마그네슘 항상성

(A) 인체의 마그네슘 대사. (B) 사람 두뇌의 맥락총(Choroid plexus)과 혈액–뇌장벽. (C) 패널 B의 박스 부분의 확대된 이미지 – 맥락총, 혈액–뇌 장벽(BBB), 혈액과 뇌척수액(CSF) 사이의 [Mg2+] 농도 변화. (D) 세포 수준에서 BBB의 구조와 혈액, 세포외액(ECF)과 뇌척수액(CSF) 간의 [Mg2+] 비교.

· 출처 : https://www.mdpi.com/1422–0067/20/14/3439/htm

혈압, 뇌졸중, 편두통, 주의력 결핍, 과잉 행동 장애 등이 있습니다. 특히 당뇨를 포함한 인슐린 저항성이 원인이라 여겨지는 증상에도 마그네슘의 결핍을 고려해야 합니다.

마그네슘은 학습과 기억과 관련하여 뇌의 시냅스 가소성을 조절하는 데 있어 필수 요소로 밝혀졌으며, 이는 우리가 학습과 기억을 하기 위한 기초가 되는 생리적 과정입니다.

우리가 새로운 정보를 취할 때, 전기 화학 신호가 시냅스 공간을 가로질러 전송되며 이러한 자극이 뇌에 반복해서 가해지면 뇌의 시냅스 연결 구조에 변화가 생깁니다. 이처럼 새로운 신경 경로를 형성하는 뇌의 능력을 뇌 가소성이라고 합니다.

댄스, 태권도의 품세, 운전 등과 같은 특정 기술을 마스터하기 위해서는 새로운 신경 통로가 생성되어야 하는데, 여기에 결함이 있으면 새로운 기술을 터득하는 데 있어 어려움이 있을 수밖에 없으며 노인의 경우 이러한 뇌 가소성이 현저하게 떨어지면서 새로운 지식, 정보, 기술을 익히는 데 있어서 예전과 같지 않음을 느끼게 됩니다. 그런데 반대로 생각해 보면 마그네슘, 아연 등의 미네랄과 항산화 영양소, 은행잎 등의 혈행 개선제 등을 복용하면서 새로운 것을 끊임없이 익히는 것이 뇌를 젊게 유지하는 방법이 되리라 여겨집니다.

뇌 가소성이 잘 이루어지는 활동적이고 유연한 두뇌를 가진 젊은이는 새로운 아이디어에 쉽게 흥미를 느낀다고 하는데, 이 역시 반대로 생각해 보면 새로운 지식, 정보를 익히는 것을 부담스러워한다면 나이가 아무리 젊어도 뇌 가소성의 보완을 고려해야 하며, 나이가 아무리 많아도 새로운 지식, 기술을 배우는 데 있어 자신이 있는 사람은 젊은 사람이라고 볼 수 있을 것입니다. 10년 전까지만 해도 과학자들은 나이가 들면 뇌 가소성의 손실이 불가피하다고 생각했습니다.

하지만 그를 부정하는 연구 결과들이 나오고 있습니다. 최근 연구들을 보면 뇌 내 마그네슘 수치가 증가하면 뇌의 가소성을 역전시킬 수 있으며 신경 퇴행성 질환에 대한 보완책으로 인지 기능 향상을 위해 마그네슘의 보충을 고려할 수 있다는 생각이 듭니다.

마그네슘의 체내 분포

(1) Mg^{2+}은 소장에서 흡수되고 근위세뇨관(10-20%), 헨레의 고리의 굵은 상행부(50-70%)에 의해 재흡수되며, 대부분 뼈, 근육 및 연조직에 축적됩니다. 혈청 $[Mg^{2+}]$은 0.5mM~1.05 mM으로, 이는 체내 총 Mg^{2+}의 1%에 불과하며 반감기가 1000시간이므로 매우 느린 속도로 체내 교환 과정이 일어납니다.

(2) 한편, 중추 신경계(CNS)의 ECF는 BBB에 의해 혈액 순환과정과는 분리됩니다. 뇌 내 신경 세포와 신경교 세포는 20~50nm의 거리로 매우 밀접하게 위치해 있으므로 뇌의 세포 외 공간은 다른 장기와 달리 매우 비좁습니다.

따라서 ECF에 포함된 물질의 농도 변화는 매우 가변적이며 BBB는 ECF의 항상성을 위해 여러 분자를 능동 수송합니다. 그리고 그러한 ECF 내 물질 중 [Mg2+]은 혈장 또는 뇌척수액(CSF)의 농도에 비해 더 높은 수준으로 유지됩니다. 그리고 인간의 뇌 내피세포의 체외 BBB 모델에서 여러 기능적으로 활성화된 Mg2+ 수송체가 발현됨이 밝혀졌습니다. 이러한 수송체로는 TRPM7(transient receptor potential melastatin 7) 및 MagT1가 있습니다. 현재 Mg2+의 흡수, 배설에 대한 연구 대부분은 소장과 신장에 초점을 맞추고 있습니다. 하지만 뇌내 Mg2+은 능동수송을 위한 여러 수송체가 활용됨을 보이고 있으므로 소장, 신장에서의 Mg2+의 흡수, 배설이 CNS와 얼마나 유사하고 상이한지에 대한 연구가 필요하다는 생각이 듭니다.

(3) 뇌척수액(CSF)은 뇌와 척수를 채우고 둘러싸고 있으며 정상적인 성인 체내에 약 100~150 mL가 존재합니다.

CSF의 [Mg2+]은 인지 기능과 양의 상관관계를 나타냅니다.

또한 적혈구의 [Mg2+]이 해마 내에 CSF의 [Mg2+]과 매우 큰 상관관계가 있음을 보이고 있습니다. 그러므로 적혈구의 [Mg2+]은 인지 기능과 기억의 좋은 지표가 됩니다. 이러한 사실은 인체의 [Mg2+] 항상성이 뇌 기능, 특히 시냅스 연결의 핵심 요소임을 나타냅니다.

마그네슘은 뇌의 가소성을 향상시키고 인지 기능을 강화합니다

- **뇌 가소성** : 뇌세포 사이의 연결을 리모델링할 수 있는 능력은 기억과 인식의 기초입니다.
- 노년기와 신경 퇴행성 질환에서 기억력과 인지 기능의 손실은 뇌 가소성 상실의 결과입니다.
- 연구에 따르면 뇌 내 마그네슘 수치를 높이면 손실된 가소성을 회복하고 신경 퇴행성 질환 환자의 인지 기능을 향상시킵니다.
- 마그네슘은 뇌세포 내 CSF에 보다 고농도로 있으며, 이온 채널을 통한 신호 전달을

강화합니다. 이러한 신호가 많이 전달될수록 세포 간 연결이 강해지고 그 결과 기억이 강화됩니다. 마그네슘이 CSF에 충분히 있으면 노인의 작업 기억(물건 위치 등 기억), 에피소드 기억(사람의 얼굴, 정보 등 기억)이 강화되는 것으로 나타났습니다.

- **학습능력** : 마그네슘(magnesium-L-threonate 1.5~2그램 12주 복용) 보충은 50-70세 노인의 추론 능력, 계획화 구조화, 문제 해결력 강화를 보여주었습니다.
- **알츠하이머** : 마그네슘이 독성 베타 아밀로이드 플라크의 축적을 방지합니다. 마우스에게 magnesium-L-threonate를 공급했을 때, 초기 알츠하이머의 진전을 방지할 뿐만 아니라 말기 알츠하이머인 경우에도 기억력의 손실을 방지하는 것으로 나타났습니다.
- **PTSD(post-traumatic stress disorder)** : 외상 후 스트레스 장애는 뇌 가소성의 급격한 감소를 유발합니다. 뇌 가소성의 이상은 또한 불필요한 기억이 처리되지 않는 것과도 관계가 있는데 이로 인한 불안 또는 우울증 등에 있어 magnesium-L-threonate의 공급이 유효한 것으로 나타났습니다.
- 마그네슘의 보급은 당뇨병 환자의 기억력 개선에도 유용한 것으로 나타났습니다.

최근의 마그네슘의 인지 기능 향상에 대한 몇몇 내용은 10여 년 전 칭화대 연구팀에 의해서 만들어진 물질인 magnesium-L-threonate을 활용한 연구 내용과 관련이 있습니다. 제가 위에 언급한 내용도 magnesium-L-threonate을 활용한 내용이 있으며, 이러한 형태의 마그네슘이 CSF 내에 마그네슘의 농도를 높이는 목적으로 효과가 있는 것으로 보입니다. 현재 국내에서는 magnesium-L-threonate를 구하기가 어렵습니다. threonate이 킬레이트된 마그네슘이 있으면 보다 물질 활용의 범위가 넓어지겠지만 꼭 magnesium-L-threonate 형태여야만 뇌에 긍정적인 기능을 하리라 생각하실 필요는 없습니다. 아무래도 노인이거나 뇌 내 마그네슘 농도를 보다 짧은 시간 내로 높이려 할 때 위와 같은 형태의 마그네슘을 고려할 수 있겠지만, 신체 전반의 동맥, 정맥, 림프, CSF의 기능을 강화함으로써 마그네슘을 비롯한 필수 미네랄의 기능이 뇌에서 효력을 발휘하도록 도와줄 수도 있습니다.

2017년 네덜란드 에라스무스대에 따르면 '혈청 마그네슘 과소 · 과다 시 모두 치매 위험이 상승'한다고 합니다. 만 명에 가까운 지원자(9천569명, 절반 이상이 여성, 평균 연령 64.9

세)를 대상으로 한 연구에서 혈청 마그네슘 수치가 과도하게 낮거나(0.79 mmol/L 이하) 높을 경우(0.90 mmol/L 이상) 모두 정상 범위일 때 보다 치매 발병 위험이 30% 정도 급증하는 것으로 나타났습니다.

같은 해 일본 도쿄도의학종합연구소 연구팀은 뇌 속 마그네슘 이온이 장기간에 걸쳐 기억력이 훼손되지 않도록 하는데 핵심 역할을 한다는 내용을 발표하였습니다.

즉 CSF 내 마그네슘 이온의 농도를 조절하는 것은 기억력 유지 및 인지 기능 향상에 필수적이며 현대인들은 거의 대부분이 마그네슘이 부족할 수밖에 없는 식생활을 하고 있으므로 마그네슘의 보충은 필수입니다. 하지만 체내 마그네슘의 지나친 농도 상승 또한 인지 기능에 좋지 않을 수 있습니다.

예를 들어 과학적인 데이터가 있지는 않지만 임상에서는 magnesium-L-threonate를 복용 후 마그네슘의 수면효과가 강화되어 낮에 졸리는 경우도 종종 나타나고 있다고 합니다. 그러므로 새로운 물질이 킬레이트 된 형태의 마그네슘이 CSF에서의 농도 상승에 유리한 것은 거의 확실해 보이지만 일반 의약품 마그네슘 또한 장내 환경을 개선하고 동맥, 정맥, 모세혈관, 림프의 기능을 비롯한 인체 전반의 기능을 향상시키면서 공급한다면 정신적, 신체적 균형을 유지하는 데 도움이 되리라 생각되므로 참고하시기 바랍니다.

05

두뇌, 정신 건강, 자율 신경 균형에
도움 되는 영양소 및 천연물

2. 두뇌, 정신 건강에 꼭 필요한 비타민

우리 몸에 비타민 C가
가장 필요한 곳은 두뇌

망막 세포 적절한 기능 위해 눈 안팎에서 고함량 비타민 C 공급해야
비타민 C 보충제 섭취하는 사람 알츠하이머의 정신적 쇠약 위험 줄어

약국 에피소드

- 환자 : 약사님. 아무래도 약사님께 상담받고 약을 복용해야 할 것 같습니다.
  TV에서 교수님이 비타민 C를 많이 먹으라고, 혈관 건강에 좋다고 하던데 제가 먹어도 되나요?

- **약사** : 지금 고혈압약, 고지혈증약, 당뇨약 드시고 계시잖아요. 그럼 우선적으로 드셔야 하는 건 비타민 B군이랑 미네랄, 항산화 영양소인데 비타민 C는 그중의 하나입니다.

- 환자 : 네, 기억하시네요. 제가 혈압약, 당뇨약을 오랫동안 복용했고, 고지혈증약은 얼마 전부터 먹기 시작했어요.

- **약사** : 네, 비타민 영양제 필요한데 비타민 B, 비타민 C 둘 다 필요합니다. 이들은 또, 둘 다 두뇌에도 좋아요. 전에 자꾸 깜빡깜빡하신다고 저에게 말씀하셨죠.

- 환자 : 네, 나이가 그리 많지 않은데, 요즘은 눈도 머리도 맑지가 않아요.

- **약사** : 네, 비타민 B는 두뇌 독소를 처리하고 비타민 C는 뇌세포의 파괴를 막아줄 수 있습니다. 마찬가지로 눈에도 꼭 필요합니다.

- 환자 : 아, 둘 다 필요하군요. 저번에 말씀하신 혈액순환제랑 함께 가져갈게요.
  친절하게 설명해 주셔서 감사해요. 약사님.

아연, 마그네슘, 계지가용골모려탕, 시호계지건강탕, 시호가용골모려탕 등 뇌 건강에 도움 되는 물질에 대한 내용을 다루고 있습니다. 지금부터는 익숙한 물질 비타민 C의 뇌와 관련된 기능에 대해서 알아보겠습니다.

우리 몸에서 비타민 C를 가장 필요로 하는 곳이 어딜까요? 바로 두뇌입니다.

오리건 보건 과학 대학(Oregon Health &Science University)의 과학자들에 따르면, 눈의 신경 세포가 제대로 기능하기 위해서는 비타민 C가 필요합니다.

OHSU Vollum Institute의 선임 과학자인 'Henrique von Gersdorff' 박사에 따르면 망막의 세포가 적절하게 기능하기 위해서는 눈의 안팎에서 고함량의 비타민 C를 공급해야 (마치 목욕하듯이 들이부어야) 한다는 것을 발견했습니다.

예전에는 비타민 C의 두뇌 및 망막에 대한 역할은 상대적으로 등한시된 바 있습니다. 하지만, 망막이 중추 신경계의 일부이기 때문에 비타민 C가 우리의 뇌 전체에도 중요한 역할을 할 것으로 생각됩니다.

'Biological Vision: Early Visual Pathway'에 나오는 빛의 전달 경로를 보면 빛이 눈에 닿으면, 안구의 뒤쪽에 있는 망막의 뉴런이 흥분하게 됩니다. 망막의 피질 쪽으로 전달되는 활동 전위는 망막의 신경절세포로부터 출발하고, 신경절 세포의 축삭은 시각 신경을 구성하며, 이 신경이 시상의 일부를 구성하는 외측슬상체핵(LGN)이라 불리는 뇌의 일부로 시각 정보를 전달합니다.

뇌에는 GABA 수용체라고 하는 특수 수용체가 있는데, 이는 뇌세포 내 빠른 소통을 조절하는 데 도움이 됩니다. 뇌의 GABA 수용체는 뇌의 흥분성 뉴런에 대해서 억제하는 역할을 합니다. OHSU 연구진은 망막 세포에서 비타민 C가 제거되면, 이러한 GABA 수용체가 제대로 기능하지 못하는 것을 발견했습니다. Henrique von Gersdorff 박사는 망막 세포가

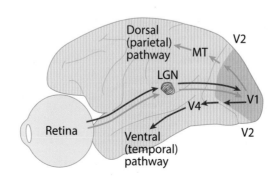

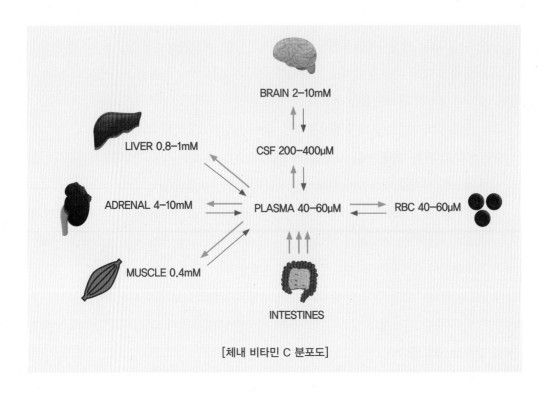

[체내 비타민 C 분포도]

비교적 접근이 쉬운 일종의 뇌세포이므로 이러한 발견은 뇌의 다른 곳에서도 비타민 C가 GABA 수용체의 적절한 기능을 위해서 필요함을 의미한다고 하였습니다.

위 그림에서 비타민 C가 부신과 함께 뇌에 가장 많이 분포하고 있음을 알 수 있습니다. 그리고 비타민 C가 본래 뛰어난 천연 항산화제이므로 본질적으로 빠른 분해를 방지하여 뇌 내 수용체와 세포를 '보존'할 수 있다고 합니다.

뇌에서 비타민 C의 기능은 잘 알려져 있지 않지만, 실제로 인체에 비타민 C가 부족한 경우 비타민은 신체의 다른 어느 부위보다 뇌에 더 오래 머물러 있게 됩니다. '폰 게르스도르프(Ver Gersdorff)'는 아마도 뇌가 비타민 C를 잃게 되는 마지막 신체 부위일 것이라고 하였으며, 또한 비타민 C의 심각한 부족으로 인해 발병되는 괴혈병 환자가 왜 이상한 방식으로 행동하는지에 대한 단서를 제공할 수 있다고 합니다.

즉 괴혈병의 흔한 증상 중 하나가 우울증인데, 이는 뇌 내 비타민 C 부족으로 유발될 수 있다는 것으로, 이 발견은 녹내장 및 간질과 같은 다른 안구, 뇌 질환에도 적용됩니다. 둘 다 GABA 수용체들이 적절하게 기능하지 못하고 부분적으로 흥분하는 바람에 망막과 뇌, 신경 세포의 기능 장애를 초래한 증상입니다. 그러므로 비타민 C가 풍부한 식단은 녹내장에 걸리기 쉬운 망막의 경우 신경 보호 효과가 있을 수 있습니다. 비타민 C가 풍부한 식품

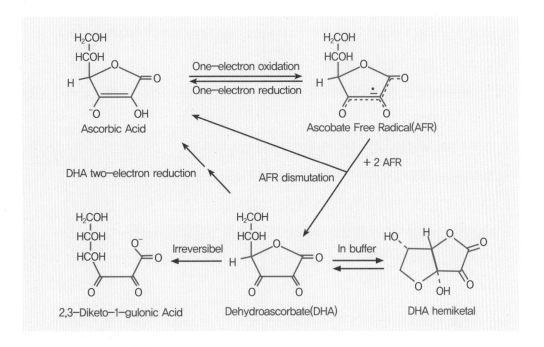

으로 파프리카, 오렌지 등이 있지만 보충제를 통한 섭취가 보다 정확한 효능을 기대할 수 있습니다.

비타민 C는 뇌 속에서 카테콜라민 합성, 콜라겐 생성 및 HIF-1 알파 조절을 포함한 여러 효소 반응에 보조 인자로 참여합니다. ascorbate는 나트륨-의존적 비타민 C 트랜스포터 2 (SVCT2 : sodium-dependent vitamin C transporter 2)를 통해 뇌와 뉴런으로 수송되며, 이는 농도 구배에 대하여 세포 내에서 ascorbate의 축적을 야기합니다. 산화된 ascorbate 형태인 Dehydroascorbic acid는 GLUT 패밀리의 포도당 수송체를 통해 수송되어 세포에 들어간 후에는 빠르게 환원됩니다. 뇌가 ascorbate를 고갈시키기 가장 어려운 기관이기도 하지만, 신체에서 가장 높은 농도의 ascorbate가 뇌 및 부신과 같은 신경내분비 조직에서 발견됩니다. 이러한 사실은 서로 다른 뇌 영역 내에서 ascorbate 분포의 비대칭과 함께 뇌에서 ascorbate가 중요함을 보여줍니다. Ascorbate는 glutamatergic, dopaminergic, cholinergic 및 GABAergic 전이 및 관련 행동의 신경 조절제로 여겨집니다. 신경 퇴행성 질환은 전형적으로 높은 수준의 산화 스트레스를 수반하므로, Ascorbate는 허혈성 뇌졸중, 알츠하이머병, 파킨슨병 및 헌팅턴병에 대한 잠재적인 치료 기능을 하는 것으로 생각됩니다.

한편, 미국에서 2050년까지 알츠하이머병의 예상되는 환자 수는 현재의 474만 명에서

1380만 명으로 3배나 수직 상승하리라 추산됩니다. 성인병의 경향이 미국을 따라가는 우리나라도 그 못지않을 가능성이 큽니다.

알츠하이머 예방을 위해서도 비타민 C를 섭취해야 합니다. 여기에 대해서 근거가 되는 내용을 다시 정리하면

- 비타민 C의 뇌내 수치는 다른 체내 기관보다 높습니다.
- 알츠하이머 환자에서 비타민 C의 혈장 수치가 건강한 사람보다 낮습니다.
- 비타민 C의 결핍은 정신적 쇠퇴와 관련이 있습니다.
- 비타민 C를 고갈시키는 흡연은 알츠하이머 치매의 위험을 증가시킵니다.
- 비타민 C 보충이 알츠하이머를 유발하도록 유전자 조작된 실험동물의 행동을 개선합니다.
- 비타민 C 보충제를 섭취하는 사람들은 알츠하이머의 정신적 쇠약의 위험이 줄어듭니다.
- 알츠하이머 환자는 적절한 식이 섭취에도 불구하고 혈장 및 뇌척수액 비타민 C 수치가 낮습니다.
- 실험실 동물에 고용량 비타민 C를 반복적으로 투여하면 실험실 동물의 뇌에서 베타 아밀로이드 플라크 수준이 40.2%(해마) 및 57.9%(피질)까지 감소했습니다.

저용량 비타민 C(괴혈병 증상을 예방할 정도)는 정신적 쇠퇴를 예방하는 데 거의 효과가 없었으며, 최소 요구량보다 10배 높은 복용량이 명백히 효과적이었습니다. 그리고 최근의 연구에 따르면 사람들의 뇌에 플라크가 쌓여 있든 없든 정신적 쇠퇴를 일으킨다고 합니다. 그러므로 알츠하이머병의 위험을 예측하기 위해서는 베타 아밀로이드 플라크보다 혈액과 뇌척수액 내 비타민 C 수치를 측정해야 합니다.

알츠하이머병 발병의 초기 단계는 뇌의 약한 모세혈관에서 주변 조직으로 혈액이 누출되는 것으로 몇 년 내로 이 주변 조직에서 뇌 조직을 파괴하는 단백질 덩어리가 형성됩니다. 이로 인해 BBB(혈액 뇌 장벽)에도 이상이 오는데, 혈액 뇌 장벽의 고장은 이 질병의 치료를 위해 승인된 현재 약물로는 해결되지 않습니다.

여기에 대해 식이섬유를 섭취하여 유익균에 의해서 SCFA가 되면 그중에 특히 butyrate가 BBB를 강화하는 기능을 합니다.

위장관에 장누수증후군(leaky gut syndrome)이 있듯이 뇌에는 leaky brain capillaries

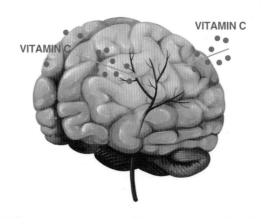

새는 뇌 모세혈관(Leaky Brain Capillaries)은 수년 뒤 알츠하이머로 이어진다.
Vitamin C가 이를 방어한다.

가 알츠하이머가 나타나기 전에 있으며 장누수증후군, 장내 유익균의 기능 저하와 변비가
파킨슨 환자에게 있듯이, 뇌의 모세혈관에서 혈액이 누출되는 것 또한 뇌 기능 저하와 관련
이 됩니다.

이때 요구되는 물질이 바로 비타민 C로 뇌척수액의 항산화 보호에 있어 다른 보조 항산
화제(비타민 E, 코엔자임 Q10)보다 우수하며 비타민 C를 공급받은 모세혈관은 더 강화되어
주변 조직으로 누출이 일어날 가능성이 적습니다.

1940년대 이래로 비타민 C는 모세혈관을 강화시키는 것으로 알려져 있습니다.

모세혈관은 동맥과 정맥을 연결 짓는 역할을 하며 모세혈관이 튼튼해지면 동맥과 정맥
의 흐름도 강화되어 산소, 영양 공급과 노폐물의 처리도 더 잘 이루어지게 됩니다. 이러한
효능은 과일, 채소 등의 섭취로는 기대하기 어려우며 영양 보조제로 500mg씩 4~6시간마
다 복용 시 기대할 수 있는 효능입니다. 비타민 C도 전문가인 약사님들께서 활용하시기에
따라 환자분들에게 많은 유익을 기대할 수 있습니다.

비타민 D와
뇌 건강

뼈 건강 심혈관계 면역체계에 도움 되는 비타민 D
기억력 보존과 알츠하이머 예방하는데도 중요한 역할

약국 에피소드

- **건강잡지 기자** : 약사님, 예전 카카0000를 보니 비타민 D에 관해서 지금 봐도 신선한 내용을 많이 쓰셨던데, 비타민 D가 국민 건강을 위해 필요하고 중요하다는 건 이제 많이 알려졌다고 생각합니다. 그런데 요즘은 정신적인 문제나 오래 살게 되면서 생기는 두뇌 기능 저하 등이 대사 질환 못지않게 심각한 것 같습니다. 여기에도 비타민 D가 도움이 될 수 있을까요?

- **륭 약사** : 네, 저에 대해서 많이 알아보셨군요. 한창 카카0000가 유행할 때 비타민 D와 관련해서도 개인적인 흥미도 있고 해서 자주 쓴 적이 있습니다. 주로 대사 질환, 근육 관련해서 썼던 것 같습니다. 그런데 말씀하신 것처럼 비타민 D는 두뇌 건강에도 중요합니다.

  뇌 속에는 PNN(perineuronal net)이라고 해서 해마와 뇌 신경 세포를 지탱해 주는 지지대 같은 기능의 신경 세포 주위 연결망이라는게 있는데, 비타민 D 결핍 시 마치 뼈근육이 약해지는 것처럼 뇌속의 신경 세포 지지대도 줄어들고 인지 기능을 상실하게 된다고 합니다.

  이번 시간에는 비타민 D와 인지 기능의 관계에 대해서 보다 자세히 알아보겠습니다.

'햇빛 비타민'이라고도 불리는 비타민 D는 건강한 뼈를 유지하는데 필요합니다. 비타민 D는 또한 내분비 기능뿐만 아니라 면역 및 심혈관 시스템에도 도움이 됩니다. 예를 들어, 비타민 D가 부족하면 면역 체계가 손상되고 고혈압의 위험이 높아지며 제2형 당뇨병 환자의 인슐린 분비에 부정적인 영향을 줄 수 있다고 연구 결과들이 보여주고 있습니다.

이제 최신 연구들은 비타민 D와 뇌 건강 사이의 잠재적 연관성에 초점을 맞추고 있습니다. 예를 들어 최근에 발표된 한 연구에서는 비타민 D 결핍과 정신 분열증의 위험이 높아질 수 있다는 개념을 더욱 강조하고 있습니다.

다른 연구에서는 설치류(사람으로 치면 중년의)가 비타민 D를 박탈당하면 뇌 손상이 발생하고 인지 검사에서 기능이 떨어짐을 보였습니다. 연구원들은 갑작스러운 심장 마비로부터 생존한 사람들이 비타민 D 수치가 낮으면 뇌 기능을 회복할 가능성이 낮다는 것을 발견했습니다.

새로운 연구들은 영양소가 기억력의 열쇠가 될 수 있는 잠재적인 근거를 찾기 위해 비타민 D와 뇌 기능 사이의 관계를 더 깊이 파고들고 있으며 이런 연구 결과들은 매우 흥미로우며 약국 약사로서 환자에 대한 시각을 더욱 넓히는데 도움이 됩니다.

호주 세인트 루시아(St. Lucia)에 있는 퀸즐랜드 대학교 뇌 연구소의 부교수인 '토마스 번(Thomas Burne)'과 그의 동료들이 Neurosciences 저널에 발표한 'Reduction in the brain's scaffolding'을 보면 비타민 D 부족과 기억력 감퇴의 근본적인 기전을 파악하기 위해 Burne과 동료들은 건강한 다 자란 생쥐에게 20주 동안 비타민 D를 공급하지 않고, 대조군 생쥐 그룹과 비교 테스트를 하였습니다. 인지 테스트 결과 비타민 D가 부족한 생쥐는 대조군의 생쥐에 비해 새로운 것을 배우고 기억할 수 없었습니다.

신경 세포의 가소성 변화는 기억에 있어서 중요합니다. 최신 연구에 따르면 SSRI 등의 항우울제의 효과는 뇌 가소성을 변화시킴에 따라 발현되는데, 뇌 가소성에 변화를 일으키는 데는 오랜 시간이 걸리기 때문에 효과 발현에도 지난한 시간이 걸리며(빨라야 2~3주, 평균적으로 2달 이상의 장기 투여) 그 사이에 SSRI로 인한 부작용도 무시할 수 없습니다. 따라서 부작용에 대한 우려를 덜고 뇌 가소성에 변화를 줄 수 있으면 기억력, 우울증에도 도움을 줄 수 있으리라 여겨지는데 여기에 대해 비타민 D가 도움을 줄 수 있으리라 생각됩니다.

한편 비타민 D를 공급하지 않은 설치류의 뇌를 스캔한 결과 해마의 신경원주위연결망(PNN : perineuronal net, 메모리 형성의 핵심인 뇌 영역)이 감소한 것으로 나타났습니다.

신경원 주위 연결망(PNN: perineuronal net)은 뇌에서 '지지대'처럼 기능합니다. PNN은 특정 신경 세포 주변을 지탱해 주는 강력한 지지망(supportive mesh)으로 신경 세포 상호 간의 연결과 신호 전달을 안정시키는 역할을 합니다. 연구원은 이 설치류 해마의 뉴런들 사이의 연결 수와 강도도 크게 감소했다고 보고했습니다. 비타민 D 결핍이 PNN을 효소의 분해 작용에 더 취약하게 만든다고 여겨집니다. Burne 박사는 '해마의 뉴런을 지탱하는 PNN을 잃으면서 신경 세포 간 연결에 어려움을 겪게 되며 궁극적으로 인지 기능을 상실하게 된다.'고 하였습니다.

비타민 D 결핍은 조현병 위험을 높일 수 있는 것으로 알려져 있습니다. 이번 연구에서 흥미로운 또 하나의 사실은 비타민 D의 결핍으로 해마의 오른쪽이 왼쪽보다 더 크게 영향을 받았다는 것입니다. Burne 박사는 해마에서의 이러한 뇌 기능의 손상이 기억 상실 및 인지 왜곡과 같은 일부 조현병 증상의 원인이 되리라 추측합니다.

알츠하이머와 비타민 D

축적된 증거는 비타민 D의 결핍, 치매 및 AD(알츠하이머) 사이에 유의한 연관성을 나타냅니다. 신호 전달의 이상, 비타민 D의 이용률의 변화 및 비타민 D 수용체(VDR)를 포함하

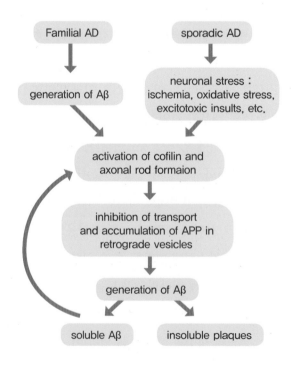

| Hyperhomocysteinemia
Diabetes
Metal stress
Head injury
Vitamin D deficiency
Psychological stress
Folate, B12 deficiency
Vascular injury | + | Aging Inflammation
Sedentary lifestyle Genetic/
epigenetic modulation
Environmental and metabolic
risk factors | + | Oxidative stress
Calcium imbalance
Disturbed neurotrophin and NT
homeostasis
Neuronal hypometabolism
Abnormal protein accumulation |

⟶ Mitochondrial dysfunction
Neuronal degeneration and neuronal death

는 몇몇 관련 유전자의 다형성은 AD 또는 AD 유사 신경 퇴화를 유발합니다. 장기적인 비타민 D 결핍은 산발성 AD 발달의 위험 인자입니다. 비타민 D는 AD 환자의 진행성 신경 변성을 예방하고 억제시키는 데 있어서 잠재적인 신경 보호 역할을 합니다.

알츠하이머의 위험인자에는 고호모시스테인혈증, 당뇨, 정신적 육체적 스트레스, 두뇌 손상, 비타민 D 결핍, 엽산, B12 결핍 및 혈관 손상이 있으며 외적인 손상을 제외한 물질적인 요인 중에서는 B9, B12와 함께 비타민 D 결핍이 매우 중요한 요인임을 알 수 있습니다.

이러한 요인들 및 나이, 염증, 생활 습관, 유전, 사회 환경적인 요인으로 산화적 스트레스, 칼슘 균형, 뉴로트로핀(뉴런의 기능, 성장, 생존에 중요) 균형이 깨어지고 비정상적인 단백질의 축적, 미토콘드리아 기능 저하로 신경성 퇴행(neuronal degeneration)과 신경 세포 사멸과 함께 알츠하이머가 발현됩니다.

알츠하이머 관련 비타민 D의 기능에 대해 살펴보면 뉴로트로핀 조절, NGF 조절, BDNF 조절, 아세틸콜린 합성, 도파민 합성, 칼슘 항상성, LVSCC 칼슘채널 저하, Aβ식세포작용, Aβ의 BBB를 통한 배출, 신경 보호, 글루타메이트 독성 감소, 항염작용, 염증성 사이토카인 감소, NF-κB 감소, iNO S감소, COX-2 감소, 글루타티온 증가가 있습니다.

다음은 비타민 D와 알츠하이머 관련 몇 가지 시험 결과의 나열입니다.

- FACT : 비타민 D 수치가 낮으면 19배 더 인지력이 감소합니다.
- FACT : 비타민 D 수치가 낮으면 알츠하이머 확률이 21% 더 높음
- FACT : 치매는 낮은 비타민 D 수치와 상관관계가 있습니다.

비타민 D의 뇌 보호 효능

Neurotrophic regulation
NGF, BDNF regulation
Ache, Dopamine synthesis

Calcium homeostasis
↓ LVSCC Ca channel

Amyloid β metabolism
↑ Aβ phagocytosis
↑ Aβ efflux across BBB
↓ APP promoter activity

Neuroprotection
↓ glutamate toxicity
↓ iNOS
↓ NFκB
↑ glutathione

Anti-inflammatory action
↓ proinflammatory cytokines
↓ COX-2

- FACT : 알츠하이머와 관련된 위험요소는 모두 비타민 D 수치가 낮을 때의 위험요소이기도 합니다.

- FACT : 알츠하이머는 비타민 D 수치가 높으면 4배 감소

- FACT : 노인의 비타민 D 수치가 낮아짐에 따라 노인 인지 기능이 악화됩니다.

- FACT : 비타민 D는 비용이 매우 저렴하고 부작용이 거의 없습니다.

- OBSERVATION: 알츠하이머 환자들은 3배 더 많은 비정상적인 비타민 D 수용체 유전자를 가지고 있음

- OBSERVATION : 비타민 D 수치가 증가하면 인지력이 향상된다는 보고

- OBSERVATION : 알츠하이머는 비타민 D가 보충될 때 진행이 중단되는 것으로 나타났습니다.

- OBSERVATION : 비타민 D 수치 감소 시 알츠하이머가 50배 증가하였습니다.

- OBSERVATION : 비타민 D는 11가지 경로로 알츠하이머를 감소시킵니다.

- OBSERVATION : 4000IU의 비타민 D 보충은 알츠하이머 환자의 인지력을 향상시

킵니다.

- OBSERVATION : 사람에게 적용 시 14000IU에 해당하는 비타민 D를 마우스에게 투여했을 때 뇌 속 플라그가 제거되었습니다.
- OBSERVATION : 2012년 2개의 메타 분석시험에서 알츠하이머와 낮은 비타민 D수치가 관련됨을 보였습니다.

이렇듯 비타민 D의 결핍은 인지 기능의 저하와 관련되며 비타민 D의 보충은 인지 기능 강화에도 도움이 될 수 있습니다. 이런 점을 상담에 잘 활용하시기 바랍니다.

두뇌, 정신 건강, 자율 신경 균형에
도움 되는 영양소 및 천연물

3. 핫한 비타민 B군 중에

현대인에게 더 주목받아 마땅할

조혈 비타민이자 두뇌 비타민

소홀하기 쉬운

'엽산'에 대한 이해

기생충 막고 식중독 예방하며 구강 점막 궤양에 효능

남녀 꼭 필요한 영양소, 인지 기능 향상 효과 기대 커

약국 에피소드

- **건기식회사 개발팀** : 약사님, 미국 가보셨어요?

- **륭 약사** : 아직 안가봤습니다.

- **건기식회사 개발팀** : 미국은 식료품점에 가면 원재료에 꼭 엽산이 강화되어 있습니다.

  특이하죠?

- **륭 약사** : 네, 미국에서는 밀가루, 빵, 시리얼, 파스타, 옥수숫가루 등 곡물류에 엽산 및

  기타 비타민을 강화하도록 하였습니다. 엽산을 불충분하게 섭취하고 있고 식생활에서 엽산

  의 소모도 많으며 특히 산성 식품과 소스에 들어있는 엽산은 고열 요리로 인해 파괴되기 쉽

  습니다. 또, 엽산은 물에 녹기 때문에 물에 끓인 음식에서 손실될 수 있습니다. 이렇듯 요리

  과정에서도 손실이 잘되어 엽산을 애초에 강화한 곡물이 시장에 나오고 있습니다. 특히 엽

  산은 새로운 세포 생성에 중요하기 때문에 세포분열이 활발하여 필요량이 증가하는 유아

  기, 성장기, 임신기, 수유기와 알코올의 섭취로 인해 엽산의 흡수가 저해되고 배출이 증가

  하는 알코올 중독자 그리고 충분한 열량의 식사를 하지 않는 노인의 경우 엽산의 결핍증이

  나타나기 쉽습니다.

- **건기식회사 개발팀** : 와, 자세한 설명 감사합니다. 미팅하러 가기 전에 엽산이 왜 중요한지

  간단히 설명해 주실 수 있을까요, 약사님?

- **륭 약사** : 엽산 부족 시 빈혈, 혈관질환, 신경관 이상은 물론 정신질환의 원인이 됩니다.

  반드시 잘 보충을 해야 합니다.

저는 지식이 부족하지만 물질에 대해서 탐구하는 것은 좋아합니다. 특히 한약제제는 방제 하나에 수많은 본초들이 들어있으니 탐구할 게 더 많아서 더 흥미를 느끼게 되는 듯합니다. 하지만 저는 한약 및 생약제제 뿐만 아니라 영양소에 대해서 알아보는 것 또한 좋아합니다. 그리고 그러한 영양소를 고단위로 활용하여 긴급한 상황에 처한 환자분에게 많은 도움을 드린 적이 더러 있습니다. 이번 시간에는 한방 방제에 대한 탐구를 잠시 쉬고 영양소인 엽산에 대한 말씀을 드리겠습니다.

저는 때로 비타민, 영양소도 하나의 본초로 보고 접근을 할 때가 있습니다.

<**본초로서의 엽산(葉酸)**>

· 성미 : 쓴

· 귀경 : 신, 간, 비, 대장

참고로 쓴맛의 대표 본초인 황금, 황련, 황백의 공통적인 특징에 대해서 알아보면 고미설(苦味泄)이라 하여 쓴맛은 청열조습(淸熱除濕 열을 내리고 습을 배출하여 말리는) 작용을 합니다. 이들은 심장이나 간에 열이 있어 얼굴이 달아 오르고 눈이 충혈되며 머리가 아프고 가슴이 답답할 때 좋으며 대장에 '열'이 있어 변비가 심한 사람에게 좋습니다.

엽산은 위와 유사한 대사항진 상태(갑상선 기능항진증, 감염, 염증, 혈열에 의한 염증)에서 보충이 필요한 물질입니다. 엽산 역시 가슴 답답, 충혈(B6, B12와 함께 도움이 됩니다.), 변비 등에 도움이 됩니다.

한방적으로 폐색이 있어서 막힌 증상이 있는 사람은 우선 뚫어주어야 할 것입니다. 하지만 이런 경우 긴급한 상황이 지나면 혈의 공급이 필요합니다. 긴급할 때도 빠른 흡수가 가능하면 폐색을 뚫는데도 혈의 공급이 도움이 될 것입니다. 그것이 바로 비타민 B군 중에서는 특히 엽산을 비롯한 B6, B12 등입니다. 호모시스테인은 말초 혈관, 뇌심혈관을 막히게 할 수 있는데 그런 의미에서도 호모시스테인을 제어하는 엽산은 도움이 되며 적혈구의 산소공급 능력을 강화함으로써 빠른 회복에도 도움이 됩니다. 약국에서 사용 가능한 예로는 우황청심원에 비타민 B군(엽산, B12가 들어있는 앰플)의 조합이 있습니다. 이 조합은 우황청심원의 약점을 보완하기에 좋고 필자는 이 조합으로 많은 효험을 보았습니다.

다음은 엽산(葉酸)이라는 본초의 효능입니다. 이 내용은 10년 정도 전에 연재했던 내용으로 수정 없이 그대로 여기에 공개합니다.

葉寄食口 赤靜白皮 乳脫二核 牛扁赤鷄
엽기식구 적정백피 유탈이핵 우편적계

葉	엽산은
寄	기생충을 막아주고
食	식중독을 예방하며
口	구강점막 궤양에 효능이 있고
赤	적혈구 성장을 도와서 빈혈에 쓰이고
白	흰머리를 PABA 및 판토텐산과 같이 검은 머리로 만들 수도 있고
皮	건강한 피부
乳	유즙 분비 촉진
脫	DNA 합성
二	이산화탄소 운반
核	핵산 대사에 필요합니다.

또 엽산이 많이 들어있는 대표적인 식품 4가지를 뽑아보면

牛	소간
扁	편두 = lentil 렌틸콩, 렌즈콩
赤	시금치는 적근채(赤根菜)라는 한자어에서 왔다고 합니다.
鷄	계란이 있습니다.

엽산은 pteroyl(pteridine + PABA) polyglutamate 구조로 이루어져 있으며 folate conjugases라는 효소에 의해 monoglutamate로 전환되어야 소장에서 간문맥으로 이동하여 간에 저장되거나 필요한 세포로 다시 이동을 하게 됩니다. 참고로 엽산은 B12, 비타민 C, D, K, 마그네슘, 담즙산염과 함께 소장 중에서도 회장에 주로 흡수됩니다.

엽산에 대한 몇 가지 질문을 정리해 보겠습니다.

1. 왜 모든 여성이 엽산을 섭취해야 하는가

엽산 부족 시 발생하는 태아 신경관 결손이 가장 큰 이유인데, 모든 여성이 임신을 하지 않음에도 엽산 섭취가 강조되는 것은 엽산 결핍에 의한 빈혈 예방과 계획하지 않은 임신의 가능성 때문입니다. 요즘은 혼전 임신이 늘어나고 있고, 피임 실패로 인한 임신, 결혼 후에도 계획하지 않은 임신이 있을 수 있는데, 태아 신경관 결손은 임신 후 단 몇 주 만에 발현되므로 그때 엽산 섭취가 충분하지 않으면 되돌이킬 수 없는 일이 일어나는 경우가 많기 때문입니다. 태아 신경관 결손은 태아의 신경관 형성 시 신경관이 제대로 닫히지 않음으로써 발현되며 척추에 영향을 미치는 이분척추(spina bifida), 뇌의 일부나 전체가 결여되는 무뇌증(anencephaly), 두개골이 닫히지 않는 뇌탈출증(encephalocele), 목에 기형을 초래하는 대후두공뇌탈출기형(iniencephaly)이 있습니다.

2. 엽산 섭취량의 기준

1) 가임기 여성(14세 이상) : 400mcg, 조기 유산 방지(50-70% 감소) 기능도 있습니다.
2) 임부 : 600-800mcg
3) 수유부 : 500-800mcg
4) 아기를 원하는 여성이 이분척추(spina bifida)가 있거나, 이분척추의 가족력이 있거나 이분척추가 있는 아이가 있는 경우 : 4000mcg (단, 일반인의 최대 섭취량은 1000mcg)
5) 의사와의 상담이 필요한 경우 : 전간, 2형 당뇨, RA(류머티즘), 루푸스, 신장 투석, 셀리악 병, IBD 환자

3. 폐경(완경) 후에도 엽산을 섭취해야 하는가

건강을 위해서 완경 후에도 400mcg을 매일 섭취해야 합니다.

4. 엽산 부족의 증상

1) 혈중 호모시스테인 수치의 상승
2) 거대 적아구성 빈혈, 구내염

3) 피로 / 무력, 우울증

4) 짜증 / 숨참

5) 노인의 청력 저하 / 자폐아

6) 골다공증 / 알레르기

5. 5-MTHF가 무엇인가요

엽산의 활성형으로 엽산 섭취 시 DHFR(Dihydrofolate reductase), MTHFR(Methylene tetrahydrofolate reductase)의 작용을 통해 활성형(L-5-Methyltetrahydrofolate)으로 전환이 되어야 비로소 엽산의 역할을 하게 됩니다. 한국인은 MTHFR에 대한 변이된 유전자를 지닌 인구가 70%에 이른다는 연구도 있으므로 활성형이 필요할 수 있습니다.

MTHFR 유전자의 변이는 사실 호모시스테인, 히스타민 수치를 높이고 섬유 근육통, 다발성 경화, 우울증, 조울증, 조현병, 치매, 만성피로, 유산, 과민 대장 증후군의 원인이 될 수 있습니다. 이 유전자의 변이가 있는 분은 그러므로 엽산만이 아니라 호모시스테인 수치를 조절하기 위해 비타민 B군의 섭취와 프로바이오틱스, 아미노산의 섭취를 고려해야 합니다. 엽산이 활성형으로 전환되지 않고 쌓이면 세로토닌 형성에도 방해를 받으므로 세로토닌의 원료가 되는 트립토판 등의 아미노산과 세로토닌으로의 전환에 도움이 되는 비타민 B군, 마그네슘, 칼슘, 비타민 C 등의 섭취 또한 중요합니다. 그리고 설탕이 든 음식을 피해야 합니다.

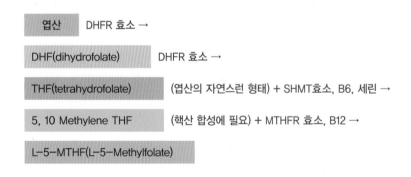

엽산　　　DHFR 효소 →

DHF(dihydrofolate)　　　DHFR 효소 →

THF(tetrahydrofolate)　　　(엽산의 자연스런 형태) + SHMT효소, B6, 세린 →

5, 10 Methylene THF　　　(핵산 합성에 필요) + MTHFR 효소, B12 →

L-5-MTHF(L-5-Methylfolate)

*SHMT: Serine Hydroxy Methyl Transferase

6. 상호작용

메토트렉세이트 : 메토트렉세이트가 엽산의 드러머거인 것은 잘 알려져 있습니다. 류머티즘 환자의 경우 메토트렉세이트 복용 후 GI의 이상 증상이 있을 수 있는데, 엽산의 복용이 이러한 GI 부작용을 79%까지 감소시킨다고 합니다.

그밖에 엽산 흡수를 감소시킬 확률이 높은 약물 : 아스피린, 이부프로펜, 페니토인, phenobarbital, primidone, 콜레스티라민, 콜레스티폴, 트리메토프림, 피리메타민(pyrimethamine), 트리암테렌, 설파살라진, 비타민 C 장기 복용

7. 엽산의 혈관 강화 기능

엽산을 충분히 섭취하면 혈관이 건강해져 심장 마비나 뇌졸중 등 위험성을 감소시킬 수 있다고 하며 호모시스테인 혈중 농도가 높아지면 동맥 경화 현상이 증가되는데 엽산이 호모시스테인을 제거해 주는 작용이 있어 성인의 동맥경화 예방에 효과를 나타낸다고 합니다 (The American Journal of Medicine 2002; 112: 535~539).

8. 왜 여성만 강조하나요, 남성에게는 엽산이 필요없나요

남성의 엽산 섭취 시 정자의 이수성(異數性 염색체 수가 정상의 염색체 수보다 1~2개 많거나 적은 것)의 발현이 엽산을 섭취하지 않은 남성에 비해 18-30% 감소하였다는 연구 (Human Reproduction)가 있습니다. 다른 연구에서는(journal Fertility and Sterility) 5mg의 엽산과 66mg의 아연을 26주간 매일 섭취했을 때 74%의 남성이 정자 수의 증가를 보였다고 합니다. 그러므로 남성의 건강을 위해서도 엽산의 섭취는 중요함을 알 수 있습니다. 그리고 남성 역시 호모시스테인 수치 조절은 중요하며 이를 통해 인지 기능 향상, 기분 저하 예방, 심질환 예방 효과를 기대할 수 있습니다. 그리고 우울증을 앓는 남성 갱년기에도 아연, 엽산의 섭취는 중요함을 알 수 있습니다.

이런 여러 사항들을 고려할 때, 엽산의 보충은 남녀 공히 중요함을 알 수 있고, 꼭 엽산 제품만이 아니라 약사님들께서 요즘 약국에서 많이 취급하시는 고함량 비타민 B군 제품에 대해서 상담을 하실 때도 이러한 엽산의 특성 또한 고려해서 말씀을 하시면 복약상담에도 좋으리라 생각합니다.

B12의 전반적인 효능에 관하여

활성형 3가지 효능, 정신적 · 신체적 활력 유지 및 독소 제거에 중요

5가지 기능 – DNA 합성 · 에너지 대사 · 지질 대사 · 호르몬 · 신경전달물질 합성 · 독소 제거

약국 에피소드

- **초보 약사** : 약사님께서는 비타민 B군을 사랑하는 것 같아요.

  저도 좋아하는데 1에서 12까지 이 중에 가장 좋아하는 건 누군가요?

- **륭 약사** : 네, 대부분 약사님들이 비타민 B군 다들 좋아하실 것 같아요. 하하(웃음)

  음, 저는 그중에서 B12를 꼽고 싶습니다.

  B12가 혈관 건강에 필요하고 정신적 신체적 활력 유지 및 독소 제거, 신경 기능

  에 필요하고 현대인들이 엽산이나 B12, B1, B6 같은 신경 비타민의 소모가 많고

  혈액의 충실한 공급이 필요한데, B12는 엽산, B6 등과 함께 적혈구 기능에 핵심

  적인 물질이어서도 좋아합니다.

  사실 B1도 혈액 건강에 중요하고 비타민 B군은 유기적으로 연결되어 있으니까

  다 필요하지만, 아무래도 비교적 덜 부각된 B12의 유용함 또한 강조하고 싶습

  니다.

  이번 시간에는 B12의 전반적인 특성에 대해서 알아보겠습니다.

아연, 마그네슘, 계지가용골모려탕, 시호가용골모려탕, 비타민 C 등 뇌 기능에 도움이 되는 물질에 대해서 알아보고 있습니다.

이번에는 뇌 및 인지 기능에 도움이 되는 영양소 중 비타민 B군 중의 하나인 B12에 대해서 정리해 보겠습니다.

먼저 B12에는 몇 가지 활성형이 있습니다.

(1) Methylcobalamin은 세포질에서 작용하며 Hydroxocobalamin에서 생성

(2) Adenosylcobalamin은 미토콘드리아에서 작용

(3) Hydroxocobalamin은 혈액과 세포질에서 작용

Methylcobalamin, Adenosylcobalamin은 활성형 코엔자임인데 반해 Hydroxocobalamin은 코엔자임으로서의 기능은 없으며 독소, 유리기를 제거하는 역할을 합니다. Methylcobalamin은 엽산의 활성화 및 호모시스테인의 메티오닌으로의 변형에 관여합니다.

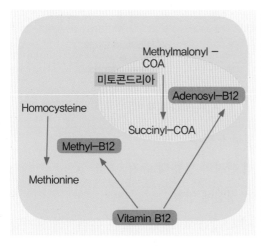

▲ Methylcobalamin은 세포질에서 작용하며 Adenosylcobalamin은 미토콘드리아에서 작용

▲ Adenosylcobalamin은 해로운 대사 물질인 methylmalonic acid를 succinyl-co A 로 전환시키는데 필요

메티오닌은 S-adenosylmethionine(SAM)이라는 여러 가지 호르몬 및 신경전달물질의 합성에 필요한 메틸기 제공자의 생성에 필요합니다.

Adenosylcobalamin은 체내 에너지 생산 공장인 미토콘드리아에서 작용하며 에너지 생산에서 중요한 citrate cycle에서 활성화됩니다. 무엇보다도 Adenosylcobalamin은 해로운 대사물질인 methylmalonic acid를 succinyl-coenzyme A라는 TCA 사이클에 필수

적인 기본 물질로 전환시키는데 필요하며 Adenosylcobalamin이 이 과정에서 효과를 발휘하기 위해서는 비오틴의 도움도 필요합니다.

이렇듯 B12는 메틸기 도너이고 TCA 사이클에 관여하므로 대사에 아주 중요합니다.

한편, Hydroxocobalamin은 코엔자임으로서의 기능은 없지만, 혈액과 세포막에서 독성 물질들인 시안화물, ·NO와 결합하여 그 물질들을 체외로 배출하는 기능을 합니다.

B12 중 cyanocobalamin은 위 3가지 천연 형태의 B12와 다르게 체내에서 위 3가지 활성형 중의 하나로 전환이 되어야 하므로 체내에서 효과를 나타나는 데 있어 불리할 수 있습니다.

B12의 5가지 기능은

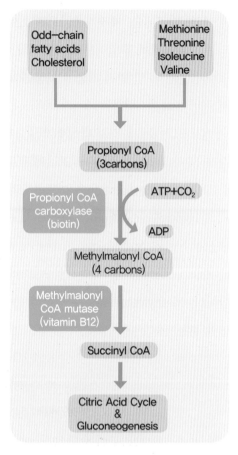

▲ TCA활성화에 비오틴과 B12가 필요한 이유

(1) DNA 합성 – 세포 분화, 혈액 생성

(2) 에너지 대사 – 미토콘드리아의 에너지 생성에 필수

(3) 지질 대사 – 세포막, 수초, 뇌 중추신경계 신경의 생성 및 유지

(4) 호르몬, 신경전달물질 합성 – 기분, 인지, 정신에 영향

(5) 독소 제거 – 호모시스테인, 시안화물, ·NO, peroxynitrite 같은 유리기의 제거입니다.

그러므로 B12의 결핍은 위 5가지 기능과 관련하여 아래와 같이 정리할 수 있습니다.

1. DNA 합성 불량 : 빈혈, 점막 손상, 발암 위험

B12의 가장 잘 알려진 기능은 혈액 생성이며, 결핍 시 심각한 빈혈을 유발하게 됩니다. 그리고 세포 분화가 매우 중요한 뇌와 척추에도 결핍이 영향을 받게 되며 DNA 합성 중의 transcription에도 이상을 일으켜 장기적으로 발암 및 많은 만성병의 원인이 됩니다.

2. 에너지 대사 저해 : 만성 피로, 의욕 저하, 인지 기능 저하

B12 결핍은 에너지 수준 및 신체적 기능에 중요한 영향을 미칩니다. B12는 우리가 섭취한 음식으로부터 신체의 원활한 움직임을 위해 필요한 에너지 화폐 ATP 생성에 필요합니다. 지방, 단백질, 탄수화물은 섭취 후 쪼개어져서 TCA 사이클을 통해 물, 이산화탄소, ATP로 바뀌는데 TCA 사이클에서 B12가 중요한 역할을 하며 B12가 없이는 음식으로부터 충분한 에너지를 만들어낼 수 없습니다.

3. 지질 대사 저해 : 저린 느낌, 찌릿찌릿한 느낌, 마비감, 만성 통증, 마비, 치매

B12는 또한 세포막을 형성하는 지질 대사에 관여합니다.

1) B12와 신경계

B12의 가장 중요한 장기적인 신체에 대한 영향은 척추, 뇌와 같은 중추신경계에 대한 영향입니다. B12는 신경을 보호하는 전선의 보호 케이블과 같은 신경 수초 생성에 관여하며 multiple sclerosis(MS) 와 같은 질환이 이러한 보호막이 파괴되었을 때 생성되는 질환입니다. 신경 수초가 파괴되면 신경을 통한 신호 전달이 더이상 이루어질 수 없습니다. 무엇보다도, B12는 신경 세포 재생에 중요한 역할을 하며, 이것은 수많은 질환에 대한 치유에 도움이 될 수 있으리라 기대되는 부분입니다.

B12가 MS(multiple sclerosis), fibromyalgia, CFS(chronic fatigue syndrome)의 치유를 위해 효과적으로 사용되고 있지만 어떻게 효과가 있는지 명확한 기전이 밝혀져 있지는 않습니다. 하지만 MS(multiple sclerosis)에 대해 B12의 마이엘린 형성기능이 도움이 되리라 생각합니다. 그리고 fibromyalgia, CFS에 대해서는 B12의 호모시스테인 억제기능 또는 ·NO제거제로서의 역할이 도움이 되지 않을까 생각합니다.

2) B12와 두뇌

Methylcobalamin, adenosylcobalamin과 같은 코엔자임은 두뇌의 개발과 기능에 꼭 필요하며 이들이 없으면 인지 기능에 문제가 유발됩니다.

채식 위주의 식사를 하는 아이들이 B12 결핍으로 인해 두뇌의 발달에 심대한 악영향을 받았으며 두뇌의 위축, 정신능력의 저하가 있었으나 이러한 문제들이 B12의 보충 시 대개

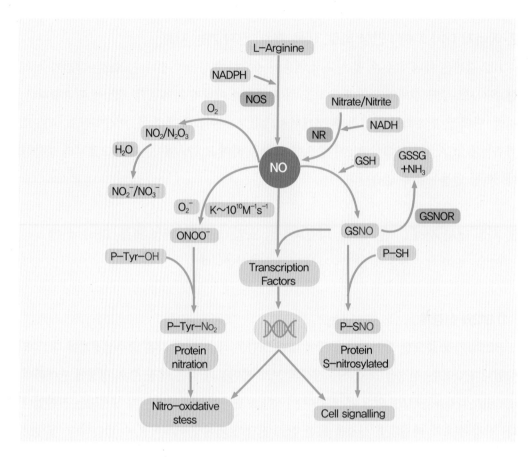

▲질산화 스트레스(nitrosative stress)의 유발 기전

의 경우 극복됨을 보인 바 있으며, 이러한 두뇌 기능의 문제들 또한 B12 결핍으로 인한 수초 형성 이상과 관련이 있다고 합니다. 그리고 B12 결핍으로 인한 S −adenosylmethionine 의 부족 또한 신경병증에 영향을 끼칩니다.

4. 호르몬, 신경전달물질 합성 저해 : 우울, 정신병, 조현병

B12는 인지 기능, 정신 기능, 사고력에 영향을 끼치며 심각한 정신질환부터 가벼운 수면 장애에까지 치유에 도움이 될 수 있습니다.

5. 독소 제거 저해 : 만성병, 면역 결핍

B12는 신체의 활성에 도움이 될 뿐만 아니라 독소 제거에도 필요합니다. Hydroxocobalamin, methylcobalamin은 시안화물(시안화수소 hydrocyanic acid)과 같

은 독소와 결합하여 소변으로 배출하는 기능이 있습니다. 이 기능은 특히 지속적으로 체내에 시안화물을 흡입할 수 밖에 없는 흡연자에게 중요합니다. 또, 연기독을 쐬게 된 화상 환자들에게도 B12의 독소 제거 기능이 도움이 됩니다. 그러나 더욱 효과적인 B12의 기능은 유리기에 대한 저항 능력입니다. 비교적 덜 알려져 있지만 많은 질환의 원인이 되는 질산화 스트레스(nitrosative stress)를 억제하는 데도 도움이 됩니다.

N══════O

지나치게 많은 ·NO가 있으면 B12가 결합, 제거하여 질산화/산화(nitrosative/oxidative) 유리기로 인한 스트레스를 방어합니다.

정확한 연관 기전에 대한 더 많은 연구가 필요하지만 질산화 스트레스(nitrosative stress)는 자가면역질환, 습진, 건선, 천식, 심장마비, 뇌졸중, 치매, 알츠하이머, 파킨슨, 암과 같은 많은 질환의 원인이 됩니다. 질산화 스트레스(nitrosative stress)의 신체에 대한 부정적인 영향 중 보다 연관관계가 밝혀진 것은 미토콘드리아 기능 부전, 콜레스테롤 대사 부전, 스테로이드 호르몬 합성 저하로 인한 문제점들입니다.

B12는 ·NO에 결합하여 nitrosocobalamin이 되어 소변으로 배출이 용이하게 합니다. 분자교정의학(orthomolecular medicine)에서는 질산화 스트레스 관련 질환에 대한 B12의 드라마틱한 효과들이 보고된 바 있습니다. 서구에서는 B12 크림이 피부에도 활용되고 있습니다. 피부과 전문의들이 그 효과에 대해서 의문을 표하며 근거도 희박하지만 습진, 건선 등의 피부 질환에 대해 효과를 보는 환자들이 있습니다. 그것은 아마도 B12가 ·NO 제거제로서 기능했기 때문이 아닐까 생각합니다.

B12는 살펴볼수록 많은 기능을 가지고 있음을 알 수 있습니다. 앞으로 B12가 신체적 정신적인 유익을 주고 인체 건강을 관리하는 데 있어서 점점 더 중요한 역할을 하리라 생각합니다.

B12의 4가지 형태의 특징과 활용

각각의 B12의 구분점과 B12의 효능

B12의 결핍 증세와 B12 결핍을 일으키는 질환

(강의장에서)

- **룡 약사** : B12에는 여러 가지 형태의 활성형이 있습니다.

  그 구분점을 말씀해 주실 분 계신가요?

  네, 일어나서 말씀해 주셔요. 약사님.

- **강의 수강 약사** : 잘 알려진 형태로 시아노, 히드록소, 메틸, 아데노실코발라민이 있는데, 시아노코발라민은 천연 형태가 아니고 활성형이 아니며 약간의 독성이 있지만 안정성의 장점은 있습니다. 히드록소코발라민은 활성형 코엔자임은 아니지만 지속성이 매우 좋고 해독 작용이 있으며 진통 작용도 있습니다. 메틸, 아데노실코발라민은 지속성은 보통이지만 활성형입니다. 메틸코발라민은 혈액 혈관 건강, 독소 해독, 뇌신경 건강을 위해 좋고 아데노실코발라민은 미토콘드리아, 에너지 대사, 근육 기능과 관련이 있습니다.

- **룡 약사** : 와, 훌륭하십니다. 약사님.

  약사님 말씀처럼 B12는 다양한 형태와 기능이 있습니다.

  이번 시간에는 그에 대해서 보다 자세히 알아보겠습니다.

B12의 전반적인 효능에 이어 B12의 4가지 형태의 특징에 대해서 구분점을 정리하고 일반적인 내용을 좀 더 보충하겠습니다.

비타민 중 금속이온인 코발트를 품고 있는 유일한 비타민이 B12입니다.

사실 B12는 알려진 시아노, 히드록소, 메틸, 아데노실코발라민 외에도 Aquo(H2O), Nitrito(NO2), Nitroso(NO), Sulfito(SO3), Glutathionyl(글루타티온) 기가 붙은 B12가 있습니다. 이들은 좀 더 효능에 대한 연구가 더 이루어져야 하므로 중요한 4가지에 대해서 차이점을 간단히 정리해 보겠습니다.

B12	천연인가	활성형 코엔자임	전환단계	지속성	특효점
시아노	합성, 약간의 독성	X	4	보통 이하	안정성
히드록소	O	X	3	매우 좋음	해독(시안화기, NO), 지속성
메틸	O	O(MS)	O	보통	DNA, 뇌, **신경, 우울, 시력, 혈액, 해독, SAMe 생성
아데노실	O	O	O	보통	에너지, 근육, 미토콘드리아, 섬유근육통, 에스트로겐, 뇌, DNA

시아노코발라민은 시안기의 독성을 거의 고려하지 않아도 된다고는 하지만 시안기 처리에 메틸기와 글루타티온이 소모되고 신부전 환자에 좋지 않습니다. 특히 Leber's optic atrophy(레베르 시신경 위축)이 있는 환자는 금기입니다.

메틸코발라민은 세포질과 CSF(cerebrospinal fluid)에 있으며, methionine synthase(메티오닌 합성)에 관여하여 SAMe를 생성합니다. SAMe는 뉴런의 기능, 스트레스 처리와 기분에 영향을 미칩니다. 메틸코발라민은 이름처럼 메틸기가 있는데 시아노코발라민 투여 시 시아노코발라민의 시안화기 처리에 메틸코발라민의 메틸기가 소모되어 시아노코발라민의 투여가 SAMe 생성에 좋지 않은 영향을 끼칠 수 있습니다. 아데노실코발라민은 미토콘드리아에서 작용하여 [메틸말로닐 COA에서 → 석시닐 COA]로의 전환을 돕는 methylmalonyl-CoA mutase에 관여합니다.

Cyanocobalamin의 활성형인 Methylcobalamin으로의 전환 과정은 아래와 같이 4단계를 거칩니다.

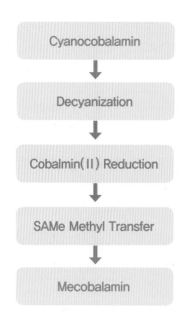

위 그림에서 보듯이 메틸코발라민을 투여하면 바로 활성형으로 사용될 수 있음에 반해 시아노코발라민은 4단계를 거치면서 48시간이 경과되어야 메틸코발라민의 작용을 하게 됩니다.

그러므로 시아노코발라민보다는 메틸코발라민이 각광받는 편이지만 시아노코발라민의 장점은 안정성으로서 활성형 B12가 빛이나 온도에 매우 취약하기 때문에 메틸, 아데노실,

히드록소코발라민은 보관에 주의해야 합니다. 하지만 워낙 효과의 차이가 크고 시아노코발라민의 시아노기 처리와 같은 독소 제거 과정을 거치지 않아도 되고 그로 인한 글루타티온 손실을 걱정하지 않아도 되기 때문에 활성형 B12가 보다 주목받고 있습니다.

지난 시간에 다 못 다룬 B12의 효능을 알아보겠습니다.

B12의 심혈관계 개선점

호모시스테인을 낮춤으로써 심근경색, 심장 발작으로부터 보호하고 고지질 혈증, 고혈압, 동맥에 플라크가 쌓이는 죽상 동맥 질환에도 도움이 됩니다.

B12는 피부에 필수

B12가 세포 재생을 도우므로 다른 B군과 함께 홍조, 건조감, 염증, 여드름, 기미, 건선, 습진에 도움이 되고 머리카락과 손톱을 더욱 강하게 합니다.

B12는 소화기계를 도움

B12는 소화효소 생산에 관여하여 건강한 위 기능에 도움이 됩니다.

B12는 또한 건강한 유익균이 장내 환경에서 살게 하고 해로운 세균의 제거를 돕습니다.

B12는 위산의 기능 강화를 통해 유해 세균, 진균 등에 의해 발생하는 IBD, 칸디다 등의 원인 치유에 도움이 됩니다.

태아의 건강

엽산이 있어도 B12가 부족하면 태아의 DNA 합성에 이상을 일으켜 신경 결손을 유발할 가능성이 커집니다.

그 밖에

자궁, 전립선, 대장암 예방에 도움이 될 수도 있으나 더 많은 연구가 필요합니다.

그 외 만성 피로, 근육통, 관절통, 호흡 곤란(숨참), 기분 장애, 치아 약화, 기억력 저하가 있을 때도 B12 보충이 도움이 될 수 있습니다.

B12의 보충을 위해 맥주 효모, 소의 간, 소고기, 유기농 육고기, 야생 연어, 계란 등을 섭

취합니다. 하지만, 아무리 B12가 풍부한 음식을 섭취하고 보충제를 복용하여도 장에서 흡수를 못하면 아무 소용이 없습니다.

따라서 장의 흡수 기능을 살리기 위해 유익균 혹은 장내 환경을 개선하는 천연물을 섭취하고 염증을 일으키는 음식물 섭취를 멀리하여 건강을 회복해야 합니다.

채식 위주의 식생활을 하거나 나이가 많을 때도 B12뿐만 아니라 B군 전체의 보충을 함께하는 것이 좋습니다.

B12 DIND ; 약물 유래 영양소 소모

항생제, PPI, 메트포르민, 과량의 포타슘 섭취, 과량의 비타민C 섭취가 B12의 흡수를 막거나 B12를 소모하게 합니다. 일반적인 과일 섭취 등은 과량의 포타슘 섭취에 해당하지는 않습니다.

지금까지의 내용을 보면 B12가 굉장히 광범위한 범위를 다루는 물질임을 알 수 있습니다. 그러므로 약국에서 참고가 되는 B12 결핍 증상을 위주로 다시 한번 정리할 필요가 있습니다. 저는 B12라고 하면 → 심장, 에너지, 두뇌, 시력, 청력, 혀, 구강 문제를 먼저 떠올립니다.

약국에서 참고가 되는 B12 결핍 증상

▶ 기억력, 인지 기능, 이해력 저하, 피로, 무기력, 시력 저하

▶ 우울, 짜증, 두통, 균형감 상실, 시야 흐림

▶ 근육통, 근육 무력, 관절통, 운동 실조(ataxia), 골다공증

▶ 호흡 곤란, 심동계

▶ 치아 이상, 잇몸 출혈

▶ 식욕 부진

▶ 구역, 설사, 변비

▶ 아프고 부어오른 혀, 혀가 연노랑 또는 매우 진한 붉은 색

▶ 구강 궤양

▶ 손발이 찌릿찌릿한 느낌

한편, 〈B12 결핍을 일으키는 질환〉으로는 2형 당뇨, 갑상선 질환 및 크론병, 셀리악 병과 같은 자가 면역 질환이 있으며, 위 절제술을 시행 시 B12의 흡수를 돕는 내인성 인자가 없으므로 B12의 결핍이 유발됩니다.

저산증은 B12를 소모하는 장내 세균의 성장을 유발하고 체내에서 사용할 비타민이 줄어들게 하므로 B12 관련 증상이 있을 때 중요하게 고려해야 할 인체의 불균형입니다.

현대인들과 관련하여 위의 결핍 증상들 중 몇 가지 주목할 부분을 보면

1) B12 결핍자들은 특히 여성의 경우 낮은 골밀도와 골다공증의 위험이 높아집니다.

2) 7년 동안 B12 보충제를 공급받은 사람들이 호모시스테인 수치가 내려갔으며 그에 따라 대조군 대비 황반 변성의 확률이 34% 낮았으며 더 심각한 안과 질환에 대해서는 41% 낮았습니다. 즉 B12 섭취로 인해 호모시스테인이라는 염증 물질을 줄이는 것이 시력에도 도움이 됨을 알 수 있습니다. 호모시스테인 수치를 낮추는 데는 주지하다시피 메틸코발라민과 함께 활성형 엽산, B6, 아연 등이 필요합니다.

3) B12가 세로토닌 생성에 관여하여 기분을 좋게 하는 데 도움이 되며 항우울제의 효과를 높입니다.

4) 과다 색소 침착, 백반증, 구내염도 B12 결핍 증상입니다.

지금까지 B12의 구분점과 결핍 증세와 기능에 대해서 좀 더 살펴보았습니다. 다음호에서는 B12와 다른 비타민 등과의 조합과 활용법에 대해서 좀 더 살펴보겠습니다.

메틸코발라민, 아데노실코발라민의 활용과
조합 드럭머거 및 복약지도

약국 에피소드

- 환자 : 제가 요즘 시력이 나빠졌습니다. 루테인이 좋나요?
- 약사 : 네, 루테인이 눈이 노화되는 걸 방어할 수 있고….
- 환자 : 제아잔틴이 같이 있는 게 좋다고 하던데요.
- 약사 : 네, 두 성분이 꼭 같이 있어야 하는 건 아니지만 같이 복용하면 눈 건강에 도움이 됩니다.
- 환자 : 그런데 제가 눈만 피로한 게 아니고 나이가 들어서 그런가 몸도 아침에 일어나면 찌뿌드드하고 아내랑 관계도 잘 안되어요.
- 약사 : 루테인 + 제아잔틴에 + 활성비타민 B군을 추가하세요.
  그리고 셀레늄, 아연 같은 미네랄 및 혈관 확장에 도움되는 아르기닌이 눈에도 좋고 남성 생식기 기능을 강화하는데 좋습니다.
- 환자 : 비타민 B요?
- 약사 : 네, 활성비타민 B, 특히 B12가 유전정보를 전달하는 DNA의 생성, 정자의 건강, 남성 생식능을 향상하는데 필요합니다. 또 B12가 시신경 건강에 도움이 되므로 눈 건강에도 좋습니다.
- 환자 : 네, 저에게 꼭 필요하겠습니다. 말씀하신 것 다 주세요. 약사님, 식생활에서 도움 될 부분은 없을까요?
- 약사 : 탄수화물 섭취를 좀 줄이시고 운동을 꾸준히 하시고 마늘, 양파 등이 혈관 건강 및 남성에게 도움이 됩니다. 토마토를 데치면 나오는 라이코펜도 좋습니다. 또 눈이 건조하시면 비타민 A, 사유(蛇油. 뱀 기름. ancistrodon rhodostoma 또는 ancistrodon bimbiffer 및 근연 동물의 신선한 복부를 절개하여 장간막 내 지방층을 가지고 만든 기름. 80% 이상이 불포화지방산이며 EPA가 비교적 풍부하여 연어 기름보다 함량이 높다), 오메가 3(DHA, EPA, ALA) 등의 보충도 염두에 두세요.

앞서 B12의 4가지 형태와 특징, 전반적인 효능에 대해서 알아보았습니다.

이번 시간에는 B12 중 메틸코발라민, 아데노실코발라민 각각의 효과와 활용법, 기타 비타민과의 조합에 대해서 알아보겠습니다.

1. 메틸코발라민

메틸코발라민은 호모시스테인은 낮추고 SAMe (S-adenosyl methionine)은 높입니다.

메틸코발라민은 Methyl B12, MetB12, MeB12, MetCbl, MeCbl라고 하며 본서에서는 MeCbl로 표기하겠습니다.

(1) MeCbl과 뇌, 신경 보호

MeCbl은 신경 세포 재생에 도움이 될 수 있으며 퇴행성 신경 질환의 증상들을 완화하는 데 도움을 줍니다.

MeCbl은 다발성경화증(multiple sclerosis) 환자의 시청각 기능을 회복시킵니다.(운동 기능에는 효과가 없습니다.)

MeCbl은 근위축성 측삭 경화증(筋萎縮性側索硬化症 amyotrophic lateral sclerosis), 파킨슨, 말초신경병증 치료에 사용되어 왔고 알츠하이머 환자의 기억력과 인지 기능을 향상시킵니다.

MeCbl은 벨마비 환자의 얼굴신경 기능의 회복 시간을 크게 단축시킬 수 있으며, 고용량 투여 시 뉴런 기능을 향상시키고, 신경 세포 재생을 강화하고 대뇌피질 신경 세포를 신경독소로부터 보호합니다.

또, 당뇨병성 신경병 환자의 타는 듯한 느낌(burning sensation), 마비감, 근육 경련, 떨리는 느낌, 하위 운동 뉴런 약화(lower motor neuron weakness), 강한 통증을 개선시킵니다.

MeCbl은 물론 활성형 엽산(L-methylfolate), B6(pyridoxal 5′-phosphate) 등의 비타민 B군 그리고 은행잎을 함께 투여하는 것이 증상 개선을 보다 더 강화할 가능성이 커집니다.

- 신경독소로부터 보호, 당뇨병성 신경병 증상
  : 활성형 B6, 활성형 엽산, MeCbl, 은행잎, 오메가 3

한편 낮은 오메가 3 지방산 농도와 높은 호모시스테인의 혈장 농도는 뇌 위축과 치매의 악화와 관계가 있습니다. [Brain atrophy in cognitively impaired elderly: the importance of long-chain ω-3 fatty acids and B vitamin status in a randomized controlled trial.] 에 따르면 뇌 위축에 대한 비타민 B군의 치유 효과는 혈장 오메가 3 농도가 높은 집단에게서만 관찰되었습니다. 또, 비타민 B12와 오메가 3 지방산의 결핍은 인지 기능과 시냅스 가소성(synaptic plasticity)에 악영향을 끼칩니다. 뇌 및 신경 관련 병변에 대해서 대처하는 영양요법으로 MeCbl, 활성형 B6, 엽산 등의 B군 및 은행잎 등의 혈액 순환 개선제 외에 오메가 3 지방산 또한 보충이 필요합니다.

(2) MeCbl과 조혈 기능

토끼에게 용혈성 철결핍성 빈혈과 골수에서의 조혈 기능에 이상을 일으켰을 때 MeCbl 투여가 혈액과 조혈 기능을 완전하게 정상화시켰으며 각 형태의 B12간의 비율도 완벽하게 정상으로 회복시킴을 보여주었습니다.

반면에 아데노실코발라민은 MeCbl에 비해 조혈 패턴의 회복에 대해서는 기능이 떨어졌습니다.

즉 기혈수 중에서 MeCbl이 보다 혈의 회복에 가깝고 미토콘드리아 에너지 생성과정에 관여하는 AdeCbl(Adenosylcobalamin)이 기력 회복에 더 가깝다고 볼 수 있다고 생각합니다.

(3) MeCbl과 종양

암과 관련해서 MeCbl은 악성종양의 전이와 종양의 성장을 억제합니다.

백혈병에 걸린 mice에게 시아노코발라민은 효과가 없었던 반면 MeCbl은 같은 조건하에서 백혈병 mice의 생존 시간을 늘려주었습니다.

아마도 MeCbl이 메토트렉세이트의 효과를 강화시키는 것으로 여겨집니다.

(4) MeCbl과 시력

MeCbl은 또, NMDA(N-methyl-aspartate glutamate receptor) 매개 글루타메이트의 신경독성으로부터 망막의 뉴런을 보호하며 눈을 많이 쓰는 일을 한 뒤의 원근감 회복에도 도움이 됩니다.

- MeCbl + B6 + 엽산 + 라이코펜 + 루테인 제아잔틴 + 엘 아르기닌 + 포도씨 추출물 + 셀레늄, 크륨 : 심혈관 기능 개선, 시력 개선, 정력개선

(5) MeCbl과 심장 건강

그 뿐만 아니라 심장과 관련해서는 심박 변이도와 관련한 여러 요소의 개선점을 보여주었고, 이것은 MeCbl이 교감, 부교감 신경간의 균형을 맞추는데 도움이 됨을 의미합니다.

- MeCbl + l-carnitine + folic acid

: 심혈관 기능 개선, 뇌신경 보호

*MeCbl이 creatine, carnitine, coenzyme Q10의 합성에 필요합니다. SAM이 크레아틴, 카르니틴, 코큐텐의 합성에 필요한데 SAM의 생성에 MeCbl이 요구됩니다. 크레아틴, 카르니틴, 코큐텐이 에너지 생성에 중요하므로 MeCbl 또한 에너지 생성을 위해서도 필요합니다.

(6) MeCbl과 남성 기능

또 남성 기능과 관련하여 MeCbl의 투여가 (어느 연구에서는 6,000mcg씩 4개월 투여, 어느 연구에서는 1,500mcg씩 1~6개월 투여) 정자 수(37.5-54%), 농도(38%), 운동성(50%)에 상당히 많은 개선을 보여주었습니다.

*비타민 B12와 정자의 기능

: 비타민 B12는 정자의 수를 늘리고 정자의 운동성을 높이고 DNA 손상을 줄입니다. 관련 B12의 유익성으로는 생식 기관의 기능성 증가, 호모시스테인 독성 감소, 생성된 산화질소의 감소, 정자에 대한 산화적 손상 수준 감소, 염증 및 nuclear factor-κB(NF-kB)의 조절 때문이리라 여겨집니다.

(7) MeCbl과 호르몬 균형

MeCbl은 서카디언 리듬, 멜라토닌, 베타엔돌핀 균형 회복에 도움이 됩니다.

(8) MeCbl 과 골관절

골관절과 관련해서는 노인 환자의 뇌졸중 후의 골절 위험을 낮추고, 요추부 추간판 탈출증, 시상통증증후군, 경추 척추증, 녹내장, 팔꿈치터널증후군 개선에도 도움이 된다는 중국의 일부 연구들이 있습니다.

MeCbl은 건조 시 열에 안정하나 빛에는 파괴되므로 햇빛 차단에 유의해야 합니다.

2. 아데노실코발라민 AdeCbl

(1) Dibencozide = Adenosylcobalamin = Cobamamid

(2) 조직 및 기관에 가장 흔한 형태로 존재, 음식 특히 고기에 흔한 형태

(3) 간에 저장된 형태

(4) TCA 사이클 중 methylmalonyl−CoA에서 succinyl−CoA로 전환시키는 효소인 methylmalonyl−CoA mutase의 구성요소

(5) 미엘린초 보호 기능

methylmalonic acid가 수초를 보호하는 지방산 합성을 방해한다. AdeCbl은 methylmalonic acid를 감소시킴.

(6) 중요한 아미노산 및 호르몬 대사에 관여

valine, isoleucine, threonine, methionine, thymine, cholesterol 등의 대사에 관여한다.

(7) 만성 피로, 근육 약화, 식욕부진, 섬유근육통, 간 손상, 간염, 신경병증, 신경 손상

• 식욕부진, 기력 저하 : AdeCbl + l−carnitine에 천연물로써 보중익기탕, 소건중탕, 황기건중탕, 팔물군자탕 등을 활용할 수 있습니다.

*sarcopenia(근육감소증)과 dynapenia(신경 또는 근육 질환이 아닌 노화에 의한 근력 상

실)은 반복되는 낙상, 움직일 수 있는 범위의 제한, 우울증, 노쇠함, 질병률과 사망률의 증가와 관계가 있습니다. 노인의 근육감소증은 비타민 B12와 연관이 있을 수 있습니다. 비타민 D3 결핍 또한 노인의 우울증, 근육 감소증과 연관관계가 있으므로 위와 같은 경우에도 아미노산, 단백질 외에 비타민 D3 + B12의 보충 또한 중요합니다.

메틸코발라민만 단독 투여할 경우 메틸레이션이 과잉될 우려도 있다고 합니다. 이상적인 B12의 보충은 메틸코발라민, 아데노실코발라민, 하이드록소코발라민이 복합된 것이라는 의견도 있습니다.

3. B12 드럭머거

- 피임약
- 항생제 : 클로람페니콜, 테트라사이클린, 네오마이신
- 항고혈압 약
- 당뇨약 : 메트포르민
- H2 - 블럭커, PPI : 시메티딘, 라니티딘, 란소프라졸, 오메프라졸
- 이상지질혈증약 : 콜레티폴, 콜레스티라민, 클로피브레이트
- 항우울증 약 : 플루옥세틴
- 항전간제 : 카르바마제핀, 페니토인, 피리미돈

등등 이들 약물의 투여 시 B12의 보충을 좀 더 염두에 둘 필요가 있습니다.

> ■ 정리 퀴즈
>
> (1) 비타민 B군 중에서 공복에 흡수가 잘되는 것은?
>
> > ・답 : B12, 엽산
>
> (2) 비타민 B12 중에서 천연이며 코엔자임은 아닌 형태는?
>
> > ・답 : 하이드록소코발라민
>
> (3) 간과 미토콘드리아에서 발견되는 비타민 B12는?
>
> > ・답 : 아데노실코발라민

05

두뇌, 정신 건강, 자율 신경 균형에
도움 되는 영양소 및 천연물

4. 두뇌 및 신경 전달 물질 합성에 필요한 영양소들

포스파티딜 콜린 합성에

필요한 영양소들

콜린 풀을 보강

정신 기능 및 인지 기능 향상에 필요

약국 에피소드

- 초보 약사 : 약사님, 포스파티딜콜린의 기능을 알려주세요.

- 룡 약사 : 포스파티딜콜린(PC)은 콜린 입자에 부착된 인지질입니다. 인지질은 지방산, 글리세롤 및 인을 포함합니다.

  PC는 지방 세포의 분해를 촉진하고 간세포의 지방축적을 방지하고 고지방식 이에 의한 담석 형성을 감소시킵니다.

  또, 소화관의 점액층을 보호하고 염증을 줄입니다. NSAIDs로 인한 위장관의 인지질층 파괴에 따른 손상을 예방합니다.

  두뇌에 관해서는 PC가 직접적으로 두뇌 기능을 활성화한다기보다는 두뇌 기능을 위해서는 콜린 풀이 강화되어야 하는데 포스파티딜콜린이 두뇌의 콜린 풀을 강화하는 데 도움이 되고 아세틸콜린의 신경 전달 기능에 도움을 줄 수 있다는 점을 꼽을 수 있습니다. 포스파티딜콜린의 합성 과정은 콜린성 신경전달에 대한 이해를 높이는 데 도움이 됩니다.

  이번 시간에는 PC의 합성과 관련된 경로에 대해서 알아보겠습니다.

뇌에 충분한 수준의 콜린과 그것을 잘 활용할 수 있는 능력이 없다면, 뇌의 여러 부분이 잘 작동하지 않을 것입니다. 그러므로 콜린과 관련하여 중요한 4가지를 꼽으면

(1) 콜린 풀 보강함

(2) 전체 콜린 경로에 요구되는 콜린 공급원 및 기타 영양소를 섭취함

(3) 아세틸콜린의 회전율(재사용 및 파괴)를 최적화함

(4) 신호 전달, 신경 보호를 보강함

이 있습니다.

IOM(The Institute of Medicine)은 콜린을 필수 영양소로 분류했습니다.

사람은 간에서 소량의 콜린을 만들 수 있지만, 섭취를 통해서만 필요량이 충족됩니다.

콜린 및 그 대사산물들은 신체에서 세 가지 주요한 역할들을 합니다. 이 중 하나는 아세틸콜린의 신경 전달 기능입니다. 두 번째는 포스파티딜콜린의 세포막 구조 및 신호 전달 기능 입니다. 세 번째는 메틸화 경로에 트리메틸 글리신으로 사용되는 것입니다.

식이 콜린은 주로 포스파티딜콜린의 합성에 사용되는데 콜린 항상성(choline homeostasis)에 중심적인 역할을 하는 CDP- 콜린(cytidine diphosphate-choline) 경로 또는 케네디 경로(kennedy pathway)를 통해서 작용합니다. 포스파티딜콜린은 대부분의 조직에서 총 콜린 풀의 약 95 %를 차지합니다. 나머지 5%는 유리 콜린, 포스포콜린, 글리세로 포스포콜린(GPC), CDP- 콜린, 아세틸콜린 그리고 다른 콜린 함유 인지질입니다.

아래 콜린과 관련된 경로를 소개하기 전에 다소 생소한 물질인 Uridine Monophosphate(UMP)에 대해 간단히 정리합니다.

▲ 케네디 경로(kennedy pathway)

Uridine Monophosphate(UMP)

① 사람의 모유에서 다량으로 발견됨

② 콜린 공여자, DHA 및 기타 인지질과의 시너지 효과

③ Uridine은 세포막 생성에 중요한 인지질 합성에 핵심 역할을 함

④ 퓨린성 수용체를 통한 새로운 내인성 신경 전달 물질로서 작용함

⑤ NGF와 기타 인테그린 및 성장 인자와의 상호 작용을 통한 신경 보호

⑥ 수상 돌기 막을 만드는 데 필요한 뇌 포스파티딜콜린 수준을 증가시켜 시냅스 형성과 신경 가소성을 보조함.

⑦ 하향 조절 없이 도파민을 상승시킴

⑧ RNA의 빌딩 블록

⑨ 기억과 학습의 장기 강화에 관여

포스파티딜콜린이 형성되는 CDP- 콜린 경로(케네디 경로)에는 콜린의 한 형태인 CDP-choline과 Uridine Monophosphate가 필요합니다. 이 경로에서 콜린은 콜린키나제(CK: Choline kinase)에 의해 처음에 포스포콜린으로 전환되는데, 이때 인산염 공여체로서 ATP가 사용되며 마그네슘이 이 효소 반응의 보조 인자로 필요합니다. 다음은 속도 제한 단계로 CCT[CTP : phosphocholine cytidylyltransferase]라는 효소가 CTP(cytidine triphosphate)를 사용하여 포스포콜린을 CDP- 콜린(Citicoline이라고도 함)으로 변환시킵니다. Citicholine은 속도 제한 단계를 거쳐서 생성된 콜린 형태이며 혈액 뇌 장벽을 통과할수 있으므로 중요합니다.

여기서 Uridine Monophosphate(UMP)가 필요한 이유는 UMP가 인산화되어 uridine triphosphate(UTP)가 되고 속도 결정 단계에서 중요한 CTP(cytidine triphosphate)가 UTP에서 생성되기 때문입니다. 따라서 UMP의 섭취는 CDP-choline의 건강한 두뇌 수준

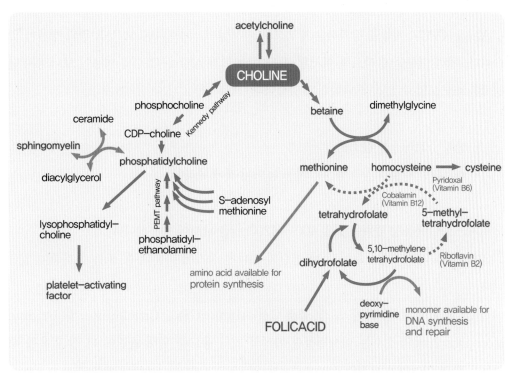

▲ 유리 콜린 및 콜린 대사산물은 포스파티딜콜린의 제어된 분해에 의해 재생될 수 있다.

⑤ 포스파티딜콜린 및 CDP 콜린은 두뇌 도달에 있어 Alpha-GPC에 비해 덜 효과적일 수 있다.

등이 있으며, 이에 따라 Alpha-GPC의 기능을 알아보면

- 집중력, 기억력, 인지 기능 향상
- 아세틸콜린 합성을 통해 맑은 정신에 도움
- 향상된 정신적, 육체적 지구력과 피로의 감소
- 과로 후 회복에 유용
- 향상된 지방 산화 및 젊은 성인에서 성장 호르몬의 생산을 강화
- 수면이나 휴식에 지장 없는 전반적인 기분 향상
- 노화로부터 뇌를 보호하고 보존하는 신경 보호 기능
- 알츠하이머 환자 및 또는 다른 신경 퇴행성 질환으로 고통받는 사람들의 치매에 상당한 인지 개선을 보임

등으로 정리할 수 있습니다.

Alpha-GPC의 기능을 강화하는 방법으로 아세틸-L-카르니틴(ALCAR)과의 병용이 있습니다. 관련 연구들에 따르면 아세틸-L-카르니틴과 Alpha-GPC의 병용이 보다 뛰어난 생체활성을 보일 수 있음을 나타내고 있습니다.

- 산화 스트레스를 감소시킴
- 카르니틴 배설이 감소됨 → 혈중 농도 유지에 유리함

알파-GPC 복용량 범위는 일일 400 ~ 1200mg을 나누어 복용합니다.

알파-GPC의 부작용으로는 두뇌 콜린의 지나친 증가에 따른 두통 또는 현기증이 있습니다.

콜린 신호 경로를 위한 보조 물질로서 Alpha-GPC, Citicholine 및 Uridine Monophosphate의 섭취는 아세틸콜린 합성과 기타 용도를 위해 콜린이 더 잘 활용될 수 있도록 하며 이들의 상보적인 작용으로 각각의 양을 더 적게 사용해도 좋은 효과를 기대할 수 있습니다. 또, 여기에 건강한 세포막을 촉진하는 데 사용되는 인지질인 포스파티딜세린을 포함함으로써 포스파티딜콜린을 포스파티딜세린 합성에 사용하지 않아도 되므로 콜린 재생 및 결과적으로 아세틸콜린 생산에 더 많은 포스파티딜콜린을 활용할 수 있습니다.

아세틸콜린은 신경 전달 물질입니다. 아세틸콜린은 주의력을 높이고 주의력을 유지하며 학습능력과 기억력을 향상시키는 데 핵심적인 역할을 합니다. 아세틸콜린을 사용하거나 영향을 받는 뉴런은 콜린성이라고 합니다. 중요한 아세틸콜린 구성 요소는 콜린 및 아세틸 그룹입니다. 아세틸 -CoA와 콜린의 가용성은 뇌가 아세틸콜린을 생성하는 능력에 크게 영향을 미칩니다.

판토텐산(B5)는 CoA 합성에서 보조인자로 사용됩니다. CoA는 아세틸화되어 아세틸 -CoA를 형성하며, 주로 미토콘드리아 피루브산 탈수소 효소 복합체를 통해 아세틸-CoA를 형성한 다음 세포질로 전이됩니다.

피루브산 탈수소 효소 복합체는 피루베이트(여러 대사 경로에서 핵심 중간체)를 아세틸 -CoA로 전환시키는 3개의 효소로 구성됩니다. B1, B2, B3, B5, 리포익액시드가 복합체에 필요합니다.

시험관 내 증거에 따르면 아세틸 -L- 카르니틴 또는 N- 아세틸 -L- 티로신과 같은 화

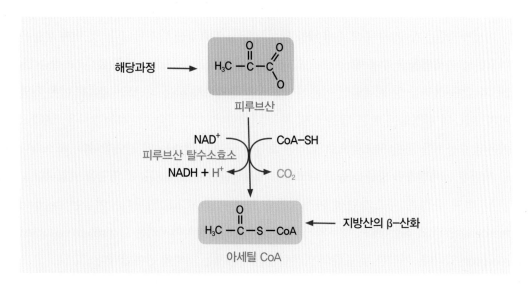

▲ CoA는 아세틸화되어 아세틸 −CoA를 형성하며, 주로 미토콘드리아 피루브산 탈수소 효소 복합체를 통해 아세틸−CoA를 형성한 다음 세포질로 전이된다.

합물의 아세틸기는 아세틸콜린 합성에 기여할 수 있습니다. 아세틸 −L− 카르니틴은 또한 뉴런 미토콘드리아의 기능에 중요한 역할을 합니다.

콜린은 고친화성 콜린 흡수 수송체(ChT : the high−affinity choline uptake transporter)에 의해 세포 외액으로부터 콜린성 뉴런에 의해 흡수되고 시냅스 말단(아세틸 분자와 조합될 수 있는)에 축적됩니다. ChT의 활성은 상당한 가소성을 나타내며 콜린성 뉴런의 활성화에 의해 영향을 받을 수 있고, ChT에 의한 콜린의 흡수 속도가 아세틸콜린의 생산을 제한할 수 있습니다. 이 단계는 뉴런 세포막의 주요 구성분인 DHA에 의해 향상될 수 있으며, 이는 콜린을 뉴런으로 수송하는 ChT의 능력을 개선시켜 아세틸콜린 합성력을 증가시킵니다. 이러한 이유로 DHA가 적절한 아세틸콜린 수치를 유지하는 데 도움을 줄 수 있습니다.

아세틸콜린은 콜린성 뉴런의 신경 말단에서 생성됩니다. 이때 효소 ChAT(choline acetyltransferase)가 아세틸 −CoA에서 콜린으로의 아세틸기의 전달을 촉매합니다. ChAT는 아세틸콜린 합성에서 속도 제한 단계의 효소입니다. 뉴런의 콜린 및 아세틸기의 활용도를 높이는 것은 아세틸콜린 합성 능력을 강화하는데 중요하고 또, ChAT 활성도가 그에 맞게 올라가야 합니다. 생약으로 바코파 몬니에리는 ChAT의 활성을 돕고 결과적으로 아세틸콜린의 생성을 강화할 수 있습니다.

아세틸콜린은 두 가지 주요 수용체를 활성화시켜 그 효과를 발휘합니다. 첫 번째 유형은 니코틴성 아세틸콜린 수용체(nAChR)입니다. 이들은 나트륨(Na^+), 칼륨(K^+) 및 칼슘(Ca^{2+})과 같은 전하를 띤 미네랄인 이온이 세포막을 통과하게 하는 리간드-게이트 이온 채널이며, 이들의 활성화는 빠른 탈분극 및 자극을 줍니다. 마그네슘 이온(Mg^{2+})은 nAChR 이온성 수용체를 통한 세포막으로의 이온 흐름의 균형을 맞추는 데 관여합니다. 포스파디딜 세린은 아세틸콜린 방출을 돕고 니코틴성 아세틸콜린 수용체 기능에 영향을 미칩니다.

두 번째 유형은 무스카린성 아세틸콜린 수용체(mAChR)입니다. 이들은 second messengers라고 하는 세포 내부의 신호 전달 경로를 활성화시키는 G protein-coupled receptors입니다. 이러한 두 종류의 아세틸콜린 수용체는 기억에 관여합니다.

대부분의 다른 신경 전달 물질과 달리, 아세틸콜린의 시냅스에서의 작용은 재흡수에 의해 종료되지 않고. 아세틸콜린 에스테라제(AChE)에 의한 효소적 가수 분해를 통해서만 콜린 및 아세테이트를 생성하면서 불활성화됩니다. 그리고 유리 콜린은 시냅스 말단에 의해 다시 흡수되어 아세틸콜린으로 재활용될 수 있습니다. 바코파 몬니에리는 AChE의 활성을 늦춤으로써 아세틸콜린의 수용체 자극을 강화하여 아세틸콜린의 효과를 향상시킬 수 있습니다.

뇌 기능에 중요한
아세틸콜린, 글루타메이트

아세틸콜린, 글루타메이트 수용체의 특징
아세틸콜린 수용체 활성에 필요한 천연물

약국 에피소드

- **초보 약사** : 약사님, 두뇌 기능에 도움 되는 생약들이 생소한 게 많아요.

   환자분들이 외국 약을 직구해서 이게 어떤 약이냐고 묻는데 난감해요. 유튜브 보시고 묻는 분들도 계세요.

- **룡 약사** : 네. 환자분의 전후 사정을 모르는 우리가 무턱대고 설명을 드리는 것도 어렵습니다. 다만, 적절한 상담을 위해서는 주로 어떤 천연물들이 활용되는지 정리해 둘 필요는 있습니다. 약국 약사는 정말 멀티로 알아야 할 게 많은 것 같습니다.

   1. 바코파 : 기억력, 집중력 유지, 스트레스 감소, 항불안, 항우울

   2. 노박덩굴 : 전통의학에서 혈행, 손발 마비, 뼈, 근육 강화, 요통에 씀. 두통 완화. 2020년 연구—신경 세포 보호.

   3. 석송 : huperzine A가 ACHE 억제, 신경 보호

   4. 콜레우스포스콜리(Coleus forskohlii) : 비만, 천식, 알레르기, 신경독소로부터 두뇌 보호. cAMP, BDNF 강화, 인지력, 장기 기억 강화

   아래에서 보다 자세히 설명하겠습니다.

아세틸콜린은 두 종류의 수용체를 활성화시켜 효과를 발휘합니다. 첫 번째는 니코틴성 아세틸콜린 수용체(nAChR : nicotinic acetylcholine receptors)입니다. 이들은 나트륨($Na+$), 칼륨($K+$) 및 칼슘($Ca2+$) 이온에 투과성인 리간드-게이트 이온 채널(ionotropic-이온이 세포막을 통과하게 함)이며, 이들의 활성화는 빠른 탈분극 및 자극에 의해 일어납니다. 이온 형태의 마그네슘 $Mg2+$은 nAChR 이온성 수용체를 통해 세포막으로 이동하는 이온 흐름의 균형을 맞추는 데 관여합니다. 포스파티딜세린은 아세틸콜린 방출을 도우며 이온성 아세틸콜린 수용체 기능에 영향을 미칩니다. 두 번째 유형은 무스카린성 아세틸콜린 수용체(mAChR : muscarinic acetylcholine receptors)입니다. 이들은 세포 내부의 신호 전달 경로를 활성화시키는 G 단백 결합 수용체(G protein-coupled receptors) 로서 제2 메신저라 불리는 세포 내 신호 전달 분자를 통해 작용하는 대사성(metabotropic) 수용체입니다. 이들 두 가지 유형의 아세틸콜린 수용체가 기억의 메커니즘에 관여합니다.

대부분의 다른 신경 전달 물질과 달리, 아세틸콜린의 시냅스 작용은 아세틸콜린 에스테라제(AChE)에 의한 효소적 가수 분해를 통해서만 콜린 및 아세테이트를 생성하며 끝이 납니다. 이어서 유리 콜린이 시냅스 말단에 의해 재흡수되어 아세틸콜린으로 재합성됩니다.

바코파는 현삼과의 생약으로 인도의 아유르베다에 바코파에 대한 기록이 있습니다. 고대 인도의 브라만들은 바코파를 사용하여 긴 찬송가와 경전을 암기하는 데 도움을 받았다고 합니다. 아유르베다에 따르면 바코파는 궤양, 종양, 비장 비대, 소화 불량, 염증, 나병, 빈혈에 효과가 있다고 합니다.

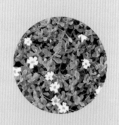

천연물 중에 바코파 몬니에리는 AChE의 활성을 늦춤으로써 아세틸콜린이 더 큰 수용체 자극을 할 수 있도록 합니다. 그외 노박덩굴과 콜레우스 포스콜리(Coleus forskohlii)도 AChE의 활성에 영향을 줄 수 있습니다. 또, 후퍼진A(Huperzine A)는 동물 및 인간 연구에서 아세틸콜린 수준의 개선을 보였고 콜린에스테라제 효소 활성에 영향을 미쳤습니다. 은행잎은 아세틸콜린 신호 전달에 보호 및 조절 효과가 있는 것으로 보입니다.

콜린성 신호는 다른 메커니즘에 의해서도 향상될 수 있습니다. 예를 들어, 아데노신(수면 유도 인자)은 콜린 작용을 감소시키는 신경 조절제입니다. 아데노신 길항제로 수용체를 차단하면 아데노신의 작용을 막아서 아세틸콜린의 기능을 도울 수 있습니다. 카페인은 비선택적이고 친화력이 높은 아데노신 수용체 길항제이며(커피의 각성 작용은 이와 관련이 있다고 생각됩니다.) 간접적으로 콜린 작용을 향상시킬 수 있습니다. 초콜릿에서 발견되는 화합물인 테오브로민은 카페인과 시너지 효과가 있으며, 또한 카페인보다는 친화성이 낮지만 아데노신 수용체 길항제입니다. 테오브로민은 아세틸콜린의 활성을 도우며 카페인보다 활성화되는 속도는 느리지만 효과 지속 시간이 깁니다.

글루타메이트 신호 전달을 어떻게 할 것인가

흥분성 신경전달 물질로 알려진 글루타메이트는 과도한 글루타메이트 신호의 전달은 방지하면서 글루타메이트에 대한 수용체 민감성은 증진시켜야 한다는 어려움이 있습니다. 그 외 다른 고려 사항은 (1) 글루타메이트 합성, 신호 전달 및 노폐물 처리에 관련된 효소 기능 및 (2) 내인성 신경 보호 시스템입니다.

글루타메이트는 뇌와 중추 신경계(CNS)에서 가장 풍부한 신경 전달 물질이며 거의 모든 주요 흥분성 뇌 기능에 관여합니다. 흥분성 신경 전달 물질은 그 물질이 작용하는 뉴런에 대한 신경 자극의 가능성을 증가시킵니다.

글루타메이트가 뉴런 흥분을 촉진하는 주요 분자이기 때문에, 글루타메이트는 인지, 감정, 감각 정보 및 운동 조정의 주요 매개자이며, 대부분의 다른 신경 전달 물질 시스템의 활성과 관련이 있습니다. 그러나 글루타메이트가 과하면 좋지 않습니다. 글루타메이트 신호 전달은 적절한 농도의 글루타메이트가 짧은 시간 동안 올바른 위치에서 방출되도록 해야 합니다. 적량보다 적으면 신호 전달이 제대로 이루어지지 않습니다. 또 적량 이상은 신경 독성으로 작용할 수 있으며 뉴런과 신경망을 손상시킬 수 있습니다.

글루타메이트 및 이의 수용체는 장기 강화(LTP: long-term potentiation)라 불리는 기억 및 학습의 주요 세포 기전에 있어서 기억 형성 및 기억을 떠올리게 하는 뇌 기능의 중심 요소입니다. LTP는 시냅스 가소성의 한 형태로, 시냅스가 증가된 특정 활동에 반응하여 강화되거나 감소된 활동에 반응하여 약화됨으로써 시냅스가 활동 패턴에 반응하는 생화학적 과정을 지칭하는 용어입니다. LTP는 가소성의 지속적인 강화 요소로서 뇌가 어떻게 기억을 암호화하는지를 결정하는 주요 세포 메커니즘 중 하나입니다.

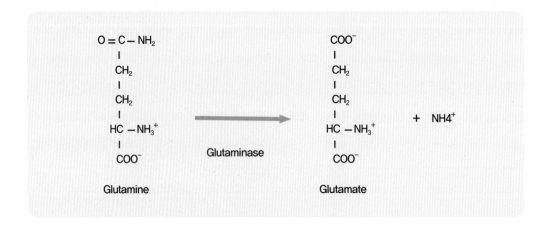

글루타메이트는 혈액 뇌 장벽을 가로지르지 못하므로 뇌로 들어갈 수 있는 전구체 분자로부터 뉴런에서 합성되어야만 합니다. 뇌에서 글루타민은 글루타메이트의 기본 구성 요소입니다. 가장 보편적인 생합성 경로에서는 글루타미나제(glutaminase)라는 효소를 사용하여 글루타민으로부터 글루타메이트를 합성합니다.

글루타메이트는 해당 과정(세포질에서 글루코스를 피루베이트로 전환하며 2ATP를 소모하고 4ATP, 2NADH를 생산하며, 산소가 충분할 때 TCA로 피루베이트가 들어가며 불충분하면 에탄올과 젖산이 만들어진다.)부터 시작해서 글루코스로부터 생성될 수 있다. 해

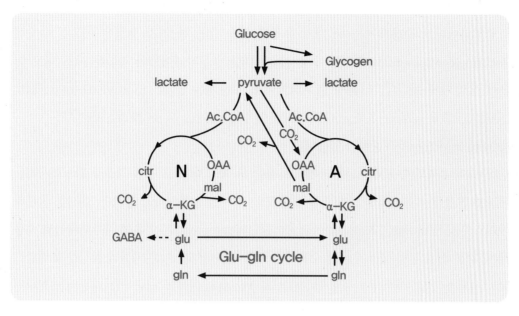

[글루탐산-글루타민 사이클]

당과정에서 생성된 피루베이트는 TCA(tricarboxylic acid, Krebs, citric acid) 싸이클로 들어가는데 TCA 사이클은 여러 중요한 중간체를 생성합니다. 이들 중간체 중 하나가 α-KG(α-ketoglutarate)인데, α-KG는 글루타메이트 생성에 사용될 수 있습니다. 코엔자임(보효소)으로 비타민 B3(NAD+)를 사용하는 글루타메이트 탈수소 효소(glutamate dehydrogenase)가 이 반응을 담당합니다. 이 코엔자임 기능을 돕기 위해 나이아신아마이드(니코틴산아마이드)가 필요합니다. 이 효소는 또한 글루타메이트를 다시 α-KG로 전환시킬 수 있습니다. 이 효소로 인해 글루타메이트와 α-KG는 지속적으로 서로 전환될 수 있습니다. 이 동적 평형은 단백 동화와 이화 경로 사이의 주요 교차점이며 신체가 필요한 방향으로 물질을 이동할 수 있게 합니다.

[글루타메이트 구조]

글루타메이트 수용체에는 두 가지 유형이 있습니다. 한 가지 유형은 이온성 수용체 (ionotropic receptors)로서 이들 수용체들에 대한 글루타메이트의 결합은 세포 내로 이온이 유입되게 합니다. 이온성 글루타메이트 수용체는 ① N-methyl-D-aspartate (NMDA), ② α-amino-3-hydroxy-5-methyl-4-isoxazole propionic acid(AMPA), ③ kainate receptors의 3 종류가 있습니다.

두 번째 유형의 수용체는 글루타메이트 결합 후 세포 내 신호 전달 경로를 활성화시키는 분자에 연결됩니다. 이들을 G 단백질 결합 또는 대사성 수용체라고 합니다. 대사성 글루타메이트 수용체(mGluR : Metabotropic glutamate receptors)는 이온성 글루타메이트 수용체 및 다른 신경 전달 물질에 대한 수용체를 포함하는 다양한 이온 채널의 활성을 조절함으로써 시냅스 전달(뉴런 간 커뮤니케이션)을 조절합니다. 아세틸 -L- 카르니틴의 카르니틴은 대사성 글루타메이트 수용체를 돕고 보호할 수 있습니다.

글루타메이트는 NMDA 및 AMPA 수용체 활성을 통한 시냅스 가소성 및 LTP, 시냅스 후 뉴런으로의 칼슘 유입과 관련된 신경 회로에서 중요한 역할을 합니다. 기억에 대한 아세틸콜린의 효과는 LTP와도 관련이 있습니다. 해마에 대한 콜린성 입력 경로는 글루타메이트성 신호 및 LTP를 조절할 수 있습니다.

마그네슘은 NMDA 수용체 흥분의 조절에 중요한 역할을 합니다. 휴지 막 전위에서,

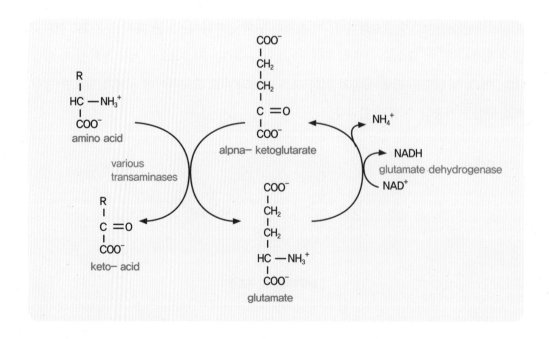

Mg^{2+} 이온은 NMDA 수용체의 이온 채널을 차단하도록 작용합니다. 글루타메이트의 흥분성 작용은 Mg^{2+}의 봉쇄를 완화시키고 NMDA 수용체를 통한 칼슘(Ca^{2+}) 유입이 이루어지도록 합니다. 따라서 CNS에서 Mg^{2+}의 상대적인 부족은 NMDA 수용체의 과항진을 유발합니다. 결과적으로, 더 적은 NMDA 채널이 폐쇄될 것이고, 더 많은 NMDA 채널이 더 낮은 막 전위에서 개방될 것이며, 과도한 칼슘 유입이 글루타메이트 신호의 더 낮은 임계값에서 발생하여 흥분 독성을 초래할 수 있습니다. 따라서 뉴런의 Mg^{2+} 농도는 신경생리학적으로 매우 중요합니다. 그러나 현대인들은 마그네슘이 일반적으로 부족합니다. 그리고 LTP의 메커니즘에서 칼슘의 중요한 역할을 고려할 때 비타민 D3도 필요합니다.

이어서 도파민 및 관련 천연물에 대해서 다루겠습니다.

뇌기능 활성과 도파민

글루타메이트 흥분 조절에 필요한 물질 및 천연물
도파민 활성에 도움 되는 물질

약국 에피소드

- **초보 약사** : 글루타메이트는 야누스인 것 같아요.

- **이 약사** : 네? 그러게요. 지킬 박사와 하이드처럼요?

  지적인 매력으로 학습과 기억력에 기여하면서 지나치면 흥분 독성으로 작용하니까 양면성이 있죠. 엄격하게 조절되어야 하는 물질이네요.

- **초보 약사** : 헐크도 갑자기 흥분하잖아요. 헐크와도 유사해요. 헐크도 박사님이니까.

- **이 약사** : 네, 글루타메이트 흥분 독성을 조절하는 데는 마그네슘도 필요하다고 했던 것 같아요.

- **초보 약사** : 네, 그리고 지난번 룡 약사님의 다른 강의에서 홍삼 성분 중에 Rg3도 글루타메이트의 NMDA를 통한 흥분 독성을 조절하는 데 도움이 될 수 있다고 들었어요.

- **이 약사** : 어, 지난 시간에 그건 못 들었는데. 다른 데서 말씀하신 거죠?

- **초보 약사** : 네. 그 외, PQQ, 비타민C, 타우린도 NMDA 글루타메이트 수용체를 흥분 독성에서 보호할 수 있다고 하였습니다.

- **룡 약사** : 와, 학술토론 흥미롭습니다.

  지난 시간에 이어 생약별 효능을 잠깐 정리하겠습니다.

  1. **아티초크** : 아티초크 추출물(루테올린)은 뇌의 천연 PDE4 억제제. cAMP는 뇌 세포 내 신경 신호 전달에 중요. 과도한 PDE4는 cAMP를 저하시킴.

  2. **홍경천** : 홍경천의 약리성분인 salidroside는 항AD(알츠하이머), 항PD(파킨슨), 항뇌졸중, 인지 기능 개선, 기분 개선, 항HD(헌팅턴디지즈), 항노화, 항중독, 항간질 효과가 있다고 합니다.

  이번 시간에는 도파민 활성과 관련된 물질에 대해서도 알아보겠습니다.

과도한 글루타메이트 활성은 글루타메이트 흥분 독성으로 알려진 작용일 수 있습니다. 이러한 독성으로의 작용은 세포에 칼슘 이온이 과도하게 유입되어 세포 손상 경로를 유발할 수 있기 때문에 문제가 됩니다. 따라서, 글루타메이트 신호 전달의 강화는 그러한 흥분 독성 효과는 피하면서 동시에 LTP(장기 강화: long-term potentiation)가 이루어지도록 하는 것이 중요합니다. 신경 보호에 대한 이러한 접근은 NMDA 수용체의 과도한 활성화를 억제함으로써 달성되며, 정상적인 기능은 비교적 그대로 유지하면서 칼슘 유입을 정상화하는 데 도움이 될 수 있습니다.

글루타메이트에 의한 신경독성으로부터 뉴런을 보호하기 위해 균형 잡힌 글루타메이트 신호 전달을 도움으로써 NMDA 수용체 활성을 조절하는 데 도움이 되는 몇 가지 물질들이 있습니다.

노박덩굴(Celastrus paniculatus)은 NMDA 수용체 활성의 조절을 통해 흥분 독성에 대해 신경 보호적 기능을 할 가능성이 있습니다. Huperzine A는 균형 잡힌 NDMA 수용체 결합을 도우는 것으로 보이며, 글루타메이트에 의해 유도된 칼슘 이온의 이동을 감소시킴으로써 글루타메이트 흥분 독성을 감소시킬 수 있습니다. Vitamin C와 PQQ(Pyrroloquinoline Quinone)은 NMDA 글루타메이트 수용체를 흥분 독성으로부터 보호할 수 있습니다. 타우린은 글리신에 대한 NMDA 글루타메이트 수용체의 친화성을 감소시켜 흥분 독성은 제어하면서 LTP를 유도할 수 있습니다.

후기 LTP 단계에서, 시냅스 연결의 강화는 세포 내 유전자 전사 및 단백질 합성을 필요로 합니다. 시냅스 후 뉴런으로의 칼슘 진입은 adenylate cyclase(AD)를 활성화시키고 cyclic AMP(cAMP)를 생성합니다. cAMP는 두 번째 메신저로서 세포 내에서 중요한 신호 분자로 작용합니다. cAMP는 후기 LTP를 지속시키는 mRNA 번역을 상향 조절하는 신호 전달 경로를 활성화시킵니다. LTP는 또한 cAMP를 가수 분해하는 효소인 phosphodiesterase-4(PDE4)의 활성에 의해 조절됩니다. adenylate cyclase 활성화 및 phosphodiesterase 억제는 모두 LTP가 오래도록 지속되게 하는 것으로 나타났습니다.

cAMP는 시소 효과를 보여줍니다. Adenylate cyclase는 한쪽 끝에서 cAMP 생산을 증가시키지만 PDE4는 반대쪽 끝에서 cAMP를 도로 낮추게 합니다. 콜레우스 포스콜리와 아티초크 추출물은 cAMP 경로를 자극합니다. 콜레우스 포스콜리의 Forskolin은 adenylate cyclase 활성 및 세포 내 적정 수준의 cAMP를 유도하여 후기 장기 기억(late LTP)을 강화하도록 돕습니다. 반면에 아티초크 추출물은 PDE4의 억제를 통해 간접적으로 cAMP 수준에 영향을 미쳐 cAMP의 세포 내 수준을 더욱 증가시킬 수 있습니다. 아티초크의 효과는 카페인과 테오브로민에 의해 더 강화될 수 있으며, 카페인과 테오브로민은 PDE4에도 영향을 미칩니다.

그 외 과도한 글루타메이트 자극으로부터 뉴런을 보호할 수 있는 은행잎 추출물과 홍경천 및 신경지질 화합물인 포스파티딜세린과 DHA는 세포막에 사용되며 균형 잡힌 글루타메이트 수용체 신호 및 기능을 돕는 것으로 보입니다.

아티초크

꽃봉오리가 식용으로 이용되는 엉겅퀴과의 다년초입니다. 섬유질과 항산화 물질이 풍부하고 담즙 분비를 도와서 지방 소화, 간 건강을 돕고, 심혈관 질환, 당뇨 예방 및 콜레스테롤 축적을 줄이며 장 연동 운동을 돕고 이뇨작용이 있으며 비타민 K가 풍부합니다. 치매 예방, 골밀도 강화에 도움을 줄 수 있습니다.

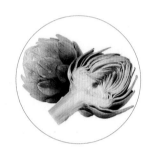

홍경천

유럽과 아시아의 북극 인접 지역의 산(시베리아, 조지아 공화국, 스칸디나비아 고산 지대)에서 많이 자라며 흔히 바위돌꽃으로 불립니다. 수면 연장, 항산화 기능. 「신농본초경」에 심간에 작용하여 해독, 안정, 강정, 눈을 밝힌다고 합니다. salidroside가 육체적, 정신적 피로를 풀고 수험생의 체력, 지력을 향상시킵니다. 성 기능 강화, 자궁 기능을 돕습니다. rosavin이 지방 연

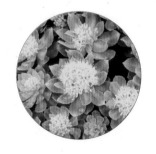

소, 코티솔 수치를 정상화합니다. 두통, 피로, 근육통, 관절통 완화에 도움이 됩니다. 세로토닌, 도파민을 비롯한 신경전달물질의 민감도를 향상시키고 브레인 포그를 완화하고 기억력을 향상시킨다는 논문들이 있습니다. 주의력 결핍 장애, 우울증, 고산병, 시차 적응에 도움이 됩니다. 450-900mg 복용합니다. CYP2C9에 중간 정도 억제 효과가 있고, 아스피린, 와파린, 페니토인 복용 시 주의합니다.

도파민 신호 전달의 신경 화학

1) 도파민 전구체 풀을 증가시킨다.

2) 도파민 생성 경로를 돕는다.

3) 도파민 합성, 신호 전달 및 정화에 관여하는 효소 기능을 활성화한다.

4) 균형 잡힌 신호 전달 및 신경 보호를 촉진한다.

도파민은 뇌의 주요 신경 전달 물질 중 하나입니다. 도파민은 보상감, 동기 부여 및 즐거움을 주면서 동시에 집중력, 인지적 유연성 및 정서적 탄력성을 조절하는 데도 중요한 역할을 합니다. 이러한 창의성을 발휘하게 하는 기능 외에도 도파민은 신체 운동을 조정하는 주요 조절기들 중 하나입니다.

도파민은 신경 말단과 도파민 신경 세포의 세포체에서 합성됩니다. 하지만 도파민은 뇌 혈관 장벽을 넘지 못하기 때문에 뇌에서 전구체로부터 합성되어야 합니다. 도파민 합성 경로에서 뇌로 들어갈 수 있는 3가지 주요 전구체 분자로 L- 페닐알라닌, L- 타이로신 및 L-DOPA가 있습니다. 이들 분자 각각이 도파민 생합성 경로의 상이한 지점에서 도파민 합성에 사용됩니다.

가장 기본적인 구성 요소는 필수 아미노산인 L- 페닐알라닌입니다. L-tyrosine은 도파민 경로의 다음 단계입니다. PAH(phenylalanine hydroxylase)에 의해 L- 페닐알라닌으로부터 합성될 수 있기 때문에, L- 타이로신은 조건부 필수아미노산입니다. 신체가 필요량을 충분히 충족시킬 수 없는 특정 상황(예 : 질병, 높은 스트레스, 두뇌를 많이 씀)에서는 식단으로부터 더 많은 L- tyrosine을 얻어야 합니다.

이 L-DOPA 경로에서 속도-제한 단계는 효소(TH : tyrosine hydroxylase)가 관여합니다. TH는 L- 페닐알라닌 → L- 타이로신 → L-DOPA → 도파민으로 진행되는 중에 L- 타이로신을 L-DOPA로 바꾸는 효소입니다.

벨벳 콩

L-DOPA의 천연 공급원 중 유명한 것으로 벨벳 콩(Mucuna pruriens)이 있습니다. L-DOPA는 속도 제한 단계 후의 생합성 경로에서부터 도파민의 생성을 돕습니다.

벨벳 콩(Mucuna pruriens), N-Acetyl-L-Tyrosine, DL-Phenylalanine의 동시 공급

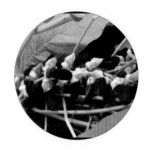은 다양한 동역학으로 도파민 합성 경로의 3단계에 작용하여 도파민 전구체에 대해 보다 장기간의 가용성을 확보할 수 있고 각각을 더 적은 양양을 공급해도 도파민 경로의 활성화에 도움을 줄 수 있습니다. 하지만 이중 특히 벨벳 콩은 의사나 약사 등 전문가의 판단이 필요한 물질입니다. 참고만 하시기 바랍니다.

카테콜라민 대사 경로에서 요구되는 전구체 아미노산 또는 보효소의 결핍은 카테콜아민성 신경 전달 물질인 도파민, 노르에피네프린, 에피네프린의 합성의 부족을 초래합니다. L-DOPA는 PLP(B6의 활성형 Pyridoxal-5'-Phosphate)와 함께 AAAD(aromatic-L-amino-acid decarboxylase) 또는 DDC(DOPA decarboxylase)에 의해 도파민으로 전환됩니다. 그러므로 B6의 공급 또한 중요합니다.

불안 장애의
자연 치유법과 영양요법

약국 에피소드

- 초보약사 : 요즘 마음이 불안하고 우울한 분들이 부쩍 늘어난듯해요.

- 룽 약사 : 네, 스트레스도 많고 코로나19 영향도 있고 SNS가 유행하면서 상대적인 박탈감을 겪기도 하는 등 나이별로 여러 이유로 우울증이나 불안 장애를 호소하는 분들이 계십니다.

- 초보약사 : 아마도 이럴 때일수록 비타민 D3, 마그네슘 등이 기본적으로 필요할 것 같아요. 그 밖에 또, 어떤 게 있을까요?

- 룽 약사 : 오메가 3, 비타민 B군 등도 꼽을 수 있습니다. 아래에 보다 자세히 설명을 드리겠습니다.

요즘 바쁜 현대인의 식생활로 인해 불안 장애를 앓고 있는 환자들이 의외로 많이 있습니다. 불안 장애는 만성적으로 걱정이나 근심이 많아 여러 신체적, 정신적 증상이 나타나는 질환을 의미합니다. 이번 시간에는 불안 장애에 대한 자연 치유법과 영양요법에 대해서 말씀 드리겠습니다.

불안 장애(불안증)인 사람은 과도하고 지속적인 조바심, 걱정, 두려움, 성급함, 수면장애, 불안감을 느낍니다. 신체적으로는 식은땀이 나고 맥박이 빨리 뛰고 가슴 통증이 있으며 피로, 두통과 함께 숨이 가빠지고 근육이 긴장하는 등 신체 전반에 다스리기 어려운 증상이 나타납니다.

불안 장애의 원인으로 유전적 요인, 급성 스트레스나 외상 후 스트레스 장애, 갑상선 기능 항진증이 있으며 그 외에 약물, 마약, 알코올 남용을 꼽습니다. 또 두뇌의 전두엽, 변연계, 기저 신경 핵, 후두엽이 불안이 유발되는 곳으로 알려져 있습니다.

1. 불안 장애를 악화시키는 요인

불안 장애를 악화시키는 요인으로는 반응성 저혈당증, 설탕, 카페인, 아스파탐 등이 있는 데 이를 보완하기 위해 크롬, 마그네슘, 비타민 B군, 트립토판 등으로 당대사를 정상화시켜야 합니다. 또한, 장내 환경을 깨끗이 하고 칸디다, 곰팡이 균 등으로부터 보호받도록 프로바이오틱스, 프리바이오틱스 섭취도 중요합니다.

불안 장애를 악화시키는 요인별 대처방안을 알아봅니다.

1) 반응성 저혈당증(reactive hypoglycemia)

반응성 저혈당증(식후 저혈당증)은 일반적으로 식후 4시간 이내에 발생하는 저혈당을 말합니다. 이것은 단식 중에 발생하는 저혈당과 다릅니다.

반응성 저혈당증은 탄수화물이 많이 함유된 음식을 과식 후 신체가 인슐린을 너무 많이 생성한 결과일 가능성이 큽니다. 그 이유가 확실하게 밝혀지지 않았지만 때때로 음식을 충분히 소화한 후에도 신체가 계속해서 여분의 인슐린을 방출할 때가 있고, 이로 인해서 혈당 수치가 정상 이하로 떨어지게 됩니다.

반응성 저혈당은 또한 종양, 알코올, 위 우회술 또는 궤양 치료와 같은 수술 및 일부 대사 질환에 의해서도 발생할 수 있습니다. 과체중인 경우 더 잘 유발됩니다.

이러한 여러 요인으로 혈당이 갑자기 떨어지면 교감 신경이 반응해 에피네프린, 노르에피네프린이 분비되고 fight or flight 반응을 일으켜 불안, 맥박 상승, 식은땀, 배고픔, 성급함 등의 증상이 초래됩니다. 이때, 정제된 설탕, 포도당의 섭취는 일시적으로 증상을 개선시키는 것처럼 보이지만 결국엔 증상을 악화시키는 원인이 됩니다.

(1) 반응성 저혈당증의 치료 방안

① 식이요법

정제 탄수화물, 카페인을 피하고 식이섬유, 신선한 채소, 식물성 단백질 섭취를 합니다.

- 3시간마다 소량의 식사와 간식을 먹습니다.
- 단백질 (육류 및 비 육류), 과일 및 채소, 통곡물로 식단을 구성합니다.
- 흰 빵 및 설탕과 정제 탄수화물을 피하십시오 .
- 술을 마시게 되면 술만 마시지 말고 음식도 적당히 섭취합니다.
- 규칙적인 운동을 하십시오.
- 간헐적 단식을 합니다.

② 영양요법

크롬, 아연, 마그네슘, 셀레늄, 비타민 B군 등 혈당 대사를 정상화하는 비타민, 미네랄을 보충하여 혈당을 안정시켜야 불안증이 완화됩니다.

2) 카페인

카페인을 과도하게 섭취하면 조바심, 조급증, 떨림, 불면, 맥박 상승 등의 증상이 유발되므로 커피의 섭취를 줄이도록 합니다.

3) 음식 알레르기

알레르기로 인해 특정 음식 섭취에 대한 두려움을 느끼고 그 음식을 섭취하지 않기 위해 할 일마저 피하려 하는 증상입니다. 이에 대한 대책은 아래와 같습니다.

- 알레르기가 있는 식품의 목록을 작성해서 식단에서 제거합니다.
- 정신적, 정서적 자기 관리를 위해 호흡 및 명상을 하고 직접적인 만남 또는 소셜 미

디어를 통해 다른 사람들과 교류합니다.

- 음식 알레르기와 관련된 비상 상황에 대한 계획을 세우고 특정 음식에 대한 알레르기가 있음을 알리고 에피네프린 자가주사기를 준비하여 그러한 상황에서 해야 할 일에 대해 미리 주위에 알립니다.

알레르기를 완화할 수 있는 보충제로 페퍼민트, 유칼립투스, 비타민 D, 황기, 프로바이오틱스, 케르세틴 등이 있으며 한약제제로 소청룡탕, 월비가출탕 등이 있습니다.

4) 아스파탐(Aspartame)

가슴 답답, 숨 가쁨, 혈압 상승, 부정맥, 빈맥 모두 아스파탐에 의해서도 일어날 수 있는 증상입니다.

아스파탐은 페닐알라닌, 메탄올, 아스파트산으로 대사됩니다.

메탄올로 대사된 아스파탐은 산화 스트레스와 조직 손상을 일으킵니다. 아스파탐이 페닐알라닌으로 대사되면 뇌로 들어가 도파민, 노르아드레날린으로 전환되고 아스파트산으로 대사되면 역시 뇌로 들어가서 흥분성 신경전달물질로 작용하게 됩니다. 따라서 영양요법과 함께 아스파탐 역시 식생활 속에서 섭취에 유의해야 합니다.

2. 불안 장애에 전반적으로 도움되는 영양소

1) 비타민 D

칼시디올(calcidiol)은 비타민 D3가 간에서 전환되어 저장된 형태로 신장, 림프절, 폐포 대식 세포에서 활성화됩니다.

2015년 리뷰 연구에 따르면 불안이나 우울증 증상이 있는 사람들은 체내에서 칼시디올 수치가 더 낮았습니다. 2017년 연구에 따르면 비타민 D 보충제를 복용하면 제2형 당뇨병이 있는 여성의 우울증과 불안이 모두 개선되는 것으로 나타났습니다.

2) 마그네슘

특히 마그네슘과 불안증은 상관관계가 있습니다.

현대인들은 많은 스트레스를 받고 있으며 스트레스는 마그네슘을 고갈시켜 마그네슘 필요량을 증가시키게 되고 이러한 마그네슘 결핍이 불안증을 유발하고 스트레스에 대한 저항력을 다시 감소시키는 악순환으로 이어집니다.

- 마그네슘은 심장의 승모판 탈출증과 연관된 불안증을 개선시켰습니다.
- 마그네슘 + B6를 함께 복용하면 월경전증후군과 관련된 불안증을 개선합니다. 월경 전 증후군에 불안증이 동반된 환자는 마그네슘 복용이 필요합니다.

마그네슘 + 비타민 B6 의 공급은 불안증후군 및 PMS 관련 개선기능이 있습니다. 그 외 불안증후군에 도움되는 비타민으로 엽산, 비타민 B3 등 비타민 B군이 있습니다.

3) 불안 증후군 관련 비타민 B군

(1) 피리독신(비타민 B6)

B6는 투쟁 또는 도피 단계에서 이완 단계로 신체 긴장을 완화시킵니다. 경구용 피임약 복용으로 인한 비타민 B6 결핍 증상이 확인된 여성에게 피리독신을 하루에 40mg을 복용시켰더니 불안증과 우울증에서 회복되었다는 보고가 있습니다. 최근 연구에서 극도의 스트레스를 받은 사람들은 마그네슘 단독 섭취에 비해 B6을 마그네슘과 함께 섭취했을 때 더 큰 개선 효과를 보였습니다.

(2) 나이아신, 나이아신아마이드(비타민 B3)

불안증은 심각한 비타민 B3 결핍으로 여겨집니다. 나이아신아마이드는 항불안 약물과 유사한 방식으로 뇌에서 작용하는 것으로 나타났습니다. 한 연구에서 나이아신아마이드가 벤조디아제핀의 금단 현상을 극복하는 데 도움이 되었다고 밝혀진 바 있습니다. 알코올 중독으로 인한 불안증도 나이아신아마이드 하루 2회 500mg 복용으로 완화된 사례가 있습니다.

(3) 엽산(비타민 B9)

엽산 결핍은 영양 부족, 흡수 불량, 알코올 중독, 위장 질병, 위 절제술, 경구용 피임약 복용으로 발생하며 불안증은 엽산 결핍으로 나타날 수 있는 여러 증상 중 하나입니다.

이런 비타민들과 함께 불안 장애를 대처하는 데 있어서 중요한 영양소들이 또 있습니다. 아미노산도 불안 장애를 조절하는 데 있어서 중요한 영양소입니다. 예를 들면 트립토판 및 L-테아닌을 들 수 있습니다.

(4) 아미노산

① 트립토판

트립토판 결핍은 불안증의 원인입니다.

- 트립토판은 세로토닌의 전구물질로 우울증 치유에 도움이 됩니다. 우울증을 앓고 있는 환자에게 트립토판 1000-3000mg 하루 2-3회 복용시켰더니 효과적이었다고 합니다.
- 고함량의 트립토판 복용은 우울과 짜증, 불안증을 개선하였습니다.
- 트립토판은 항불안 작용이 있는 나이아신과 함께 복용하면 더욱 효과적입니다.

특히 트립토판과 B3는 아주 잘 어울리고 여기에 피리독신이 함께 활용되면 세로토닌 생성과 함께 불안 증상에 효과가 있습니다.

② L-테아닌

L-테아닌은 녹차와 홍차에 함유된 아미노산입니다.

2016년 이중 맹검 연구에 따르면 200mg의 L-테아닌이 함유된 음료를 섭취한 사람들은 위약을 받은 사람들보다 어려운 작업을 수행한 후의 스트레스 반응이 감소하고 코티솔 수치가 더 낮게 나타났습니다.

그리고 여기에 꼭 필요한 한 가지가 더 있습니다. 바로 오메가 3입니다.

(5) 오메가 3

- 2018년 체계적인 검토 및 메타분석을 통해 어유와 같은 오메가 3 보충제를 복용하는 것이 불안증이 있는 사람들에게 도움이 될 수 있다고 결론지어진 바 있습니다.
- 2018년 리뷰 연구에 따르면 오메가 3 지방을 적게 섭취하면 불안과 우울증의 위험이 높아질 수 있으며 오메가 3 보충제를 섭취하면 이러한 상태를 예방하거나 치료하는 데 도움이 될 수 있는 것으로 나타났습니다.

따라서 오메가 3는 염증은 물론 불안증 해소를 위한 중요한 물질로서 오메가 3의 활용은 안전하고, 경제적인 불안증에 대한 접근법입니다.

[Omega 3 Consumption and Anxiety Disorders : A Cross-Sectional Analysis of the Brazilian Longitudinal Study of Adult Health (ELSA-Brasil)]에서도 오메가 3가 불안을 방어하는데 효과가 있는 인자라고 하였습니다. 오메가 3는 항염증과 뇌신경 보호 효과로 불안과 기분 장애에 효과가 있으며 외상 후 스트레스에도 뇌 가소성을 통해 회복에 도움을 줍니다. 이것은 마그네슘과도 관련이 되는데 마그네슘 또한 뇌 가소성의 회복을 통해서 외상 후 스트레스에 도움이 되는 것으로 나타난 바 있습니다. 또, 외상 후 스트레스에 도움이 되는 비타민으로는 B12가 있습니다.

또한 알코올, 마약 중독 환자에게 오메가 3 오일을 복용시켰더니 3개월 후부터 불안증의 감소를 보인 바도 있습니다.

(6) 항산화제

① 비타민 C

- 비타민 C의 꾸준한 복용으로 비타민 C 수치가 증가하고 불안 수준을 감소시키는데 도움을 줄 수 있습니다.
- 42명의 고등학생을 대상으로 한 연구에서 14일 동안 하루에 500mg의 비타민 C를 섭취하면 위약에 비해 혈중 비타민 C 수치가 증가하고 불안 수준이 감소하는 것으로 나타났습니다.
- 비타민 C 보충제는 또한 여성과 당뇨병이 있는 성인의 불안 증상을 줄이는 데 효과적인 것으로 나타났습니다.

② 커큐민

- 커큐민은 강황에서 발견되는 폴리페놀 화합물로 강력한 항산화 및 항염증 특성을 갖고 있습니다.
- 주요 우울 장애가 있는 123명을 대상으로 한 2017년 연구에 따르면 12주 동안 매일 500-1,000mg의 커큐민 또는 500mg의 커큐민과 30mg의 사프란을 투여받은 사람들은 위약을 복용한 사람들보다 불안 증상이 더 많이 개선된 것으로 나타났습니다.

- 커큐민은 또한 당뇨병 환자와 비만 및 우울증 환자의 불안을 감소시키는 것으로 나타났습니다.

3. 불안 장애에 활용되는 한약제제

감맥대조탕, 계지가용골모려탕, 시호가용골모려탕, 영계출감탕 등이 있습니다.

- 감맥대조탕은 임상적으로 우울증, 공황 장애, 틱 장애, 야뇨증에 유효합니다.
- 기립성 현훈, 어지러움 등이 동반된 심리적 불안 개선에 영계출감탕도 도움이 됩니다.

이러한 영양요법과 한약제제의 활용 및 식생활 개선을 통해서 불안 장애 개선에 도움을 드릴 수 있습니다.

05

두뇌, 정신 건강, 자율 신경 균형에 도움 되는 영양소 및 천연물

5. 두뇌, 정신 건강, 자율 신경 균형에
도움 되는 한약제제

계지가용골모려탕의 방의와 활용법

전통 의학의 중요 정신 안정 처방 중의 하나

수험생, 전문직 종사자, 정신적인 소모 많은 사람에게 필요

약국 에피소드

- **환자** : (탈모 경향, 50세인데 머리가 반백이다.) 약사님, 제가 요즘 잠도 잘 못 자고 기력이 없어요. 아내랑 사이도 안 좋고 아내가 저를 무시합니다. 원래 택시 일을 했었는데 그것도 그만두었습니다.

- **약사** : 택시 일은 몸이 힘드셔서 그만두셨나요?

- **환자** : 아니오. 저 체력 좋습니다. 축구를 좋아하거든요. 그런데 우울증도 있고 요즘 기력이 없어요. 그래서 잠깐 쉬려고요. 밤에 자려고 누우면 불안하고 잠이 잘 안 옵니다.

- **룡 약사** : 이 환자는 안정이 되어있지 않고 기력이 없다고 하면서도 체력이 좋다고 하는 등 말이 조리에 맞지 않고 심적으로 위축이 되어있으면서도 자존심은 세우고 싶어 합니다. 어떤 이유로든 정신이 흩어져 있고 정기(精氣)의 소모가 많은 상황인데 위와 같은 현실과 본인의 자존심과의 괴리, 거기에 대한 반발심과 위축감 등의 복잡한 심정으로 인해서 에너지는 계속 과잉 소모가 되고 있습니다.

  현대인들은 심적인 과잉 소모가 많습니다. 저 역시 점점 더 많은 SNS 활동을 하고 있지만, SNS를 통한 과시욕, 또 상대적인 박탈감으로 남에게 보여주려는 욕구가 마음을 붕 뜨게 만들고 자칫하면 알맹이는 없이 보여주는데 보다 치중하게 되기 쉽습니다. 이러한 상황을 속이 빈 규(虬)라고 합니다. 알맹이 없이 기운만 밖으로 흩어지고 있는 것이죠. 본인이 가진 것보다 오버해서 소비를 하는 것입니다. 여기에 대해서 사용하는 약이 바로 계지가용골모려탕입니다.

아연부터 시작해서 호르몬과 정신신경계와 관련된 물질에 관해서 말씀드리고 있습니다. 이번에는 전통의학의 중요 정신 안정 처방 중의 하나인 계지가용골모려탕에 관해서 다루어 보겠습니다.

桂枝加龍骨牡呂湯 : 調和陰陽, 鎭靜固澁
(계지가용골모려탕 : 조화음양, 진정고삽)
- 계지(桂枝)
  작약(芍藥) : 생강(生薑) : 대추(大棗) : 감초(甘草) : 용골(龍骨) : 모려(牡蠣)
  = 6.0 : 6.0 : 6.0 : 6.0 : 6.0 : 4.0 : 6.0 : 6.0

계지가용골모려탕을 간단히 말한다면 "체액이 새어나가는 것을 방지하여 정신과 신정 및 두뇌 기능의 마비를 막아주는 약이다."라고 볼 수 있습니다. 처음에는 그저 "체액이 새어나가는 것을 방지하는 약이다."라고 쓰려 했는데 좀 더 덧붙였습니다.

새는 것을 막는 약. 이 말에 계지가용골모려탕의 모든 게 다 들어있습니다.

금궤요략 조문을 보면

[虛勞病門, 夫失精家, 少腹弦急, 陰頭寒, 目眩, 發落, 脈極虛葵遲, 淸穀亡血失精, 脈得諸葵動微緊, 男子失精, 女子夢交, 桂枝加龍骨牡呂湯主之.
허로병문, 부실정가, 소복현급, 음두한, 목현, 발락, 맥극허규지, 청곡망혈실정, 맥득제규동미긴, 남자실정, 여자몽교, 계지가용골모려탕주지.]

[실정하기 쉬운 사람은 소복(아랫배)이 활처럼 땡기고 귀두가 차가우며 눈앞이 어지럽고 눈꺼풀이 아프고 머리카락이 잘 빠진다. 맥은 극히 허해서 파 잎을 만지는 것같이 속이 텅 비었고 느리며 소화되지 않은 음식을 변으로 보고 망혈 또는 실정한다. 맥이 허풍선이 같이 속은 비어있고 약간 긴장된 사람은 남자는 실정하고 여자는 성교하는 꿈을 꾸게 된다. 계지가용골모려탕을 반드시 사용한다.]

• 조문을 통한 처방의 포인트

　① **장부** : 소복현급, 청곡하리

　② **잠** : 다몽, 몽교, 몽정, 야뇨증, 몽유병, 소아야제증(少兒夜涕症), 깨어나기 힘듦, 깨어나서도 사리분별을 빨리 못함

　③ **정신** : 잘 놀라고 잘 긴장함, 신경쇠약, 불면증, 노이로제

　④ **머리** : 비듬, 탈모, 눈이 어지러움, 정신집중이 안됨, 망상, 건망증, 수험생 집중력

　⑤ **성** : 발기 부전, 조루, 유정, 음경강직, 음두한, 몽교, 몽정

　⑥ **수험생** : 집중력, 이성에 대한 지나친 관심, 시험 점수가 갑자기 떨어지는 사람

　계지가용골모려탕은 영약위강의 상태를 균형 있게 바로잡는 계지탕에 약한 간질(癇疾) 특히 자기 전에 하는 간질에 효과가 있는 용골, 모려가 더해진 보약이면서 기결(氣結 : 기혈이 한쪽에 몰려서 풀리지 못한 것)을 푸는 약입니다. 그래서 원기허약에 의한 도한, 불면, 허증으로 우리 몸의 체액이 빠지는 것을 방지합니다.

　그러므로 계지가용골모려탕은 기혈이 부족한 사람에게 수렴적으로 작용하여 항진된 정신신경을 안정시키는 처방입니다.

1. 소변과 관련해서는

　신방광의 기화작용 이상 즉 기능의 저하와 근육의 이상으로 소변을 못 참고 자주 볼 때, 혹은 화장실 아닌 장소에서 용변을 보다가 잡혀서 아니면 소변 때문에 낭패를 본 후 소변보는 것에 대해 노이로제가 되었을 때 계지가용골모려탕에 팔미지황환을 쓸 수 있습니다.

2. 또 성생활과 관련하여

　남성이 여성과 관계를 가지려 할 때마다 실패하여 거기에 대해 노이로제에 걸렸을 때 계지가용골모려탕을 활용합니다.

　ex) 계지가용골모려탕 + 팔미지황탕, 계지가용골모려탕 + 연령고본단

3. 땀과 관련하여

　긴장하면 땀이 나는 수장한출에 응용합니다.

진액 손실이 심하여 새어나가는 것을 막을 힘이 없어서 자한(自汗)이 심하고 대소변을 평소보다 자주 볼 때는 보중익기탕 + 계지가용골모려탕을 사용합니다. 계지는 혈관을 확장하여 혈류를 느리게 하고 대추, 작약은 세포에 영양을 공급하여 새어 나오는 땀을 안으로 수렴합니다. 계지가용골모려탕의 용골모려는 자율신경 안정작용이 있습니다. 그것을 아세틸콜린의 효과로만 볼 수는 없습니다. 아세틸콜린은 발한작용이 있는 물질입니다. 교감 신경의 흥분 시 아세틸콜린이 작용하여 땀이 나오게 됩니다. '주로' 추울 때는 교감 신경이 노르에피네프린, 에피네프린을 분비하여 피하 혈관을 수축시키고 더울 때는 아세틸콜린이 작용하여 땀을 나게 합니다. '주로'라고 표현한 것은 피하 혈관에 대한 작용은 교감 신경 만이 아니라 모세혈관의 작용을 막는 shunt라는 개념도 작용하기 때문입니다. 또 계지의 혈관 확장 또한 아세틸콜린과 관계가 있으며 계지가 마황과 만나면 한출을 극대화시키는 작용도 있습니다. 즉 계지가용골모려탕의 발한에 대한 효과는 어느 특정 화학물질이 아니라 여러 물질들의 복합적인 효과로 인해서 자율신경을 안정화하여 진액이 새어 나오는 것을 막는 작용입니다. 좀 허약하고 진액이 새어 나오는 사람에게 계지가 혈류를 느리게 하고 용골모려의 수렴 작용과 대추, 작약의 세포 기능 강화로 진액이 새어 나오는 것을 방지하도록 도와준다고 이해하시는 게 좋겠습니다.

4. 불면

땀이 많이 나면서 꿈은 많이 꾸고 잠이 잘 안올 때도 사용합니다. 잠을 못 자는 것도 정혈이 새어나가는 현상입니다. 몸은 피곤한데 잠이 안 온다면 계지가용골모려탕을 고려합니다. 또, 허약한 아이의 몽유병 및 자다가 잘 깰 때도 계지가용골모려탕을 고려합니다.

아이의 경우 배를 만져주면 통증을 덜 느낀다든지 복부동계가 느껴지면 소건중탕과의 합방을 고려합니다.

5. 조문을 통해서 알 수 있는 어울리는 방제

소복현급(아랫배가 빳빳해짐)은 소건중탕에서도 관찰할 수 있는 상태로서 장의 진액 부족, 영양 부족을 의미하며 소건중탕과 계지가용골모려탕은 아주 잘 어울립니다.

그 밖에 육미지황탕, 팔미지황탕 등의 신정을 보하는 약이 잘 어울리며 삼황사심탕 및 설사가 아닌 변비 경향 시 대황제와의 합방도 고려합니다.

6. 탈모

우선 탈모에 좋은 식품류를 보면 계란, 효모, 바나나, 콜리플라워, 라즈베리, 호두, 아몬드 또, 연어, 버섯, 아보카도 등이 있습니다.

영양소로는 맥주 효모, 아미노산, 엘시스테인, 케라틴이 있고 비타민 B7도 빼놓을 수 없습니다. 비타민 B7은 장내 유익균총에 의해 50% 이상 생성되므로 결핍되기 어려우나 만일 이러한 영양소가 결핍되어 있고 탈모도 있다면, 장내 균총과 장내 환경에도 이상이 있다고 보고 장벽을 튼튼하게 하고 장내 환경의 밸런스를 유지하는데 신경을 쓸 필요가 있습니다.

$$C_{10}H_{16}N_2O_3S$$

[비오틴]

계지가용골모려탕은 기본이 허증 즉 영양소가 새어나가는 신체의 약화로 인해 진액이 땀, 정액, 설사 등으로 빠져나가는 것을 막는 데 있으므로 현대적인 의미에서 장벽 강화와 영양소의 흡수에 도움이 된다고 이해하실 수 있습니다.

그러므로 탈모에 계지가용골모려탕 + 아미노산, 맥주 효모 + 비오틴 + 혈을 보하는 영양소들을 사용할 수 있으며 장내 환경을 개선하는 프로바이오틱스, 프리바이오틱스, 신바이오틱스 등도 함께 활용합니다.

이때, 한방 방제는 계지가용골모려탕 만이 아니라 육미지황탕, 팔미지황탕 및 사람에 따라 삼황사심탕 및 변비 경향이면 대황제와의 합방을 고려합니다.

7. 이상 성욕, 남성의 몽정, 여성의 몽교, 연예인에 대한 지나친 관심, 망상

성인의 이상 성욕 및 이성에 대한 집착에 사용 가능하며 성욕은 많은데 진액 부족으로 몸이 따라가지 못할 때 보약으로 사용 가능합니다. 또 빨리 새는 것을 방지하므로 조루, 유정에도 사용 가능합니다. 이때는 육미나 팔미지황탕과의 합방이 좋습니다.

그리고 청소년의 이성에 대한 지나친 관심 및 지나친 자위행위 등으로 진액이 새어나가는 것을 도와줄 수 있으며 이를 통해 공부에 대한 집중력을 유지하는 데도 도움을 줄 수 있습니다.

8. 즉, 청소년기에 헛생각과 망상이 많을 때 쓰는 약이므로 계지가용골모려탕을 잡생각이 많은 수험생의 보약으로 활용 가능합니다.

또 아침에 잘 못 일어날 때도 도움이 됩니다.

9. 위액 및 장액 부족에 의한 '흡수' 불량으로 음식물이 그대로 나오는 변을 볼 때, 계지가용골모려탕에 소건중탕을 투여하면 도움이 될 수 있습니다.

본래 계지가용골모려탕은 '소화' 불량(위장관에 불편한 느낌 및 정체된 느낌)을 일으킬 수 있는 약입니다. 소건중탕은 그 점에서도 보완이 되며 효소 및 맥주 효모를 거기에 더하면 영양 공급 및 소화 흡수에 더욱 도움이 됩니다. 또 참고로 노인의 음식물이 그대로 나오는 변에는 진무탕이 필요할 수 있습니다.

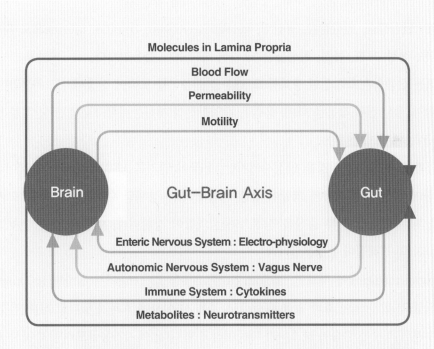

뇌는 위장 운동성, 장 투과성, 혈류 및 파이어판의 분자 방출의 변화를 통해 장내 미생물에 영향을 줄 수 있습니다. 장내 미생물총은 차례로 뇌 신경과 면역 체계의 커뮤니케이션 및 활성 대사에 영향을 미칩니다. 장내 미생물총은 자율신경계 및 중추신경계와 소통하는 장 신경계(ENS)를 통해 뇌에 영향을 미칩니다.

10. 심장과 소장은 연결되어 있으며, 또한 두뇌 기능과도 밀접한 연관이 있습니다.

잦은 긴장과 스트레스로 인한 심계항진에 계지가용골모려탕이 도움 되며, 또 깜빡깜빡 건망증에도 도움이 됩니다.

11. 천연 칼슘 공급 및 아세틸콜린 합성의 촉진과 용골 모려

인체에 칼슘이 부족하여 신경이 예민해지고, 설사가 잘 나며, 교감 신경 흥분 또는 항원 항체반응으로 땀이 많이 나고, 건망증, 심계항진, 불면, 피로감 및 뇌파의 이상 발작을 나타 낼 때, 칼슘을 대량 공급하여 아세틸콜린 합성을 촉진함으로써 신경의 이상 흥분을 완화하고, 교감 신경의 흥분을 억제하여 심계항진, 불면증을 개선하고 설사 증상 및 뇌파의 이상 발작을 완화합니다.

용골과 모려의 성분을 보면,

용골 : 탄산칼슘으로 진정, 수렴, 항염증, 거담, 지혈 작용

모려 : 탄산칼슘, 인산칼슘, 규산염, gelatin, glycogen, betaine, taurine으로 지한, 해열, 진통, 진정, 도한, 몽정, 정신불안증, 위산 과다 등에 응용합니다.

모려는 신음허손으로 인한 흉복동(胸腹動)을 신음허를 보하여 진정시키고 위산과다에 감초와 함께 제산 건위 작용을 하며, 용골은 간양항진성 제하동계(臍下動悸)를 간기를 낮추어 진정시키는데 유효합니다.

용골과 모려 둘 다 신경을 안정시키지만, 용골이 간기를 낮추어 에너지가 새어나가지 않게 하여 정신 안정 작용의 역할이 강한 반면 모려는 정체된 수분을 움직이고 그 자리에 신음을 채우며 심장 흥분 증상을 진정시키는 역할이 강합니다. 이들은 칼슘(칼슘 화합물 80~90%) 및 전해질이 주성분입니다.

micigan medicine에 따르면 calcium carbonate을 1200mg에서 심하면 1800mg(석 달 이상 되었고 1200mg이 효과 없을 때)을 bid 복용 시 설사에 효과가 있다고 하며 이것은 변 내의 수분의 정체를 칼슘이 해소하기 때문이라고 합니다. 계지가용골모려탕의 지사 효과는 여러 물질의 복합적인 효과이지만 이러한 점에서도 해석이 가능하며 또 칼슘만 과량 공급 시 식욕 저해, 가스, 구역 등의 문제가 있을 수 있는데 계지, 대추, 감초 등이 이러한 점을 완화하며 앞서 설명드린 대로 소건중탕이 소화기를 돕고 계지가용골모려탕의 효과를 강화 하는 데 도움이 됩니다.

ex) 변비 경향 성인 여성으로 평소에 손발이 차고 두통도 한 번씩 있으며 야위고 소화는 되는 편이나 야뇨증으로 잠을 자주 깨고 소변은 시원하게 나오지 않을 때, 계지가용골모려탕 + 소건중탕 + 향소산 이렇게 쓸 수 있습니다.

또 진액 부족에 의한 허열로 뇌의 영양이 부족하여 신경질이 나고 짜증이 잘 나는 경우, 계지가용골모려탕 + 소건중탕 + 감맥대조탕이 도움이 되며 거기에 육미를 가할 수 있습니다.

지금까지의 내용을 좀 더 쉽게 정리해 보겠습니다.

계지탕의 영약위강을 '정기가 사기보다 약함(림프가 과잉됨), 표의 발산능이 영양보급에 비해 과잉됨' 이렇게 두 가지 면으로 저는 해석을 합니다. 계지탕계열은 〈붙들어매는 힘이 약한 사람〉이라고 봅니다. 영양분을 흡수를 잘 못하고 면역력은 떨어져 있는 상태에서 세균, 바이러스가 침입했을 때, GI 통로를 통해서 세균, 바이러스가 들어옵니다.

이때 그 사기를 내부 장기에서 해소하지 못하고 림프구, 림프계의 압력이 커졌을 때 피부를 통해서 그 압력이 체액으로 새어 나오게 됩니다. 그것을 방광으로 해소하고 진액은 간, 비장으로 흡수시키며 심, 폐 순환을 통해서 내부에서 해소하려는 것이 계지탕입니다.

계지가용골모려탕은 〈붙들어매는 힘이 더 약한 사람〉입니다. 혈분의 정은 더 없고, 우리 몸에는 빈 공간들이 있는데 계지탕을 쓸 사람은 이 빈 공간에 물이 순환이 안되어 고일 수 있습니다. 그 물은 영양분이 적은 체액이며, 계지가용골모려탕을 쓸 사람은 그보다 더 정, 혈분, 영양이 없어서 두개골에 혈분, 영양, 정이 없는 물이 올라와서 – 이것을 계지탕에서 기상충이라고 합니다. – 계지가용골모려탕을 쓸 사람은 현훈이 있으며 혈분이 부족한 물이 고이므로 탈모가 일어납니다. 건망증도 있습니다.

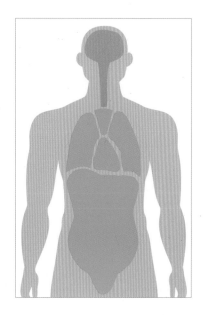

한편 하초에서는 새어나갑니다. 장에서도 새고 소변으로도 새고 정액으로도 새고 호르몬도 불필요하게 소모됩니다. 치질, 소화 안 된 음식물 – 설사, 많은 땀, 성행위를 하는 꿈, 몽정 등이 일어납니다. 밤에 소변을 지리며 수족다한도 있을 수 있습니다.

여기에 대해 용골모려는 새는 것을 막아주는 역할을

합니다. 계지가용골모려탕증인 환자분이 진액이 새어나가는 원인은 기혈진액이 부족한데 그 부족한 것을 몸에서 잡아주는 힘도 없는 사람이기 때문입니다. 이 방제 하나만을 쓴다고 보면 그렇습니다.

계지탕계열은 순환을 빨리 시키지만 '막힌 것을 보는 게' 적습니다. 만약 몸 곳곳에 독이 쌓여있고 혈관에 플라크가 많으며 산화 스트레스와 염증성 사이토카인을 보다 더 많이 받고 있으며 식사도 많이 한다, 무언가 쌓일게 많은 사람이라고 한다면 계모를 단독으로 오래 쓰는 것은 문제가 될 수 있습니다.

순환을 시켰는데 그 많은 독소와 염증 물질들이 같이 돌게 되거나 강하게 막혀있는 혈관이나 간의 어혈을 풀지 않고 가게 되면 오히려 몸의 압이 상승할 수 있습니다.

이런 분이면 이런 독소를 해소하는 약, 플라크를 제거하는 약을 우선해서 쓰는 것이 좋습니다. 만일 계지가용골모려탕을 이런 분에게 혹시 쓴다면 압을 내리는 삼황사심탕을 같이 쓰시고 플라크 제거에 도움이 되는 항산화제 및 미네랄의 보충을 고려합니다.

시호계지건강탕(柴胡桂枝乾薑湯)의 방의와 활용법

허약자, 등이나 머리에 땀이 나는 자, 면역력 저하자
감기나 염증의 회복이 어려운 환자, 알레르기 체질에 응용

약국 에피소드

예시 1

- 환자 : 요즘 손발에 땀이 많고 손만 잡으려고 해도 땀이 줄줄 납니다.
- 약사 : 누가 그러신가요? 본인이 그러신지요?
- 환자 : 아니요. 제 아들이 7살인데 체격도 작고 밥도 잘 안 먹어요.
  신경질적이고 예민하고 이마에도 땀이 많이 나요.

예시 2

- 환자 : (키는 큰데 말랐다) 며칠 전에 술을 마셨는데 그 뒤부터 머리에서 식은땀이 계속 나고 힘이 안 납니다.

시호계지건강탕은 허약체질이면서 식은땀이 나고 신경질적이고 예민한 성향의 환자에게 적합하다. 체액은 결핍되어서 입이 마르고 소변이 잘 나오지 않고 마른기침을 할 수도 있다. 그래서 주로 기운이나 진액을 보하는 약이랑 합방이 잘 된다.

- **맥문동탕 + 시호계지건강탕**   · **보중익기탕 + 시호계지건강탕**   · **소건중탕 + 시호계지건강탕**

- 어느 약사님의 따님으로 마르고 예민하고 밥도 잘 안 먹는 5살 아이

소건중탕 + 시호계지건강탕 + 맥주 효모 + 프로바이오틱스를 꾸준히 먹어서 건강해지고 학교에서 공부도 잘하고 운동선수를 권유받을 만큼 키도 크고 운동도 잘하고 리더십이 있어서 인기가 높다고 한다.

정신 신경계에 도움이 되는 영양소와 한방방제에 관한 내용을 이어가고 있습니다. 이번에는 지난 시간의 계지제인 계지가용골모려탕에 이어 시호제 중에서 보다 허약한 사람에게 사용하는 방제 시호계지건강탕에 대해서 짚어보겠습니다.

〈과립제 시호계지건강탕의 본초의 비율〉

시호 : 괄루근 : 황금 : 계지 : 모려 : 건강 : 감초

= 2 : 1.33 : 1 : 1 : 1 : 0.67 : 0.67 = 6 : 4 : 3 : 3 : 3 : 2 : 2

1. 상한론

• 太陽病下編

傷寒五六日, 已發汗, 而腹下之, 胸脇滿微結, 小便不利, 渴而不嘔, 但頭汗多, 往來寒熱, 心煩者, 此爲未解也. 柴胡桂肢乾薑湯主之.

• 태양병하편

상한병에 걸린 지 오륙일이 되어 이미 땀을 내었는데 이를 다시 하하여 늑골 밑이 그득하고 소변이 시원하게 나오지 않고, 갈증은 있으나 구토는 없고, 다만 두한출이 많으며 왕래한열, 심번한 사람은 아직 완전히 풀리지 않은 것이다. 시호계지건강탕을 사용한다.

단두한출(但頭汗多)은 머리뿐만 아니라 겨드랑이, 등에도 땀이 많이 날 수 있으며 소변량이 적을 수 있습니다.

2. 금궤요략

• 栖病編

柴胡桂薑湯, 治栖寒多微有熱, 或但寒不熱 服劑如神.

• 서병편

시호계지건강탕은 학질이 걸려서 추위를 많이 타고 약간의 열이 있거나 혹은 다만 추위만 탈뿐 열은 나지 않는 것을 다스린다. 약을 먹으면 신통하게 낫는다.

시호계지건강탕의 구성 본초는 '시호, 과루근, 황금, 계지, 모려, 건강, 감초'이며 시호계지건강탕의 외모는 '마르고 안색이 나쁘며 예민하고 체력이 약한 사람'입니다.

몇몇 본초별로 조합한 효능을 보면

- 시호, 황금, 모려 → 신경 안정작용, 발한 억제
- 시호, 황금, 과루근 → 항균작용으로 만성 염증 개선
- 건강 → 교감 신경 완화 약물들에 의한 혈류의 저하를 예방
- 시호, 황금, 과루근, 건강 → 위액 분비를 촉진하여 식욕 증진 등을 기대할 수 있습니다.

과루근은 하늘타리이며

① 땀을 방지하고

- 유기산 Trichosantic acid, 아미노산을 함유하여 세포의 영양 부족에 의한 도한(盜汗)
- 폐결핵 및 상기도 감염증이나 열성병에 의한 발한 과다로 갈증, 점막 건조 시 → 진액, 영양 보충으로 점막을 자윤
- 이뇨를 촉진하여 과도한 땀을 신장으로 배설 유도하고

② 항균, 소염, 배농 작용이 있으며

③ 위액 분비를 촉진하여 식욕을 증진합니다.

시호계지건강탕은 머리의 피부병에 황련해독탕과 합방할 수 있으며 신경증, 노이로제 및 교감 신경계의 흥분으로 혈행이 빠르고 머리에서 땀이 심하게 날 때, 차분하게 앉아있지를 못할 때에도 사용 가능한데 여기에는 황금도 역할을 합니다.

황금에는 baicalin, baicalein이 들어있는데 이들은 아래와 같은 효능이 있고

① Baicalin : 담석증(담즙, 이자액 분비), 항알레르기, 항염증, 항혈소판 응고

② Baicalein : 교감 신경 흥분 완화 – 신경 안정, 담석증(소화관 운동능 항진), 담도 운동 실조증으로 인한 통증 개선, 항알레르기, 항염증, 항혈소판 응고

이 중에 담도 운동 실조증은 담도가 막히는 것으로 지방식 섭취로 → CCK 분비, 담낭 수축이 되었으나 오디괄약근 문이 열리지 않아 담즙이 십이지장으로 가지 못하여 지방분해가 안 되어 → 오디괄약근 문을 열기 위해 담낭이 더 강하게 수축함으로써 → 우상 복통 및 구

토가 일어나고 지방분해가 안 되어 설사를 합니다.

이러한 황금의 효능을 종합하면

③ 효능 : 진정, 한열왕래, 발한 억제, 소화, 담석증, 담도 운동 실조증, 항염, 항암, 알레르기 체질 개선, 항혈소판 응고, 고혈당, 고지혈증, 지방간, 간 손상 억제, 림프 활성화로 류머티즘 개선, 이질간균, 대장간균, 녹농균, 장티푸스균, 진균에 대한 항균, 항진균 작용이 있으며 또, ④ 태음인의 담낭의 열을 식혀줍니다.

모려는 수렴(收斂), 고삽(固澁), 진정작용으로, 성분은 '탄산칼슘, 인산칼슘, 황산칼슘, 아연, 마그네슘, 알루미늄, 철, 나트륨'입니다.

효능은

① 열 : 스트레스, 긴장, 술로 인한 간열(평간 平肝, 잠양 潛陽)

② 체액 : 설사, 소변자리, 식은땀, 정액이 묽고 쉽게 나옴(유정 遺精), 다한증(自汗, 盜汗)

③ 위액 : 위산 과다, 위궤양, 속 쓰림(탄산칼슘 90% 〉 인산칼슘, 황산칼슘)

④ 여성 체액 : 자궁 출혈, 냉대하

⑤ 덩어리 : 자궁근종, 연주창 (연견산결 軟堅散結), 갑상선 질환

⑥ 두뇌 : 불안, 전간, 현훈, 이명, 잘 놀람, 잠이 잘 안 옴으로 정리할 수 있습니다.

계지는 크게 두 가지로

1) Cinnamic aldehyde는 혈관을 확장한다.

① 신장 사구체의 혈류량을 증진하여 이뇨 촉진

② 뼈에 대한 영양 공급 : 견통, 어깨 관절 주위염에 대한 혈액 공급을 증진하고 진통 작용

③ 자궁 혈관 탄력 강화 : 산후 출혈 과다, 오래 지속되는 생리혈을 지혈

④ 계지는 혈관을 확장하여 발한(發汗)을 억제하고, 시호, 황금, 모려는 교감 신경 흥분을 완화하여 발한(發汗)을 억제

2) O-Methoxy cinnamic aldehyde는 Influenza virus 증식을 억제한다.

항염증, 항보체, 진정 진통, 항균(황색포도상구균), 항진균 작용이 있습니다.

시호는 saikosaponin 성분으로

① 정신 안정

② 간 기능 강화, 담즙 합성과 분비 촉진 : 간경화, 간염, 지방간 개선, 당대사

③ 항염, 고지혈증

④ 항알레르기, 세포성 면역, 체액성 면역 증강

⑤ 해열, 진통, 감기 원인균 억제 기능이 있습니다.

시호계지건강탕의 관련증상은 조문에 밝혀져 있습니다.

조문의 해석

· 왕래한열 : 오한, 발열이 번갈아 나타나며

· 흉협만미결 : 가슴과 옆구리가 그득하고

· 심번 : 마음이 답답하고

· 갈이불구 : 입은 마르나 토하지 않으며(실열이 아님을 뜻한다 – 열로 인해 진액이 없어
지면 → 소변이 잘 안 나오고, 목이 마르면 토한다) 목이 말라도 물은 먹기 싫어한다.
(소아는 진액 부족으로 찬물을 찾기도 합니다.)

· 소변불리 : 소변이 잘 나오지 않고

· 단두한출 : 머리에서 땀이 나는 사람에게 쓴다.

시호계지건강탕에 포함된 상한론 방제는

'감초건강탕 → 비위의 기능이 떨어져 있다', '계지감초탕 → 심장의 기능이 떨어져 있다'
로 이것은 시호, 황금의 조합으로 간담에는 열이 있고 감초, 건강의 조합으로 비위에는 한
이 있는 몸의 상태로써 → 약을 잘못 썼거나 병이 오래되어 한열이 착잡된 담열비한(膽熱脾
寒)증입니다. 요약하면 "비위와 심장 기능이 떨어져 있는 간기울결이다."라고 말할 수 있습
니다.

비위와 심장 기능이 떨어져서 소화 잘 안되고 심장이 힘이 없어서 혈액을 잘 순환시키지
못하고, 간기울결로 간담은 지방, 담석, 염증 등으로 막혀있어서 화가 나거나 예민하거나 신
경질 나는 상태로 심장의 기능은 떨어져 있어서 寒이 있는데, 간담은 막혀있는 증상입니다.

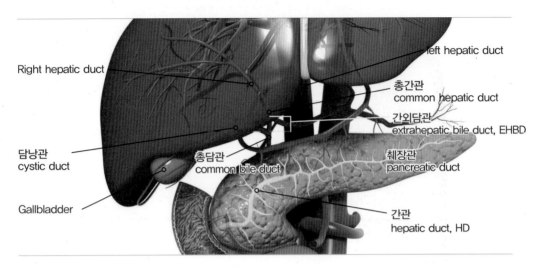

▲간담췌장을 둘러싼 이동 통로

• **총간관**(common hepatic duct), **간관**(hepatic duct, HD), **간외담관**(extrahepatic bile duct, EHBD)
  담낭관(cystic duct), **췌장관**(pancreatic duct), **총담관**(common bile duct)

뇌에는 도파민 경로와 세로토닌 경로가 있으며 그 각각의 기능은 아래와 같습니다.

Dopamine Pathways Functions	Serotonin Pathways Functions
• Mood • Memory • processing • Sleep • Cognition	• Reward(motivation) • Pleasure, euphoria • Motor function(fine tuning) • Compulsion • Perseveration

　시호계지건강탕은 최신 약리로서 도파민, 세로토닌 경로와 관련하여 선조체에서의 세로토닌, 해마에서의 세로토닌, 노르에프네프린 함량을 증가시키고 IL-6 등의 염증성 사이토카인을 감소시킨다고 합니다. 염증성 사이토카인이 세로토닌 전구물질을 분해하므로 시호계지건강탕이 IL-6를 억제하는 것 또한 세로토닌 농도를 증가시키는데 기여합니다. 이를 통해 시호계지건강탕은 스트레스에 대응하고 기분 이상, 우울함 등을 다스리는 데 도움을 줄 수 있습니다.

응용

두한출, 머리 피부염, PTSD(외상후 스트레스 장애), 현훈, 불면증, 알레르기성 비염, 입 마름, 쇼그렌증후군, 연주창, 기침, 폐결핵, 가슴과 옆구리가 답답함, 갱년기 장애, 식욕부진, 야뇨증, 소변불리, 치루 등에 응용 가능하고, 소아 야뇨증에 보통 육미지황탕과 합방을 합니다.

치험사례

술병에 걸려서 며칠이 지나도 머리에서 땀이 계속 난다는 50대 남성으로, 키는 178cm 정도에 야윈 편이었습니다. 그래서 술독을 푸는 황련해독탕에 기운도 없어서 황기건중탕, 보음제인 육미지황탕과 함께 시호계지건강탕을 써서 운 좋게 치유되셨습니다.

마지막으로 퀴즈 하나 풀어보세요.

〈퀴즈〉

Q. 시호계지건강탕의 구성이 아닌 것은?

① 천화분 ② 황금 ③ 모려 ③ 작약

답은 작약입니다. 천화분은 과루근의 다른 이름이며 시호계지건강탕의 중요한 자윤제입니다.

여기까지 허약자의 보음제이자 염증과 알레르기를 가라앉히는 시호계지건강탕에 대한 내용이었습니다.

시호가용골모려탕의
방의와 간폐의 관계

심간화왕 비기허로 인한 습담 동반 환자에 사용되는 대표적인 방제

고지혈증, 심계항진, 동맥경화 등의 심간화왕(心肝火旺) 증상과 관련

약국 에피소드

• **초보 약사** : 시호가용골모려탕의 접근이 어려워요. 책에서 제상동계(臍上動悸)라고 해서 배꼽 위를 눌렀을 때 복부대동맥 박동이 느껴지는 것을 포인트로 삼는다고 하는데 저희가 확인할 수는 없지 않나요?

• **륭 약사** : 약국에서 한약제제를 적용할 때는 환자의 체격, 성향, 구체적인 증상을 포인트로 잡는 게 수월하고 오히려 이러한 방식이 전통의학에서 말하는 변증논치에서 벗어나지 않으며 적확한 방식입니다. 전통의학의 접근은 환자의 현재의 상황, 심리, 밸런스를 중시하며 제상동계는 그를 파악하는 하나의 방법입니다. 시호가용골모려탕을 적용할 환자는 간문맥압 항진, 간장혈 부족, 저산소증이 있으면서 체격은 좋은 편입니다. 제상동계가 생기는 건 지금 시대에는 고지방식이, 스트레스, 운동 부족과 관련됩니다. 그 부위의 이상과 관련된 심각한 질환명은 복부 대동맥류가 있는데 이는 어떠한 이유로 지방 침착물이 혈관에 축적되어 발생하며 그 원인으로는 흡연, 변비, 만성기침 등의 자극에 의해서도 발생하는 것으로 봅니다. 복부 대동맥류는 시호가용골모려탕의 혈관과 관련된 병리의 이해를 돕기 위해서 말씀드리는 내용입니다. 시호가용골모려탕은 이와 같은 이미 심각해진 질환명에 적용한다기보다는 그 전단계에 있어서 혈관에 있어서는 간문맥압 항진, 간폐 증후군과 같은 혈관압을 상승시키고 저산소 상황을 유발하고 몸을 무겁게 하는 병리가 있는 환자, 몸이 무거운 환자, 변비 성향의 환자 그리고 심리적으로는 우울하고 답답하고 신경과민, 불면이 있는 환자로서 신체와 정신이 모두 답답하고 무거운 환자, 신체와 정신 혹은 두뇌의 노폐물 배설이 잘 안되고 있는 환자를 도울 수 있는 처방입니다.

아연, 마그네슘, 계지가용골모려탕, 시호계지건강탕 등 정신 신경계에 도움이 되는 천연물 및 영양소에 대한 내용을 다루고 있습니다. 지금부터는 계지가용골모려탕, 시호계지건강탕보다 일반적으로 더 체격이 좋은 사람에게 사용되는 시호가용골모려탕에 대해서 알아보겠습니다.

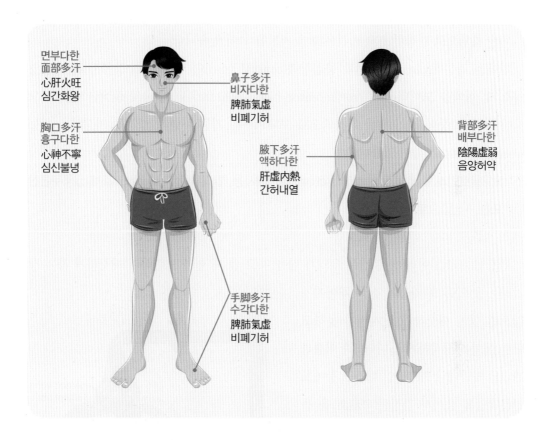

신경계에 소용되는 한약방제는 땀의 분비와도 관련이 깊은데 시호가용골모려탕은 심간화왕(心肝火旺) 및 비기허(脾氣虛)로 인한 습담이 동반된 환자에게 사용되는 대표적인 방제로서 心肝火旺에 의한 안면부, 특히 이마에 땀이 나는 경우에 활용할 수 있습니다. 이런 환자의 경우 시호가용골모려탕에 황련해독탕을 사용하는 걸 고려할 수 있습니다. (체력이 보다 허약한 환자의 두면부 땀은 시호계지건강탕을 사용함을 말씀드렸습니다.)

EBM

- 고지혈증에 대한 개선 효과를 기대할 수 있음
- 항동맥경화 작용이 보고됨
- 심계항진에 미치는 효과가 보고됨

한방 개념으로 간장혈(肝藏血 간은 혈을 저장한다)이 있습니다.

간에는 간문맥(portal vein)과 중심정맥(central vein)이 있으며, 소장에서 흡수한 영양소 및 혈액을 모니터하고(liver monitor blood content) kupffer cell(식균작용, 헤모시데린 저장) 등이 확인한 뒤 간정맥으로 보내어주는 기능과 함께 혈액을 저장하는 기능(reservoir of blood)이 있습니다.

* 헤모글로빈과 kupffer cell : globin chain, iron 재사용, 빌리루빈은 hepatocyte 내 글루쿠론산 포합 → 담즙으로 분비

간장혈(肝藏血)이라 함은 간은 우리가 잠을 자고 쉴 때 혈을 보관하여 깨끗하게 하는 장기라는 뜻으로 그 기능이 잘 이루어지지 않으면 혈이 깨끗하게 씻겨지지 못하고 탁한 어혈을 생성하게 됩니다. 즉 어혈과 관련된 타박이나 만성적인 디스크 등에도 간문맥압을 풀어서 간장혈(肝藏血)을 돕는 시호제가 필요한 이유입니다.

심장과 간은 그림처럼 밀접하게 연결되어 있으며 간이 염증 등으로 부피가 커지고 압력을 받거나 오랫동안 간에 이상이 생기면 심혈관계 질환 및 폐호흡에도 곤란이 옵니다.

관련 질환으로는 간폐 증후군과 문맥폐 고혈압이 있습니다.

- CO : carbon monoxide

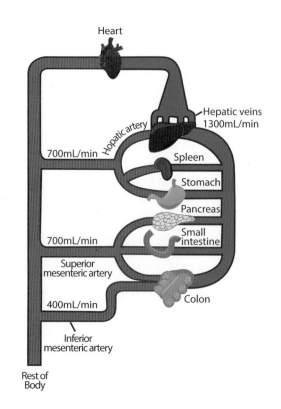

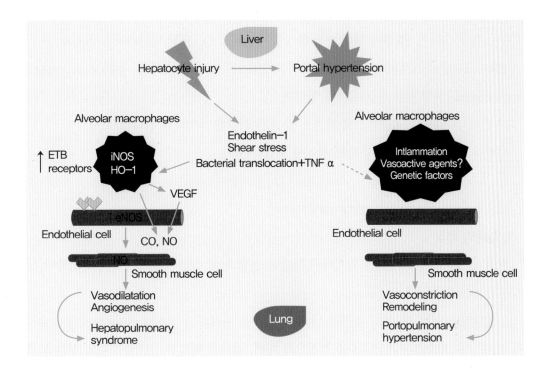

- eNOS : endothelial nitric oxide synthase

- ETB : endothelin type B

- HO-1 : heme oxygenase 1

- iNOS : inducible nitric oxide synthase

- NO : nitric oxide

- TNF-a : tumor necrosis factor alpha

- VEGF : vascular endothelial growth factor.

위 그림의 hepatopulmonary syndrome은 위 기전에서 알 수 있듯이 문맥압 항진으로 간세포 손상 및 TGF-B 상승, endothelin1/b 수용체 증가로 내피세포의 NO 상승이 일어납니다. endothelin1/b 수용체 증가는 전단력(shear stress)에 의해서 일어나며 세균의 침범 또한

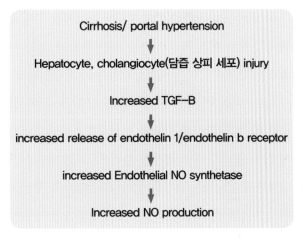

Cirrhosis/ portal hypertension

↓

Hepatocyte, cholangiocyte(담즙 상피 세포) injury

↓

Increased TGF-B

↓

increased release of endothelin 1/endothelin b receptor

↓

increased Endothelial NO synthetase

↓

Increased NO production

TNF-α를 자극하여 iNOS에 의한 혈관 확장을 유발하고 CO 또한 마찬가지입니다.

TNF-α 및 마크로파지의 증가, 축적은 VEGF 경로의 자극을 통한 pulmonary angiogenesis(신생 혈관 생성)을 유발합니다.

그 결과 환기관류비불균등으로 저산소 및 호흡 곤란을 유발하게 됩니다.

이상의 간폐 증후군을 다시 한번 정리해 보겠습니다.

간폐증후군(hepatopulmonary syndrome)

1. 질환의 특징

만성 간질환으로 고생하던 환자에서 특별한 심장과 폐 질환이 없으면서 저산소증이 생기는 질병을 말합니다.

누웠다가 일어날 때 산소 수치가 떨어지고, 누운 자세보다 오히려 앉은 자세에서 숨이 더 찬 증상을 호소하는 저산소증을 특징으로 하며, 검사를 해보면 전반적인 폐의 작은 모세혈관이 비정상적으로 확장되어 있는 것을 발견할 수 있습니다.

보통의 간질환이라고 하면 황달, 복수, 혈액 순환 장애에 의한 식도정맥류, 그로 인한 위장관 출혈 등을 생각합니다.

간폐 증후군 환자는 위와 같은 합병증도 있을 수 있지만, 그 특징은 일어날 때, 앉아 있을 때 숨이 더 찬 저산소 증상으로 입술과 손끝이 파래지는 청색증 및 손가락 끝이 곤봉 모양으로 굵어지는 곤봉상 수지 소견을 보일 수 있습니다.

2. 원인, 병태 생리

아직 원인이 명확히 밝혀지는 않았지만 가장 근본적인 병리 소견은 폐의 작은 모세혈관 수준에서 혈관 확장 작용을 하는 물질과 수축 작용을 하는 물질 간의 불균형에 의해 유발되는 것으로 보이는 비정상적인 혈관 확장입니다.

이로 인한 저산소증의 발생 기전을 확산-관류 장애(diffusion-perfusion impairment)라고 합니다. 확산은 산소와 이산화탄소가 높은 압력으로부터 낮은 압력으로 압력의 차이에 의해 혈액과 가스 경계를 물리적으로 이동하는 것을 말하며, 관류는 폐동맥으로부터 좌심방까지 지나가는 혈류를 말합니다. 따라서 확산-관류 장애란 것은 폐에서 산소를 받아들이고, 이산화탄소를 내보내는 것이 조화롭게 이루어지지 못하는 것을 가리킵니다.

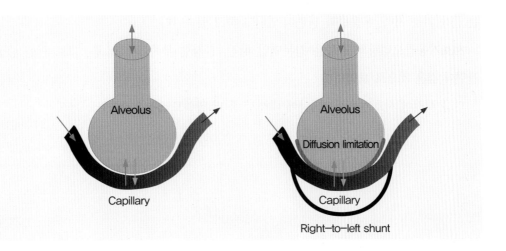

정상적인 폐 실질내 모세혈관의 직경은 8-15 μm인데 반해서 간폐 증후군 환자에서는 직경이 15-500μm까지 확장되는 폐내 혈관 확장이 일어남에 따라 폐포로부터 혈관 내의 가운데에 위치한 적혈구까지의 거리가 멀어져서 산소 분자가 효과적으로 산소를 운반해야 할 적혈구에 도달하지 못하기 때문에 저산소증이 생기는 것으로 설명합니다.

그리고 폐에 있어서 염증 물질과 저산소증은 호흡 곤란은 물론, 골다공증, 골격근 약화, 허혈성 심질환, 심근경색, 인슐린 저항성, 당뇨병, 우울증에 영향을 미칩니다.

이는 저산소로 인해서 유발되는 매우 당연한 이야기인데, 한방이론에서는 폐 기능 저하

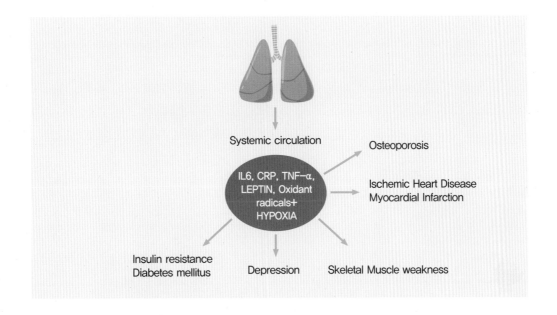

는 근육 기능 저하, 우울증과 관련이 있다고 하고 있습니다.

시호가용골모려탕의 증상은 간문맥압 항진, 간장혈 부족, 저산소증, 그로 인한 증상과 관련이 깊은 것으로 보입니다.

다음 시간에 시호가용골모려탕에 대해서 좀 더 말씀드리겠습니다.

시호가용골모려탕의
조성과 조문의 현대적인 의미

스트레스, 간담화로 인한 정신 신경계 질환에 사용
煩驚(번경), 身重(신중), 胸滿(흉만)을 특성으로 함

약국 에피소드

- 환자 : (50대 여성). 약사님 가슴이 답답하고 자꾸 한숨이 나요.

  또 다리가 앉아있으면 부어올라요 무겁고….

- 약사 : 몸이 무겁고 피곤하시죠.

- 환자 : 네, 아침에 일어나기도 힘들고 몸 움직이기가 싫어요.

  (깜짝 놀라며) 방금 무슨 소리 못 들었어요?

- 약사 : 아, 옆 가게에 물건 들여놓는 소리예요. 어제 잠은 잘 주무셨나요?

- 환자 : 아, 원래 잠 잘 못 자요.

  그런데 며칠 전부터는 계속 불안하고 가슴이 두근거려서 더 잘 못 자고 있어요.

- 약사 : 대소변은 시원하게 나오나요?

- 환자 : 저 변비 없어요. 아, 변이 좀 시원하지는 않아요.

- 약사 : 몸에서 독소 해독이 잘 안되고 림프 및 동정맥 · 모세혈관 순환이 잘 안되어서 체액

  및 노폐물이 정체되면 몸도 무겁고 피곤합니다.

  체액 정체를 해소하는 데 도움 되는 림프 및 동정맥 순환제랑 과립제 한약제제가 도

  움이 됩니다. 이 약은 정신도 안정시키고 가슴 두근거리고 잠이 잘 안 오는 증상을

  다스리면서 체액 정체를 해소하고 독소를 배출하는 데도 도움이 되는 처방입니다.

아연, 마그네슘, 비타민 C, 비타민 D, B12, 계지가용골모려탕, 시호계지건강탕을 비롯 시호가용골모려탕의 개요까지 뇌와 관련된 한약과 영양소에 대해서 알아보고 있습니다. 이어서 시호가용골모려탕의 조성과 조문에 대해서 좀 더 말씀드리겠습니다.

스트레스, 간담화로 인한 정신 신경계 질환에 사용하는 방제로 계지가용골모려탕, 사역산, 시호가용골모려탕(시모), 청심연자음을 꼽습니다.

사역산과 시모의 특징

사역산 (양울궐역증 陽鬱厥逆證) (간비기울증 肝脾氣鬱證)

간의 소설 기능저하로 사지 말단과 머리끝까지 산소, 영양 공급이 부족하여 (양기의 승산투발과 기기가 막힘) 사지 말단이 차갑고 〈양울궐역증(陽鬱厥逆證)〉 간의 소화 효소 분비 부족, 비장의 소화 운화기능 저하 〈간비기울증(肝脾氣鬱證)〉로 불안, 우울, 신경과민, 구고, 속 쓰림, 가슴 답답, 열, 복통, 협통, 대소변의 이상이 나타나는 증상을 개선하고 진정, 소염, 진통 작용〈투사해울, 소간이비〉

시모 (심간화왕 心肝火旺) (비기허 脾氣虛) (습담증 濕痰證)

정신불안, 동계, 가슴 답답, 잘 놀람, 깊은 잠을 못 자고 꿈 많은 불면〈심화왕(心火旺)〉과 두통, 눈 충혈, 변비, 소변량 감소, 배꼽 위 복대동맥 박동, 빛, 소리 등의 자극에 예민한 불안신경증 〈간화왕(肝火旺)〉에 수습운화가 안되어 습담이 정체된〈비기허(脾氣虛) 습담증〉에 청열안신, 평간잠양 작용

과립제 시호가용골모려탕의 처방 구성

심간의 화를 끄는 시호, 황금, 대황, 정신 안정 작용의 시호, 황금, 대황, 용골, 모려, 복령, 소화기의 기능을 돕는 시호, 반하, 복령, 계지, 생강, 대추, 인삼, 황금, 대황이 배합되어 있습니다.

> 시호 : 반하 : 복령 : 계지 : 생강 : 대추 : 인삼 : 황금 : 용골 : 모려 : 대황
>
> = 10 : 8 : 6 : 6 : 6 : 5 : 5 : 5 : 5 : 5 : 2

생약	효능
시호·황금	흉협부(胸脇部)의 울체를 푼다. 해열·진통·순기(順氣)작용
반하	거담 · 진구(鎭嘔) · 소도(疎導) 작용
복령	보심(補心) · 이뇨 작용
계지	혈액 순환을 촉진, 상충증(上衝症)을 치료
인삼	보기 작용
용골·모려	심계 · 제상(臍上)동계 · 조루 · 유정(遺精) · 유뇨(遺尿)
생강	건위 · 산한(散寒) · 진구(鎭嘔)) · 신진대사 기능의 항진
대추	항염증, 자양 강장제, 완하제
대황	장관(腸管)을 소통시켜 통변케 하고, 소염 해독

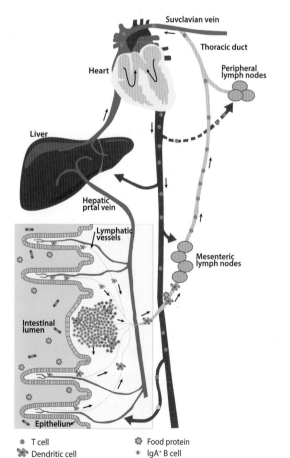

소양부위(심간담)가 소통이 되지 않으면 비위, 췌장, 소장, 대장의 기능을 저해합니다. 위의 음액은 부족하고 비기가 허하면 수분대사가 제대로 되지 않아서 소변이 시원하게 나오지 않고 부종이 생기며 마비감도 있고 몸도 무겁고 움직이는 것이 귀찮습니다. 소, 대장의 움직임이 원활하지 않으면서 장내 수분은 부족하여 변비도 잘 생깁니다.

조문을 보면

傷寒八九日 下之 胸滿煩驚 小便不利 譫語 一身盡重 不可轉側者 柴胡加龍骨牡蠣湯主之. (太陽中 61조) : 상한팔구일 하지 흉만번경 소변불리 섬어 일신진중 불가전측자 시호가용골모려탕주지 (상한이 든 지

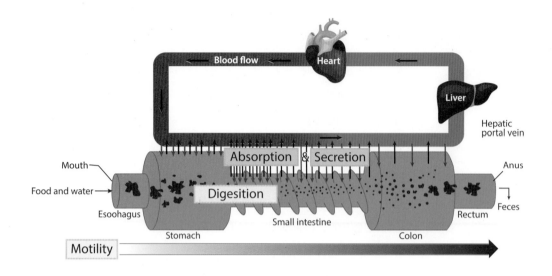

팔구일에 사하시켰더니 흉만하고 번경하며 소변이 불리하고 헛소리를 하며 온몸이 무거워 돌아눕기도 힘든 경우에는 柴胡加龍骨牡蠣湯으로 다스린다.)

胸滿(흉만) 가슴 답답, 한숨

煩驚(번경) 깜짝깜짝 잘 놀램, 사소한 일에 두근거림

身重(신중) 몸이 무겁고 만성피로, 아침에 일어나기 힘들고 움직이기 힘들다.(不可轉側) 시호증이 있으면서 앉아있으면 금세 부어서 다리 무거워하는 사람.

소시호탕의 증상에 위 흉만, 번경, 신중이 있는 걸 정증으로 봅니다.

目標 : 舌黃苔, 小便不利, 身重, 多夢, 煩驚, 食慾不振, 胸脇苦滿

몸이 움직이기 힘들다 혹은 생각의 전환(轉側)이 힘들다는 조문이 나오는 처방이 몇 가지 있는데,

[난이전측(難以轉側) : 백호탕

불능자전측(不能自轉側) : 계지부자탕

불가전측(不可轉側) : 시호가용골모려탕]으로 상한론 병의 진행단계에서 시호가용골모려탕이 소양과 양명에 걸쳐있고 소양이 주가 되는 반면, 백호탕은 "腹滿身重 難以轉側(복만, 신중, 난이전측)"이고 삼양합병에 양명이 주가 되며 계지부자탕은 "風濕相搏 身體疼煩 不能自轉側(풍습상박 신체동번 불능자전측)"으로 풍과 습이 서로 얽혀, 온몸이 몹시 욱신거려 돌아눕지 못하는 풍습증과 관련이 되는 차이가 있습니다.

조문을 다시 해석해 보면, 인체에 해를 주는 바이러스, 세균 등의 체내의 침입이 풀리지 않고 8, 9일 되어 아래로 빠져나간 진액이 고갈됨에 따라 비위 기능 저하에 의한 수습 정체, 대소변 불리, 영양 공급의 부족이 생기고 몸이 무거워집니다. 산소, 영양 공급 부족을 극복하기 위해 심박수는 증가하여 두근거리면서 답답하고 불안합니다. 몸이 무거우니 아침에 눈은 떴지만 이부자리를 박차고 일어나지를 못하고 맑은 정신이 안 들고 몸이 찌뿌둥하고 신경질이 나기도 하며 피로를 풀어 보려 잠을 자도 잔 것 같지가 않고 건망증도 많이 생깁니다.

시호가용골모려탕은 소시호탕에 용골, 모려만 추가된 게 아니라 체액을 잡아두는 감초는 빠지고 대변 배출의 대황, 소변 배출의 계지, 복령을 더해서 체액의 정체를 해소하는 처방입니다.

별 아교 세포의 뉴런 보호 작용

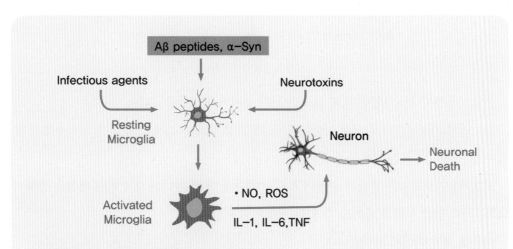

위 그림은 소교세포의 염증 반응을 나타냅니다.
전통적으로 소교세포가 뉴런에 파괴적인 역할을 한다고 여겨졌으나 근래의 연구들은 소교세포가 염증의 찌꺼기를 처리하고 뉴런 신생을 촉진하는 것으로 나타나고 있습니다.

• 출처 : Acute and Chronic Inflammation: Microglia in Neuroprotection and Neurodegeneration

뇌는 별 아교 세포, 소교세포가 신경 세포를 염증으로부터 보호하고 있으나 부종 및 베타아밀로이드, 타우와 같은 단백질 노폐물의 제거에는 어려움이 있습니다.

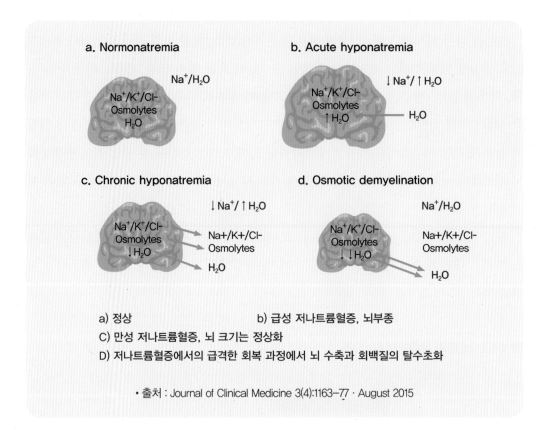

a) 정상
b) 급성 저나트륨혈증, 뇌부종
C) 만성 저나트륨혈증, 뇌 크기는 정상화
D) 저나트륨혈증에서의 급격한 회복 과정에서 뇌 수축과 회백질의 탈수초화

• 출처 : Journal of Clinical Medicine 3(4):1163-77 · August 2015

산염기평형이나 삼투압이 맞지 않으면 뇌가 붓거나 쪼그라듭니다.

급 · 만성 간경변이나 비장의 이상이 있을 때 신경 세포나 신경 조직 혹은 뇌척수액의 압력 이상으로 뇌가 붓는 경우도 있습니다.

시호가용골모려탕은 간담과 심장의 부담을 줄여줄 뿐만 아니라 대소변의 배설을 통해서 뇌척수액의 압력 부하를 줄여줄 수 있는 처방으로 보입니다.

다음에 계속 이어서 하겠습니다.

시호가용골모려탕과
간신, 장뇌축의 관계

간, 신장, 뇌축을 토대로 살펴보는 시호가용골모려탕의 정신 증상 완화

독소에 의한 염증 반응을 줄이고 장내 환경을 정상화

약국 에피소드

- **초보 약사** : 며칠 전 약사님께서 환자분께 하시는 설명을 들으니까 시호가용골모려탕이 좀 더 와닿았습니다. 그런데 정체된 체액을 순환시키고 노폐물을 배출시키 는 게 신경질, 짜증을 완화하는 것과 관련이 되나요?

- **룽 약사** : 신경독소가 늘어나거나 체액정체로 산 · 염기 균형이 깨어지거나 혈액 내 전해질 불균형이 일어나면 짜증, 긴장, 불안, 초조 등의 원인이 됩니다.

  시호가용골모려탕은 간의 울체를 풀어서 혈관 긴장을 완화하고 대장의 노폐물을 배출하여 대장 및 장내 환경을 깨끗하게 하고 불필요한 수독을 배설하는 약입니다. 그러면서 정신 안정에 도움 되는 미네랄이 풍부한 용골모려를 공급하는 약입니다. 수천 년을 이어온 방제는 하나하나의 본초의 특성도 중요하지만 그 방제 안에서 목적하는 본초의 효능이 잘 발현되도록 조합되어 있다는 게 여러 연구를 통해서 밝혀지고 있습니다.

  이러한 구성의 시호가용골모려탕이 비타민 B군이나 프로바이오틱스 등과 함께 시너지 효과를 낼 수 있습니다.

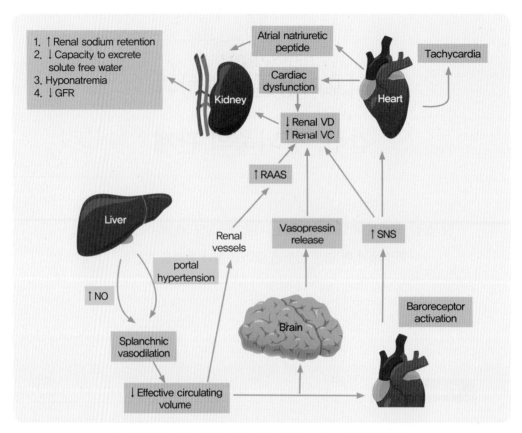

1. ↑ Renal sodium retention
2. ↓ Capacity to excrete solute free water
3. Hyponatremia
4. ↓ GFR

Atrial natriuretic peptide

Tachycardia

Cardiac dysfunction

Kidney

Heart

↓ Renal VD
↑ Renal VC

↑ RAAS

Liver

Renal vessels

Vasopressin release

↑ SNS

portal hypertension

↑ NO

Splanchnic vasodilation

Brain

Baroreceptor activation

↓ Effective circulating volume

[그림] 두뇌와 심장, 심장과 신장, 신장과 두뇌 그리고 간의 연관 관계

신장의 기능 약화로 산염기 평형이 깨지거나 혈액 내 전해질 불균형이 일어나면 신경증상을 유발하여 짜증이나 긴장, 걱정, 불안감, 초조, 공포 등 수많은 정신 증상을 동반하게 됩니다.

시호가용골모려탕은 대변과 소변의 배설을 통해 노폐물과 염증 물질을 감소시키고 체액의 균형을 유지하려는 목적이 있다고 하였습니다. 시호가용골모려탕을 구성하는 생약 중 대변 배설과 관련 깊은 대황은 장내 세균의 염증 반응을 정리하는 목적도 있습니다.

대황은 NF-κB, MAPK, PI3K 경로 억제를 통해서 장내 세균의 내독소인 LPS 유래 염증성 사이토카인들의 발현을 감소시켜 항염증 작용을 합니다. 대황의 emodin은 iNOS(Inducible nitric oxide synthase), IL-6, IL-1β 유전자를 억제하고, LPS에 의한 iNOS의 발현, ERK(extracellular signal-regulated kinase), p38(mitogen-activated protein kinase), JNK(c-Jun NH2-terminal kinase), Akt의 인산화를 억제하고 IκBα (inhibitor of nuclear factor κBα : NF-κB 억제제)분해를 억제하는 것으로 나타났습니다.

LPS는 전신 곳곳에서 염증수치를 높이는 작용을 하는데 대황이 이를 방지합니다. 대황은 또한 장내 microbiome을 정상화하고 독성 세균을 줄이는 기능을 합니다.

대황은 알코올에 의한 염증성 사이토카인의 증가를 조절하고 독성 세균을 억제합니다. 이미 알려져 있는 대황의 특성을 정리하면 다음과 같습니다. 위의 현대적인 연구와 더불어 대황의 특성을 파악하는 데 도움이 되리라고 생각합니다.

대황

대황(苦, 寒) : 사열통변(瀉熱通便), 양혈해독(凉血解毒), 축어통경(逐瘀通經)

1) 위장의 열독을 사하고 적체를 파하는 작용으로 소염 효능을 발휘한다.

2) 담즙 분비량을 증가시키는 작용은 있으나 담낭 수축 작용은 없기 때문에 인진호, 산치자와 같이 쓸 때 이담 작용이 현저히 좋아진다.

3) 이뇨 작용도 있어서 장내 독소나 대사산물 배설을 촉진시켜 장내 변독 흡수를 방지한다.

4) Rhein은 장의 연동 운동능을 촉진하여 변비를 해소하여 고점도 혈증을 개선한다.

5) Rhein-emodin, aloe-emodin은 포도상구균, 연쇄상구균, 이질균 등에 항균 작용이 강하다.

알코올 등에 의해 파괴된 장벽을 통해 LPS와 같은 장내 세균 유래 독성 물질들이 문맥순환을 통해 간에 들어오고 염증성 사이토카인을 만들고 면역반응에 의해 간세포에 악영향을 미치는데 시호가용골모려탕은 간세포에 대한 보호 효과, 장내 microbiome의 정리, 체액의 균형 등을 통해서 이러한 체내 염증성 상황을 바로잡고 만성피로와 뇌내 독소를 해소하는 데 도움이 되리라고 생각합니다.

즉 시호가용골모려탕은 간을 돕고 신장에서 새는 정을 막고 불필요한 체액을 빼내고 장뇌축을 새롭게 구성하도록 돕는 천연물이라고 볼 수 있습니다.

위 그림의 간신(肝腎)의 병의 흐름을 보면 간경화로 문맥압이 상승하여 → 장벽이 새고, 장내 세균의 균형이 파괴되고 → 사이토카인, DAMPs(danger-associated molecular patterns), ROS가 전신 염증 반응을 일으키고, 내장 동맥 혈관의 확장으로 → 유효 동맥 혈류량이 저하되고 → 그에 대한 보상기전으로 교감 신경계, 레닌 안지오텐신 알도스테론계, 항이뇨 호르몬의 활성화로 → 신장에서의 나트륨 저류, 세포 외 수분이 증가되어 → 복수와 부종, 저나트륨 혈증이 초래됩니다.

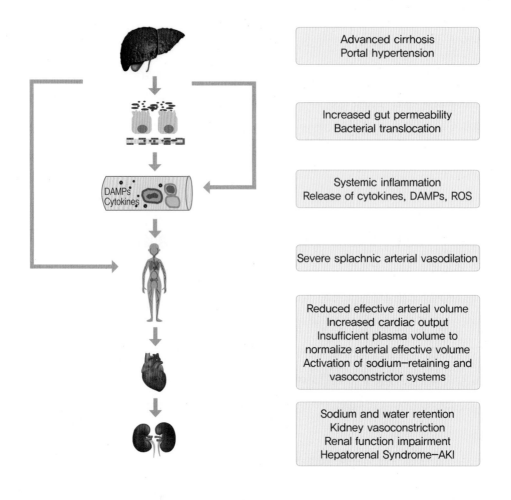

그러므로 프로바이오틱스, 프리바이오틱스 등으로 장내 유익균을 공급하고 유익균의 먹이를 공급하는 것도 중요하지만 그전에 장내 환경을 정리하는 역할도 필요하다고 생각합니다. 특히 비만자 및 고탄수화물, 고열량 음식, 당류를 많이 섭취하는 사람은 장내 미생물의 다양성이 깨지고 염증성 물질이 체내에 많아질 뿐만 아니라 우울증, 불안, 짜증, 스트레스에 취약하게 됩니다.

장내 세균에 의해 생성된 독성물질들이 혈액 속으로 더 많이 갈수록 간의 부하는 물론 뇌에도 좋지 않은 영향을 끼치고 신경성 증상을 일으킬 수 있습니다. 그러므로 체내 내외부의 독소로 인해 림프 및 전신 면역계에 염증 반응이 만성화된, 살이 찌고 몸이 무겁고 불안신경증이 있고 만성 피로가 있는 사람에게 시호가용골모려탕의 쓰임새가 커집니다.

다음에는 시호가용골모려탕 시리즈 마지막 편으로 시호가용골모려탕의 활용법에 대해서 말씀드리겠습니다.

시호가용골모려탕의 활용 사례

간뇌장축, 장-간/림프-폐축 및 간신(肝腎)뇌의 염증을 줄이는 천연물
두통 · 혈압 상승 · 위장 장애 · 숙취 · 불면 · 신경증상 · 월경통 · 골반통에 사용

약국 에피소드

- 환자 : 선생님, 남자도 갱년기가 올 수 있나요?

  제 남편이 요즘 더 신경질, 짜증이 많고 배도 나오고 밤에 힘이 없어요.

  어디서 보니까 이런 증상이 남성 갱년기라고 하더라고요.

  좀 도움될 걸 먹여보고 싶어요.

- 약사 : 네. 남자도 갱년기 증상을 겪을 수 있습니다.

  특히 심혈관계 질환이 있거나 본래 복부지방 등이 있고 관리가 잘 안되면 더 그럴 수 있습니다.

- 환자 : 남편이 고혈압약은 40대 초반부터 먹어서 벌써 10년 정도 먹고 있어요.

  그리고 요즘 들어 뒷골도 자주 당기고 아프다고 해요.

- 약사 : 그럼 이렇게 드셔보세요.

이 환자는 시호가용골모려탕과 계지복령환, 삼칠, 비타민 D3, 비타민 B군 복용으로 좋아졌다.

* 남성 갱년기 장애에 보조적으로 도울 수 있는 물질로 아르기닌, 홍삼, 삼칠, 아연, 셀레늄, 쏘팔메토, 비타민 D3, 아미노산 등이 있다. 그리고 혈압이 있고 체격이 좋은 분이라면 한약제제로 시호가용골모려탕, 삼황사심탕 등이 도움을 줄 수 있다.

이번 시간에는 시호가용골모려탕의 다양한 활용 사례들에 대해서 알아본다.

앞서 3회에 걸쳐 시호가용골모려탕이 간뇌장축 및 장간/림프폐축(gut-liver/lymph-lung axis), 간신(肝腎)뇌의 염증을 줄이는 천연물임을 나름대로 설명드렸습니다.

이번에는 약국에서의 실제 활용 사례들을 말씀드리겠습니다.

먼저 공식적인 내용들부터 말씀드립니다.

시호가용골모려탕의 식약처 적응증은 정신불안이 있고, 두근거림, 불면 등을 동반하는 다음의 증상 : 고혈압의 동반 증상(두근거림, 불안, 불면), 신경과민, 갱년기 신경과민, 야제증(夜啼症, 어린이가 밤에 우는 증상)입니다.

일본에서의 허가사항은 그 외에 여러 가지가 더 있지만 그 중에서도 만성신장병이 시호가용골모려탕의 원리와 관계가 있으므로 눈에 뜨입니다.

그 외 유용성이 있는 것으로 보이는 증상, 질환으로 난치성 설통증, 인후두 이상감각증, 초조함을 동반한 어지러움, 이명, 난청, 불면이 있고 보고된 약리작용 및 연구결과로는 혈압 강하작용, 항동맥경화작용, 항정신작용, 항전간작용, 항우울증(도파민, 세로토닌을 분비하는 전두전야의 glucocorticoid receptor를 활성화), 남녀의 갱년기 증상 완화가 있습니다.

아래에 시호가용골모려탕의 활용 사례들을 소개합니다.

1. 두통

머리가 깨어질 듯 극심한 두통보다는 늘 어지럽고 멍하며 무기력하고 피곤한 상태가 지속되면서 신경이 예민한 환자

시호가용골모려탕 + 영계출감탕 + 황련해독탕

시호가용골모려탕 + 당귀작약산 + 황련해독탕

2. 체격 좋은 사람의 갑작스러운 혈압 상승, 흥분

시호가용골모려탕 + 삼황사심탕 + 방풍통성산 + 우황청심원

장기 복용 시 보음제 및 어혈제를 염두에 둡니다.

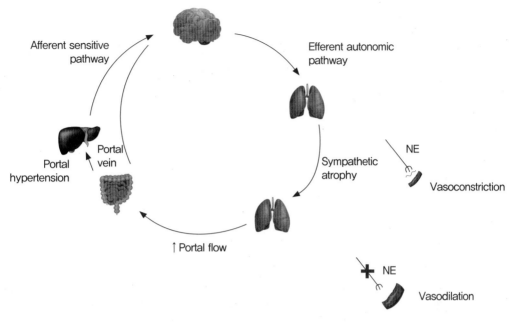

Afferent sensitive pathway

Efferent autonomic pathway

Portal hypertension

Portal vein

Sympathetic atrophy

NE

Vasoconstriction

↑ Portal flow

NE

Vasodilation

[그림] 장 – 간 / 림프 – 폐 축

3. 위장 장애

위염, 식욕 부진, 가슴 두근, 답답함

시호가용골모려탕 + 소함흉탕

4. 숙취

술 때문에 속이 안좋고, 가슴이 두근거리고, 식은 땀, 구역, 불안, 초조

오령산 3.0 + 시호가용골모려탕 3.0 + 황련해독탕 1.7

5. 불면증

(1) 시험이 다가와 잠 못 이룰 때, 신경을 쓰거나 속을 썩여서 잠이 안 올 때

시호가용골모려탕 + 산조인탕,

시호가용골모려탕 + 황련해독탕

(2) 피곤한데 잠 못 자고 어깨 아프고 가슴 두근거리고 다리 아프다는 50대 여성

시호가용골모려탕 + 당귀작약산 + 산조인탕

(3) 감기가 10일가량 경과하였고 몸이 무겁고 잠이 오지 않는다.

이때 시호가용골모려탕을 사용할 수 있습니다.

6. 신경증상

(1) 불안 쫓기듯 동계, 가슴 답답, 다리 후들거림

시호가용골모려탕 2.0 + 산조인탕 2.0 + 황련해독탕 1.5

(2) 조증으로 말이 많은 사람

시호가용골모려탕 3.0 + 삼황사심탕 3.0

(3) 자식과 싸우고 나서 가슴 두근, 불안

시호가용골모려탕 3.0 + 억간산가진피반하 3.0 + 반하백출천마탕 1.7 3일분 우황청심원 2개

(4) 우울증

시호가용골모려탕 + 대황목단피탕 + 배농산급탕

시호가용골모려탕 + 대황목단피탕 + 월비가출탕

보통 우울증에 대한 처방은 보중익기탕, 향소산, 육군자탕, 가미귀비탕, 가미소요산 등을 말합니다.

반면, 위 처방은 염증이 많고 체격이 좋으며 몸에 체액과 대소변이 정체되어 있는 환자에게 쓸 수 있습니다.

*생약 각각에 대해서 보면 용골은 석고와의 배합을 꺼립니다.

그런데 위 처방에서 시호가용골모려탕과 월비가출탕은 각각 용골, 석고가 포함된 방제입니다. 여기에 대해서는 다음에 좀 더 설명을 드리겠습니다.

7. 월경통

20대 초반 여성. 평소에 살찔까 봐 식사를 잘 안 함. 눈 떨림이 자주 있음. 손이 한 번씩 저림. 시험 기간에 거의 늘 하복통, 아랫배가 팽창한 느낌, 하혈도 함.

시호가용골모려탕 3.0 + 도핵승기탕 3.0 + 마그네슘 복합제로 바로 진정이 되었다고 하며 위 처방을 상황에 따라 조정하며 오메가 3 등을 1년간 복용하고 어느 날 본인도 모르게 증상이 없어짐.

8. 골반통, 요통

50대 말 여성, 골반이 빠진 것 같고 움직이지 못하게 아프다. 갑상선암 수술 경력.

〈당귀건중탕 4.0 + 시호가용골모려탕 2.7 + 소경활혈탕 3.0〉 하루 드시고 좋아짐.

비슷한 상황의 여성이 요통이 있다면 건중제의 양을 늘리고 신정을 보하는 약이 필요하며, 때로 마황제가 필요할 수도 있습니다.

9. 출산 후 오로 배출

시호가용골모려탕 5 + 사물탕/당귀작약산 3.0 + 용담사간탕 1.0

10. 간경변 환자의 다리 저림

시모 5 + 작약감초탕 3.0 + 용담사간탕 1.0

간경변 환자는 기운이 부족한 사람이기에 인삼제를 쓰고 시호는 쓰면 안 된다는 말씀이 있습니다. 참고하시되 그 기운은 보혈을 하면서 몸을 움직일 수 있으면 활동을 하면서 살려 나가야 하며 위의 사례는 1일 사용한 것으로 용담사간탕의 의미는 그 본초가 동의보감의 간경변에 도움이 되는 본초들이 들어있어서이기도 하고 시호제를 사용함에 따라 나올 수 있는 염증 물질, 찌꺼기들을 빨리 빼내려는 목적이기도 합니다.

11. 붓기

얼굴이 하얀 편, 얼굴이 달덩이 같다. 양말 신은 자국이 오래간다. 아침에 붓고 몸이 무겁고 활동하기 곤란하다.

두한출, 상초 한출(가슴, 겨드랑이 땀), 몸이 무겁다. 손 떨림

방기황기탕 + 시호가용골모려탕 + 육미

여성의 간과 자궁, 유방은 불가분의 관계이며 치질, 치루, 대하의 증상으로도 나타납니다.

시호가용골모려탕은 하초(간신肝腎)의 기능 실조로 대소변불리, 온몸이 무겁고 머리도 무겁고 판단이 굼뜨며(一身盡重 不可轉側), 못 빠져나간 노폐 수액 혹은 활용되지 못한 수액(수독水毒)이 전립선, 나팔관, 자궁, 항문에 고여서 습열 증상이 나타날 수 있고 수독이 허리 부위에 있으면 요통 및 디스크로 나타날 수 있습니다.

12. 신경성 방광염

시호가용골모려탕 + 저령탕 + 황련해독탕

13. 냄새가 심한 대하

시호가용골모려탕 + 대황목단피탕 + 배농산급탕

14. 전립선염(체격이 좋음)

시호가용골모려탕 + 육미지황탕

시호가용골모려탕 + 저령탕 + 계지복령환료가 대황/도핵승기탕

이상으로 총 4번에 걸쳐서 시호가용골모려탕에 대해서 설명하였습니다.

시호가용골모려탕의 이해와 활용에 도움되었기를 바랍니다.

06

현대인들의 스트레스를
시원하게 해소하는 한약제제

대시호탕(大柴胡湯)의 적용 원리

한문(寒門)의 양극사음(陽極似陰)과 복문(腹門)의 실통(實痛)에 사용하는 처방
변비(便秘), 요적(尿赤), 섬어(譫語), 조열(潮熱)을 비롯 다양한 응용이 가능

약국 에피소드

- 환자 : (체격이 좋고 평소 술과 기름진 음식을 자주 드신다.)

  약사님. 약사님 제가 체한 게 며칠이 되었는데 내려가지를 않습니다.

  등부터 어깨까지 아프고 가슴이 답답합니다.

- 약사 : 술은 안 드셨어요?

- 환자 : 체했어도 술 마실 일은 많이 있어서 어제도 마셨습니다.

- 약사 : 숙취와 기름진 음식 등으로 위장 기능이 떨어지고 정체되어 답답한 속을 푸는 약을
  드리겠습니다.

  이 가루약(대시호탕)이랑 환약(삼황지출환)을 이 물약이랑 같이 복용하세요.

과립제 대시호탕의 생약 조성

시호 : 생강 : 반하 : 황금 : 작약 : 대추 : 대황 : 지실
= 6 : 5 : 4 : 3 : 3 : 3 : 2 : 2

대시호탕은 실증(實證)으로서 비만이거나 체격이 충실하고 건장한 근골질이며 복부는 대개 상복각이 넓습니다. 병위가 소시호탕의 소양(少陽)의 부위에서 약간 양명(陽明)의 부위로 걸쳐 있어서 소양병의 한열왕래(寒熱往來), 흉협고만(胸脇苦満), 심번희구(心煩喜嘔), 묵묵(默默 묵묵히 말수가 적음), 불욕음식(不欲飲食), 맥현세(脈弦細), 구고(口苦), 인건(咽乾), 목현(目眩) 등으로 나타나는 각종 염증성 질환보다 더 실증(實證)일 때, 소화기에 적체가 있을 때 사용하며 맥이 침(沈)합니다.

대시호탕의 맥은 침실(沈實 : 가라앉아 있고, 꽉 차 있다) 또는 침지(沈遲 : 가라앉아 있고, 느리다)하며, 혀는 황태에 건조하여 식욕이 없고 변비의 경향이 많습니다.

대시호탕의 침지한 맥상은 다음 내용과도 관계가 있습니다.

아래 내용은 易老에 나오는 구절을 기존과 다르게 제 나름대로 다시 해석한 내용입니다.

下焦吐者皆從于寒地道也其慨腕而遲其證朝食暮吐暮食朝吐小便清利大便秘而不通治法宜以毒藥通其閉塞溫其寒氣大便漸通復以中焦藥和之不令大府結閉而自安也《易老》

하초의 문제로 인한 구토는 다 위장과 그 주위를 둘러싼 동·정맥, 모세혈관, 림프 혹은 소·대장으로의 흐름에 생긴 한(寒)과 연관된다.

이때에 맥은 침지(沈遲)하고 증상은 아침에 먹은 것을 저녁에 토하고 저녁에 먹은 것은 아침에 토하며 오줌은 맑고 잘 나오며 대변은 굳어져 잘 나오지 못하는 것이다.

치료는 반드시 성질이 독한 약으로 막힌 것을 통하게 하고 굳어진 것을 풀어서 대변이 점차 통하게 해야 한다.

그리고 중초에 쓰는 약으로 조화시켜 대장이 막히지 않게 해야 한다[역로].

여기서의 寒은 단순히 차가운 것을 뜻하는 게 아니라 간과 대장 및 여성이라면 대장 및 간과 자궁에 무언가 꽉 들어차서 통하지 않고 굳은 것을 말합니다.

이의 해결을 위해서는 중초와 하초의 막혀있는 흐름을 시원하게 풀어주는 약이 필요합니다.

만일 오심, 구토가 있는데 흉협고만(갈비뼈 아래가 단단하고 환자분이 아파하심)이 심하고, 심하부(명치) 저항과 압통이 강하며, 우측 복직근의 연급(攣急 : 攣 결릴 련, 急 급할 급, 경련이 일어나고 땅김)이 있다면 열이 없어도 간과 대장의 막힘을 통하게 하고 하초, 중초를 탕척(蕩滌 씻어내고 쓸어 없앤다)하는 의미도 있는 대시호탕을 고려합니다. 단, 대시호탕은 대변만이 아니라 소변도 맑지 않은 편이 정증인데 위 [역로]의 환자는 소변이 맑습니다. 위처럼 소변도 맑은 환자라면 대시호탕을 쓰더라도 반드시 방광기화를 돕는 약을 같이 쓰는 게 좋습니다.

ex) 대시호탕 + 계지 혹은 육계가 들어간 처방

정리하면, 대시호탕의 증상은 소변도 대변도 맑지 않은 편이지만 만약 맥이 沈遲하면서 소변이 맑은 편이라면 혀에도 흰 설태가 낄 것이고, 이 경우 대시호탕은 단방으로는 쓰기 어렵고 에너지 대사 작용을 키우는데 더욱 주목해야 하며, 만일 대시호탕을 쓴다면 소량만 쓰도록 합니다.

부종이 있는 환자도 맥이 침지(沈遲)할 수 있습니다. 그런 환자는 숨이 찬 천식 경향을 가집니다. 대시호탕에 적합한 증상을 겸한 환자인데 부종, 천식이 있고 맥이 침지하다면 대시호탕을 쓸 수 있습니다.

위 내용과 관련된 대시호탕의 응용

흉협 부위가 답답하고 흉통이 있거나 식욕이 없고 변비 경향이며, 체격이 좋은 사람의 기관지 천식, 기관지 확장증, 폐기종, 늑막염, 기침, 가래. 발열자 및 무(無)열자도 가능.

ex)

(1) 호흡기계 감염과 더불어 누런 끈적이는 담을 토한다

: 대시호탕+ 소함흉탕(괄루근, 황련)

(2) 기관지 천식에 누런 가래가 낀다.

: 대시호탕 + 배농산급탕(길경)

대시호탕을 쓸 환자는 고래고래 고함을 지르고 싸우기도 하고 이유 없이 고성을 지르기도 하여 간질을 일으키기 쉬우며, 흥분하기 쉬운 경향이 있습니다. 또 가슴 밑이 답답하여 밴드나 허리띠를 풀어 놓는 경향이 많습니다.

관련 방약합편 조문

소양전(少陽轉) 속양명(屬陽明) 신열(身熱) 변견(便堅) 요적(尿赤) 섬어(譫語), 조열(潮熱)

대시호탕의 증상은 평소에 체열이 높고 건실하며 고지방, 고단백, 고열량 음식물 섭취가 많아서 간담과 장부에 울체가 일어나기 쉬운 사람에게 잘 나타나며 간담의 소양병증에 장부의 울체가 더해져서 신체의 속 열이 깊어진 상황으로 열 때문에 소변이 붉고(尿赤) 대변이 굳어 적체되어(便秘) 섬어(譫語), 조열(潮熱) 등의 증상이 나타납니다.

대시호탕은 한문(寒門)의 양극사음(陽極似陰)과 복문(腹門)의 실통(實痛)에 쓴다고 합니다(활투침선).

양극사음(陽極似陰) 혹은 진열가한증(眞熱假寒證)은 入門(입문)에 따르면

<陽極似陰(Yángjí shì yīn), 陽證之極(Yáng zhèng zhī jí), 熱伏於內(Rè fú yú nèi), 故身凉(Gù shēn liáng) 四肢厥逆(Sìzhī jué nì), 狀若陰證(Zhuàng ruò yīn zhèng), 但身雖冷而不欲近衣(Dàn shēn suī lěng ér bù yù jìn yī), 神雖昏而氣色光潤(Shén suī hūn ér qìsè guāngrùn), 脈必沈滑而有力(Mài bì chén huá ér yǒulì), 此陽極似陰也(Cǐ yángjí shì yīn yě). 宜大柴胡湯(Yí dàchái hú tāng), 或白虎湯(Huò báihǔ tāng).>

라고 하여
<양증이 심해지면 열이 속에 숨어들기 때문에 몸이 차갑고 사지가 싸늘하여 증상이 음증과 같아진다. 다만 몸이 차지만 옷을 입으려 하지 않고, 정신은 혼미하지만, 안색이 윤택하며, 맥이 반드시 침활(沈滑)하면서 유력하다. 이것은 양극사음으로 인한 것이다. 대시호탕이나 백호탕을 써야 한다.>라고 하였습니다.

인체 내부에 열이 자심한 양극사음의 경우 백호탕 혹은 백호탕을 쓰면서 간담 및 장부에 울체된 것을 풀어야 하는데 대시호탕의 조건을 갖춘 사람이면 백호탕과 대시호탕을 함께 사용합니다.

실통(實痛)은 아픈 곳을 눌렀을 때 통증이 심해지는 증상입니다. 통증의 원인은 소화기의 적체로 인해 동맥, 정맥의 흐름이 원활하지 않고 근육이 불규칙적으로 움직이기 때문입니다. 그러므로 소화기의 적체를 해소하는 것이 통증을 치료할 수 있는 요건이 됩니다. 열성 상태이면서 적체가 있을 경우에는 대시호탕을 사용할 수 있습니다.

간은 소·대장에서 흡수된 영양을 저장하고 노폐물을 처리하는 역할을 합니다. 고칼로리 음식을 과도하게 섭취하여 문맥을 통해서 흡수되는 영양분이 과다하거나 노폐물로 인해 간이 부담을 느낄 때, 간담 울체(鬱滯)의 해소는 물론이고, 소·대장에 적체된 내용물도 동시에 배출시켜 주어야 합니다. 체격도 좋고 이처럼 과잉의 영양과 노폐물의 적체가 있는 사람에게 대시호탕은 간의 울체를 해소시키면서 소화기에 적체된 내용물을 배출시켜 간 장애 및 관련 증상을 치료합니다.

이런 대시호탕의 역할을 보았을 때 대시호탕은 소화제로도 응용할 수 있습니다.

간의 울체(鬱滯)나 소화기 내용물의 적체(積滯)가 심하여 아랫배와 흉협부가 **빵빵**하게 압박을 받는(복만, 흉협고만) 사람의 소화제로 ex) **대시호탕 + 평위산**을 사용할 수 있고, 시호증이 있으나 이보다 체구가 작고 소화기의 적체가 적으면 ex) **소시호탕 + 평위산**을 사용할 수 있습니다.

관련 질환

구취, 吃逆症(흘역증: 딸꾹질), 위염, 위산과다, 위궤양, 십이지장궤양, 장염, 대장염, 상습성 변비, 담석증, 담낭염, 췌장염, 간염, 황달, 간경변증

(1) 소화관 궤양 급성 천공 - 중의(中醫) 치험 사례

60년대에 천진의 남개(南開 난카이)병원에서는 복방대시호탕(復方大柴胡湯)[1]을 활용하

---

1) 감초(甘草) 대황(大黃) 백작약(白芍藥) 시호(柴胡) 지각(枳殼) 천련자(川楝子) 포공영(蒲公英) 현호색(玄胡索) 황금(黃芩)으로 구성

여 복통에 대하여 복벽 근육 긴장을 소실시키고 우상복이나 우하복에 국한된 압통, 장명음(방귀)등을 회복시켰습니다.

(2) 담즙 역류성 위염, 식도염

대시호탕은 천연의 위장 운동 촉진제 : 흉골 뒤의 작열감, 트림, 복부 창만감, 변비에 대시호탕 + 황련해독탕(치자)

흉골 안으로는 빈 공간이 있습니다. 그 빈 공간에는 심장, 많은 수의 혈관, 기도(trachea), 기도 뒤에 식도, 림프절, 폐가 있는데 쇄골이 posterior 방향으로 들어가서 그 부위에 상처를 내게 되면 생명이 위험합니다. 대시호탕은 이 빈 공간의 압력을 줄이는 역할을 합니다. 흉부의 압박을 줄이는 대시호탕은 스포츠, 추락 등에 의해 기계적으로 일어나는 관절의 탈골 상황에도 도움을 줄 수 있습니다. 그와 같이 심각한 상황이 아닐지라도 기계적 타격에 의한 흉부의 고통이 있을 때 단순한 어혈 약만 생각할 게 아니라 대시호탕도 함께 고려하는 게 좋습니다. 실제로 방제를 운용할 때도 흉부의 압력을 푸는 대시호탕과 심혈관계의 어혈을 푸는 약은 잘 어울립니다.

(3) 위장 절제 후 덤핑증후군

식후 가슴 답답, 구토, 복부창만, 복통이 있으면서 칼돌기 하의 작열감을 주요 증상으로 하며 대변이 굳고 단단한 사람은 대시호탕이 효과가 우수합니다. 덤핑증후군의 증상에는 빈맥, 어지러움, 발한도 있을 수 있으며 이때에도 대시호탕을 쓸 수 있으나 만일 저혈당이고 여위고 약한 사람이면 사군자탕, 계지탕, 계지가작약탕, 소건중탕 등에 대시호탕을 살짝만 가미해서 사용할 수 있습니다.

cf) 당삼, 육계, 감초를 시호제와 함께 활용하기도 합니다.

대시호탕(大柴胡湯)의 합방과 응용

간담의 기능 및 노폐물 배출을 도와서 막히고 울체되어 생기는 많은 질환에 응용 가능

대시호탕과 다른 본초 및 방제와의 합방 사례 제시

약국 에피소드

- **환자** : 약사님, 가슴이 답답하고, 토할 것 같고 머리 어깨도 아프고, 어지러워요.

  지난번에 같은 증상에 약사님이 주신 약이 잘 들었어요. 우황청심원이랑 주셨는데.

- **약사** : 지금 환자분께서는 끓는 압력솥의 증기가 빠져나가지 않는 것과 유사한 상황이에요.

  스트레스로 간을 둘러싼 혈액의 흐름이 막히고 소통이 되지 않고 기혈이 흉곽에 꽉

  막혀있는 거예요. 심하면 발은 또 차가워집니다.

- **환자** : 네, 너무 스트레스 받고 방금 엄청 심하게 싸워서 손발이 덜덜 떨리고 차갑기도 해요.

- **약사** : 우황청심원이랑 이 가루약을 드세요.

  간과 흉곽에 막혀있는 기혈을 풀고 지금 스트레스로 인한 두통, 어지러움, 어깨 통증

  에도 도움이 됩니다.

- **환자** : 감사합니다. 약사님.

  이번에도 무척 잘 들을 것 같습니다.

지난 시간에 대시호탕의 이론적인 내용을 비교적 자세히 설명하였습니다. 이번에는 대시호탕의 응용 및 합방례 위주로 하되 이론적인 부분도 조금씩 다룹니다.

1. 대시호탕 + 후박

1) 장폐색

대시호탕에 후박을 가한 임상 사례들이 있습니다.

장폐색에는 단순성 장폐색과 교액성 장폐색이 있으며 교액성 장폐색은 장벽 내에 혈류의 장애까지 동반되어 장내 출혈, 부종, 괴사에 이를 수 있습니다.

일반적으로 교액성 장폐색 쪽이 폐쇄성 장폐색보다 증세가 격렬하고 병의 진행도 빠릅니다.

예를 들어 복통도 교액성 장폐색에서는 처음부터 격렬한 통증이 지속되지만, 폐쇄성 장폐색에서는 주기적인 통증이 차츰 강해집니다. 또 교액성 장폐색에서는 복통과 동시에 위장의 내용물이나 담즙을 짜내는 것 같은 느낌으로 구토가 일어나는 예가 많습니다. 그리고 토사물의 냄새도 차츰 변과 같은 냄새를 풍기게 되고 단시간 안에 쇼크 증세를 일으켜 입술이 청자색으로 되는 청색증이 나타나는 수도 있습니다.

장폐색의 대표적인 증상은 복통과 구토입니다. 또, 장 안에 먹은 음식물이 머물러 있어서 복부가 팽팽합니다. 장폐색이 일어난 곳이 소장인가 대장인가에 따라서도 증세가 달라지는데 소장일 경우에는 수분 결핍이 심하며 전신 증상도 단시간 내에 악화됩니다.

장폐색에 대한 방제로 대건중탕, 십조탕 등이 있고 대시호탕의 체격과 조건, 증상 등에 부합하는 환자의 경우에는 대시호탕도 고려할 수 있습니다.

2) 단순성 장폐색 : 복통, 복부팽만, 구토, 대변불통

이때 대시호탕에 후박을 가하면 좋습니다. 대황의 증량도 필요합니다.

ex) 대시호탕 + 소승기탕(대황, 후박, 지실), 대시호탕 + 대승기탕(대황, 후박, 지실, 망초)

대시호탕의 지실은 위장의 연동운동 및 소화 · 흡수를 돕고 복부팽만을 완화합니다. 반하 역시 장의 운동을 촉진하여 소화관에 정체된 음식물과 수분의 배출을 촉진합니다. 특히 대황은 장점막(腸粘膜)을 자극하여 연동운동(蠕動運動)을 항진시키고 담즙분비를 촉진합니다.

3) '뇌경색 후 발생한 마비성 장폐색 환자에 보류관장과 대시호탕 병행' 치험 사례에서 '대시호탕 복용 + 대승기탕으로 관장'을 한 조합이 효과가 있었다고 합니다.

4) 흉부의 압박감, 통증

대시호탕 + 대승기탕 + 통도산(대황, 망초, 당귀, 도인, 소목, 홍화, 목통, 지각, 진피, 후박, 감초)

필자는 흉부의 압박감에 대해서 수많은 천연물을 활용해 보았습니다. 대체로 심열을 가라앉히고 심혈을 보하고 흉열을 푸는 약과 영양소, 혈액 순환 개념의 천연물을 쓰면 좋았지만, 아예 안 들은 때가 있었습니다.

위 처방은 흉부에 압박감의 원인이 기울(氣鬱)이고 체격과 체력이 평균 이상인 분에게 써볼 수 있는 처방입니다. 충분히 체력이 있고 심하부의 긴장이 강하며 변비가 있고, 흉협고만, 심동계(심장이 두근두근 뛰는 것), 호흡 곤란 등을 호소하시는 분에 쓸 수 있습니다. 탕본구진에 따르면 흉협고만은 시호, 황금, 지실, 대황이 치료하는 것이라고 하였습니다.

5) 수면 무호흡증, 코골이

대시호탕 + 반하후박탕, 여기에 **방풍통성산**을 추가로 사용할 수 있습니다.

6) 담즙 역류성 위염, 식도염, 소화 불량에 의한 트림, 복창만, 인후 불편감

대시호탕 + 반하후박탕

2. 대시호탕 + 황련

1) 담낭염, 담관 질환

담석증과 담낭염은 복창, 복통, 상복부 통증과 누르면 아픔, 발작 시 흉협고만을 보이므로 대시호탕을 사용할 수 있습니다.

만성 담낭염, 담결석의 휴지기에 환자는 비록 극심한 통증은 없을지라도 상복부를 압진하면 저항감이 있으니 이 역시 대시호탕 사용 가능합니다.

ex) 복통복창만, 상복부에 손을 대면 통증이 있을 때

대시호탕 + 삼황사심탕

대시호탕의 대황은 담즙분비를 촉진하여 담석배출을 쉽게 하며, 간 손상을 보호하고 황

달성 간염을 치료합니다.

삼황사심탕이나 황련해독탕의 황금은 Baicalin이 담즙 분비와 췌액 분비를 촉진하고 Baicalein이 소화관 운동 기능을 항진하여 소화, 흡수를 촉진하므로 담석증, 담도 질환을 개선합니다. 황련의 Berberine은 Choline esterase 활성을 억제하여 Acetylcholine의 작용을 증강시키므로 장관 운동을 촉진하여 소화, 흡수를 증진하고 위액, 췌액, 담즙 분비를 촉진합니다. 황련이 담낭염을 억제하는 작용이 있습니다.

2) 담석증

대시호탕과 식물성 오메가 3, 6 + 황련해독탕 + 대황목단피탕, 여기에 사역산, 작약감초탕 등도 합방 가능합니다.

그 외 천연물로 계내금* 등을 활용할 수 있습니다.

---

*계내금(鷄內金) - 소식약(消食藥)

- 기원 : 닭(꿩과)의 모래주머니 내막을 벗겨 깨끗이 씻어 볕에 말려서 가루로 하여
  쓰거나, 초하여 쓴다.
- 성미 : 甘, 微寒(단맛이 있고 약간 차다)
- 귀경 : 비, 위, 방광
- 효능 :
  - 위를 튼튼하게 해주고 소화를 돕는다. 계내금은 단맛의 성질로 비장의 운동을
    돕고 적체된 음식물을 소화시켜주고, 찬 성질로는 열을 내려주고 가슴께가 답
    답한 것을 멈추게 해주기 때문에 식체, 구토, 설사가 있을 때와, 소아가 음식물
    을 조절하지 못하여 비위가 상하여 생기는 증상 등에 사용한다.
  - 새어나가는 것을 치료하므로 정(精)을 저장하고, 유정(遺精: 정액이 새어 나오
    는 것), 유뇨, 빈뇨를 치료하고, 소아 빈뇨증에도 쓴다.
  - 신장이나 담낭결석에 쓰이기도 한다.

3) 천식으로 심하(心下)가 막히고 기상충이 심할 때

대시호탕 + 삼황사심탕, 대시호탕 + 소함흉탕 + 삼황사심탕

4) 변비

心下滿痛(심하만통 : 오목가슴이 꽉 차고 아픔)하고 대변이 통하지 않는 사람, 흉협고만, 복구련, 대변불통하는 사람을 치료합니다〈방기〉.

습관성 변비인데 영양상태가 비교적 좋고 잠을 못 자고 우울 증상이 있으면 대시호탕을 사용할 수 있습니다.

ex) 대시호탕 + 삼황사심탕

5) 설사

대시호탕은 하리(下痢), 설태가 노란 것, 입이 건조, 갈증, 신열, 흉만, 복창, 섬어(헛소리)하는 사람을 치료합니다. 이것은 반드시 燥屎(조시 : 염소똥 같은 대변, 대변이 말라서 잘 안 나오고 대장 안에 있는 것)가 있습니다. 대변을 보게 한 후에 목향, 황련의 고미를 복용하여 이를 견고케 하는 것이 좋습니다.〈직지방부유〉

ex) 대시호탕 + 갈근황금황련탕

갈근황금황련탕에 적합한 외모를 보면 실열증자로 비만 건실, 체력강, 면색 짙은 편 흑적갈, 오열경향에 하악이 크고 목이 굵고 어깨가 넓고 두터운 편으로 대시호탕과 잘 어울립니다.

ex) 복통, 복창만, 설사를 좍좍하는 담낭 절제 환자

황황에 따르면 담낭 절제 수술 후 설사하는 환자에게는 대시호탕이 제일 좋다고 합니다. 다만 대시호탕을 쓸 때는 설태가 두텁고 복부가 단단해야 합니다. (대시호탕 + 갈근, 황련)

6) 고혈압, 중풍

붉고 뚱뚱한 사람, 건장한 체격에 근육 두텁고, 상복부 팽만, 흉협고만이 있는 사람이어야 합니다.

ex) 중풍환자가 설태황니, 대변불통, 끈적하고 악취나는 대변을 본다.

(대시호탕 + 삼황사심탕)

7) 우울증에 변비가 겸했을 때

ex) 우울증, 가슴 답답, 천식, 누런 가래, 변비.

(대시호탕 + 삼황사심탕 + 소함흉탕 + 식물성 오메가 3, 6)

3. 대시호탕 + 어혈을 푸는 약, 항염증약

1) 견통

적체된 노폐물에 의해 하초와 중·상초의 순환이 안 되어 어깨의 혈관이 울혈되어 견통이 왔을 때.

ex) 대시호탕 + 갈근탕 + 도핵승기탕, 대시호탕 + 소함흉탕 + 도핵승기탕

2) 발기 부전

심리적으로 우울한 상태에 있으며 대시호탕의 요인을 갖추고 있는 사람에게 활용 가능합니다.

ex) 대시호탕 + 계지복령환, 대시호탕 + 도핵승기탕

3) 뇌출혈

대시호탕 + 삼황사심탕 + 삼칠 + 도홍사물탕

4) 음경의 염증, 피 고름

비뇨기계의 질환인 급만성 신염, 네프로제, 신장 결석, 발기 부전 등에 대해서 변비가 잦고 맥과 복부가 실한 사람에게 활용합니다.

ex) 대시호탕 + 대황목단피탕 + 황련해독탕

5) 기관지 천식, COPD

대시호탕 + 계지복령환, 대시호탕 + 도핵승기탕

대시호탕의 요인을 갖추고 있으며 입술과 혀의 색이 어둡고 설하정맥노장 등이 있는 환자에게 적용합니다.

많은 천식 환자가 위식도역류증을 동반하고 있습니다. 그런 경우에도 대시호탕이 원인 제거에 도움이 됩니다. COPD는 폐동맥성 고혈압과도 연관이 있습니다. COPD 환자가 좌심실 부전이 있을 때는 폐정맥압의 증가로 폐동맥의 고혈압을 유발할 수 있습니다. 또, COPD 환자는 만성 폐동맥 색전증이 발생하기 쉽습니다. 즉, COPD 환자는 저산소혈증, 폐동맥압, 만성 폐동맥 색전증 등의 혈액 순환 부전에 의한 어혈성 질환을 조심해야 합니다. 이때, 어혈을 푸는 약이 필요합니다.

6) 인후통

대시호탕 + 황련해독탕, 대시호탕 + 형개연교탕

7) 복부가 탄탄한 비만증, 고지혈증, 혈액 점도 증가

대시호탕 + 삼황사심탕 + 계지복령환, 대시호탕 + 삼황사심탕 + 도핵승기탕

8) 목이 굵고 설사를 자주 하며 견통, 요통이 있는 환자

대시호탕 + 갈근황금황련탕 + 계지복령환

9) 이하선염

대시호탕 + 림프, 동·정맥, 모세혈관 순환을 촉진시키는 약을 같이 사용합니다.

10) 고지혈증

대시호탕 + 어혈을 푸는 약−도핵승기탕, 대황목단피탕, 계지복령환 등을 중심으로 활용합니다.

황련해독탕(黃連解毒湯)이 필요한 사람의 특징

청열(淸熱)의 대표 처방
상중하초에 생긴 염증은 물론 정신적인 불안을 완화함

약국 에피소드

- 환자 : 지금 갑자기 위경련이 일어났어요. 저 말고 집사람이.
- 약사 : 뭐 매운 것 드셨어요?
- 환자 : 네, 되게 매운 걸 먹고.

  평소 매운 것 잘 먹는데. 위가 뒤틀리고 속이 화끈거린다고 해요.
- 약사 : 이 약이 위장 점막이 충혈된 걸 빨리 가라앉히고 속 쓰림, 위통, 매운 것 먹고 속이

  화끈거리고 위가 뒤틀릴 때 잘 듣습니다.
- 환자 : 네, 감사합니다. 약사님.

  황련해독탕은 시호제와 함께 위장관의 속 쓰림, 위통, 매운 것 먹고 속이 뒤틀릴 때 복용 시
빠른 효과를 볼 수 있습니다.

  이번 시간에는 황련해독탕의 유래와 원리, 기본적인 합방례를 제시합니다.

본래 황련해독탕은 실열에 의해서 생긴 염증 등의 열성증상 및 정신적인 불안, 초조 등에 활용할 수 있는 방제로 계절적으로 보면 겨울 보다 여름에 보다 활용할 바가 많은 처방이었습니다.

하지만 현대인들은 식생활로 인해 계절 및 기후와 관계없이 혈열을 띠게 되는 경우가 많습니다.

동의보감 내경 언어문에 보면 이런 내용이 있습니다.

어떤 부인이 병이 생겨 잘 웃은 지가 이미 반년이 지났는데 그동안에 여러 가지로 치료했으나 효과를 보지 못하였다. 그런데 대인(戴人)이 이것은 쉽게 치료할 수 있다고 하면서 소금 덩어리 80g 남짓한 것을 불에 벌겋게 구웠다가 식혀서 가루 낸 다음 여기에 강물을 큰 사발로 하나를 붓고 달여 따뜻하게 해서 세 번 먹였다. 그다음 비녀로 목구멍을 다쳐서 열담(熱痰)을 4-5홉 정도 토하게 하였다. 그다음 황련해독탕을 먹였는데 며칠이 되지 않아 웃는 것이 멎었다. 『내경』에 신(神)이 실하면 계속 웃는다고 하였는데 신이란 심화이다. 불이 바람을 만나면 불꽃이 일어나는데 웃게 되는 것도 이와 같다. 5행 가운데서 오직 화(火)만이 웃게 한다. 일찍이 한 늙은이를 치료하였는데 그는 계속 웃으면서 침을 흘리고 있었다. 그리하여 황련해독탕(黃連解毒湯)에 반하, 죽엽, 참대기름, 생강즙을 넣어 먹였는데 웃음이 멎었다.

여기서 황련해독탕은 심화를 제어하는 약으로 붕붕 뜨는 마음을 제어하고 반하와 같은 담습을 없애는 약, 식물성 오일 등과 함께 적용하여 노인의 열담에 의해 제어되지 않는 웃음, 사지의 떨림 등을 조절할 수 있음을 보여주는 내용입니다.

건선에 대하여 세계에서 처음으로 기술한 소원방의 제병원후론(諸病源候論 : 병인병리학 책으로 수종, 복수, 황달 등과 함께 건선과 같은 음혈의 부족과 연관이 깊은 폐결핵, 골증에 대해서 기술되어 있으며 그 외 결찰혈관수술법 및 발치법 등의 수술법이 기재되어 있다. 7세기 이후 아라비아 이슬람의 의학 발전에 큰 영향을 끼쳤다.)은 황련해독탕(黃連解毒湯)으로 유명한 외대비요방(外臺秘要方)의 이론적 토대가 된 의서입니다. 외대비요방은 사서였던 왕도

(王燾)가 당시의 의서들을 탐독한 뒤 요점을 정리한 핵심 비법서로 여기에 황련해독탕이 아래와 같은 구절로 나와있습니다.

> 又前軍督護劉車者(우전군독호유차자), 得時疾三日已汗解(득시질삼일이한해), 因飮酒復劇(인음주부극), 苦煩悶乾丘(고번민건구), 口燥呻吟(구조신음), 錯語不得臥(착어부득와), 余思作此(여사작차) 黃連解毒湯方(황련해독탕방.)
>
> 또 전군독호인 유차라는 사람이 질병을 얻어 3일 만에 땀을 내고, 풀린 후에 다시 술을 너무 과음하여 가슴이 답답하고, 건구역질을 하고, 입이 바싹 말라서 말을 제대로 하지 못하고 누워 있지도 못하니 황련해독탕을 사용한다.

황련해독탕은 외대비요 이전에도 진(晋)나라 갈홍 (葛洪)이 쓴 주후비급방(肘後備急方 서기 341년경)에 이미 실려있던 처방으로 최 씨가 창제한 처방이라고 합니다. 아래에 황련해독탕 처방의 특성과 주의점을 기술하였습니다.

황련해독탕 처방이 필요한 사람의 특성 및 주의점

 1) 혈압 상승, 심박수가 빠르고 혈액 점조도가 높다.
 2) 얼굴과 눈이 붉다.
 3) 잘 흥분하고 초조하고 불안하며, 잠을 이루지 못한다.
 4) 고열, 머리가 맑지 않고, 입과 목이 마르다.
 5) 착어(錯語) : 열성 질환, 두개내 감염, 중독성 뇌증(요독증, 간성뇌증, 중독성 물질 섭취) 등으로 중추신경계통이 영향을 받아 말이 분명치 않다.

여기서 헛소리, 터무니없는 말은 대개 정신혼미와 같이 나타납니다. 열이 성하여 환자가 소리를 높이고 숨을 거칠게 쉬며, 조급하고 쉽게 성을 냅니다.

이 처방을 '착어(錯語)'에 적용할 때의 감별은 ≪외대비요(外臺秘要)≫에서 말하기를 "위중유조분(胃中有燥糞), 령인착어(令人錯語); 정열성역령인착어(正熱盛亦令人錯語). 약변비이착어자(若便秘而錯語者), 의복승기탕(宜服承氣湯); 통리이착어자(通利而錯語者), 의복황련해독탕(宜服黃連解毒湯)"이라 했습니다. 그러므로 변비가 있으며 헛소리하는 환자는 승기탕류를 사용하며 대변이 잘 통하고 헛소리하는 환자는 황련해독탕을 사용합니다. 물론 임상에서는 대변에 이상이 있는 환자에게도 황련해독탕을 적용할 수 있고 합방을 통해서 그 점을 보완할 수 있습니다. 하지만 황련해독탕의 특성을 말하는 내용이므로 참고합니다.

6) 설질이 붉고 설태가 황색으로 기름지며, 맥이 빠르다.
7) 영양 상태가 좋고 몸이 건실한 편, 건장한 남자를 연상한다.
8) 대시호탕과의 합방이 잘 이루어진다.
9) 쓴 약이지만 이 쓴맛을 못 느끼고 편안해한다. 그러다 시간이 경과하면 쓴맛을 느끼게 된다. 이때 비위를 보하는 약재가 필요하다.
10) 장기 복용 시 비위를 보하는 약재, 보음 보혈의 약재의 추가를 고려한다.
11) 임상응용 : 급성 감염증, 피부 화농증, 염증성 출혈 및 발진, 급성 간염, 급성 위장염, 구내염, 치통, 세균성하리, 요로 감염증, 급성 담낭염, 신경성 위염, 자율 신경 기능 이상, 갱년기 신경증, 불면, 고혈압의 제반 증상

황련해독탕은 현대에 와서는 뇌졸중 후 중추성 발열, 우울증 개선에 대한 효과 및 뇌경색 부위 혈류 증가, 뇌경색 부위 축소 등의 효능이 밝혀진 바 있는데 이는 황련해독탕 사용에 있어서 단지 열감의 해소만이 아닌 정신적인 문제를 고려할 필요가 있음을 보여줍니다. 황련해독탕은 혈압의 수치를 떨어뜨린다는 측면에서는 고혈압 약에 비할 바가 못 된다고 볼 수도 있습니다. 하지만 뇌충혈을 경감하여 뇌졸중을 예방한다는 측면에서는 새롭게 가치를 인식할 수 있습니다.

고혈압과 황련해독탕

황련해독탕군이 93.3%의 유효율을 보여, 56.7%의 유효율을 보인 대조군 대비 우월한 혈압 강하 효과 및 임상 증상 개선 효과를 보인 바 있습니다.

(1) 고혈압(140~159/90~99mmHg)에 동반된 상열감 및 안면 홍조를 개선

황련해독탕은

*총 콜레스테롤, 중성지방의 유의한 하강

*혈관 수축 작용이 강한 endothelin의 유의한 하강

*단단한 체격, 붉은 얼굴로 더위를 타는 환자의 Ca 길항제 니페디핀(nifedipine) 복용에 의한 상열감 악화 등의 개선을 보인 바 있습니다.

(2) 간화 (肝火)로 변증된 환자의 고혈압에 유효

황련해독탕은 혈중의 열을 끄고 습을 제거합니다. 황련(黃連)으로 습열을 제하고 간심(肝心)에 들어가며, 황금(黃芩)은 사화제습(瀉火除濕)하고 폐대장(肺, 大腸)에 들어가며, 황백(黃柏)은 청열거습하고 신방광(腎, 膀胱)에 들어가며, 치자(梔子)는 삼초의 울화(鬱火)를 사하고 심포삼초(心包, 三焦)에 들어갑니다. 황련해독탕이 간담(肝膽)의 청열제로 분류되므로 열로 인한 간 기능 장애 및 간화형 고혈압에 사용됩니다.

황련해독탕은 간화형 고혈압 환자들에게 잘 보이는 두창통, 어지러움, 이명, 번조, 붉은 얼굴 및 입이 마르고 쓰고, 소변이 붉은 증상에 적용합니다.

방약합편(方藥合編), 만병회춘(萬病回春), 중의처방해설(中醫處方解說) 등에 나온 황련해독탕의 활용법을 토대로 황련해독탕의 합방례를 보면 다음의 [표 1]처럼 정리할 수 있습니다.

[표 1] 황련해독탕의 합방례

증상	황련해독탕에 합방하는 방제
장풍(腸風)으로 맥이 홍대(洪大)하다. 장풍을 변혈, 치질로 보지만 여기서는 장을 통해 병원균이 침입한 것. 혹은 장의 방어력이 감소한 것이라고 볼 수 있다.	사물탕(四物湯)
은진(隱疹 두드러기), 단독(丹毒 발진)으로 내외에 모두 실열(實熱)이 있다.	승마갈근탕(升麻葛根湯), 형개연교탕(荊芥連翹湯) 청화보음탕(淸火補陰湯), 소풍산(消風散)
화열(火熱)이 있고 고열(高熱)이 나며 번조(煩躁)하다. 헛구역질, 구갈이 있다.	시호청간탕(柴胡淸肝湯)
염증, 화농이 심하다. 정창종독(疔瘡腫毒 피부 피하 결합 조직 내 부스럼 종기)	시호청간탕(柴胡淸肝湯), 은교산(銀翹散)
고열, 구갈이 심하다.	백호탕(白虎湯), 양격산화탕(凉膈散火湯)
구갈이 심하다. 혀가 건조하다.	천왕보심단 (天王補心丹), 청상보하환(淸上補下丸) 청화보음탕(淸火補陰湯)
출혈, 발진이 있다.	청화보음탕(淸火補陰湯), 천왕보심단 (天王補心丹) 대황목단피탕(大黃牧丹皮湯), 청상보하환(淸上補下丸) 가미소요산(加味逍遙散)
발황(發黃), 황달	인진호탕(茵陳蒿湯)
변비 경향	대시호탕(大柴胡湯), 소승기탕(小承氣湯), 대승기탕(大承氣湯) 삼황사심탕(三黃瀉心湯), 인진호탕(茵陳蒿湯)

피부 질환과
황련해독탕의 구성 생약의 특징

변이 굳고 소변 색 진한 혈열형 피부 질환에 활용

체내 열과 염증, 자율 신경 불균형 같이 살펴야

약국 에피소드

• **환자** : 피부가 건조하고 처방약을 먹어도 가려워요. 혈압약 먹고 있는데 가슴도 답답하고

• **약사** : 이 약이 몸에 치솟는 열로 인해서 가슴도 답답하고 벌겋게 충혈되면서 가려울 때 잘
　　　　듣습니다.

* 이 분은 피부가 건조하므로 사물탕을 살짝 합방을 하였습니다.
　아주 좋은 효과를 보았습니다.

　이번 시간에는 피부 질환 관련 황련해독탕의 효능에 대해서 여러 연구들과 사례를 들어서
말씀드리겠습니다.

황련해독탕은 더운 것을 싫어하고, 찬물을 많이 마시며 변이 굳고 소변 색도 진한 특성의 혈열형 피부 질환 환자에게 활용할 수 있습니다. 혈열형 피부병은 체내의 열이 피부에까지 전달된 상태로 피부가 붉게 충혈되어 있고 가려움이 심합니다. 치유를 위해서는 피부에 드러난 증상만이 아니라 체내의 열과 염증, 자율신경의 불균형을 같이 살펴서 대응해야 합니다.

1. 황련해독탕과 피부병 – 건선

발열, 발적, 붉은 염증이 심한 홍반을 특징으로 하는 건선에 활용합니다.

황련해독탕은 건선에 있어서는 열성으로 붉은 염증이 심한 홍반을 특징으로 합니다.

지난 시간에 황련해독탕 활용 시의 많은 합방례를 제시하였는데, 건선에 있어서도 황련해독탕 단독 사용보다는 건조한 경우가 많으므로 사물탕을 합방하여 사용할 필요가 있습니다.

초기에는 열과 습이 성하여 청열과 건조를 위해 황련해독탕을 적용하지만 낙설이 생기기 시작하면 자음보혈(滋陰補血)을 위해 숙지황을 사용해야 합니다. 숙지황이 포함된 대표적인 보혈의 방제가 사물탕입니다.

그리고 황련해독탕에 사물탕이 합방된 방제로 온청음이 있습니다. 온청음은 황련해독탕과 사물탕이 1: 2의 비율로 합방된 방제로 염증이 만성화된 피부는 내열(內熱)이 남고, 진액이 말라서 건조한 상태가 됩니다. 이 때, 온청음은 보혈작용(補血作用)만 있는 사물탕 보다 황련해독탕의 열 처리 기능이 더해져 피부의 자윤을 회복시키는 작용을 기대할 수 있습니다. 온청음의 적용 대상은 붉은 빛과 건조성을 보이는 부분이 혼재되어 있는 양상을 띱니다. 온청음의 임상 효과로 특발성 색소성 자반증, 심상성 건선, 손발바닥 농포(膿疱), 피부소양증, 피지결핍증, 베체트병, 재발성 아프타, 아토피성 피부염에 대한 개선을 보인 바 있습니다.

2. 황련해독탕과 피부병 – 아토피

1) 혈열에 의한 조직 손상 완화

황련해독탕의 적응중 중의 하나로 혈열로 인한 조직 손상이 있습니다. 그런데 초기 아토피 피부염의 발병 기전으로 제기되는 것 중의 하나가 바로 피부 장벽 기능의 손상입니다.

일차적인 면역학적 이상으로 인해 특정 allergen이 혈청 IgE를 상승시키고 Th2 cell(제2형 보조 T세포), 수지상 세포, 호산구의 활성화에 따른 염증 반응의 결과로 피부 장벽의 이상이 초래될 수 있습니다. Th2 세포에서 분비된 IL-4는 피부 장벽에서 손상된 세라마이드의 회복을 억제하고 IL-4, IL-5, IL-13, IL-31은 피부 장벽의 주요 구성 단백인 filaggrin, involucrin, loricrin 등의 발현을 감소시킵니다. 또한 Th22 세포에서 분비된 IL-22 및 Th17 세포에서 분비된 IL-17, IL-22도 피부 장벽의 손상을 초래한다는 보고가 있습니다. 그리고 피부 장벽의 주요 구성 성분인 filaggrin의 이상에 의해 피부 장벽이 손상되면 외부의 자극원이 침투하여 염증성 싸이토카인 IL-1, TNF-α, GM-CSF 등의 생성과 분비를 일으켜 염증 반응이 발생할 수 있습니다.

이런 점에서 황련해독탕의 호산구 유래 히스타민 및 사이토카인 분비 감소 기능과 피부 지방 장벽 개선을 통한 Th2 분화 조절, T세포의 조절 · 억제 효과, TNF-α, IL-17 감소 기능이 아토피에 주효한 효과를 내리라 여겨집니다.

2) 황련해독탕 관련 국내 아토피 임상연구

대구한의대학교 한의과대학 소아과학교실(고민정, 백정환)의 〈黃連解毒湯이 아토피 피부염에 미치는 영향에 대한 임상적 연구〉에 따르면 2010년 1월부터 2012년 6월까지 환자 71명을 대상으로 황련해독탕을 투여 후 다음과 같은 결론을 얻은 바 있습니다.

(1) 아토피 피부염 환자에게 黃連解毒湯으로 약물치료 전후의 설문지 총점의 평균과 부종/경결/구진, 삼출/분비/부스럼, 찰상, 인설, 태선화 부분과 낮과 밤의 주관적 증상 부분에서의 유의한 호전이 있었다.
(2) 나이 별로 나누어 평균을 비교한 결과 0~2세에서는 총점, 홍반, 부종/경결/구진/, 삼출/분비/부스럼 항목에서 유의한 감소를 보였으며, 2~10세에서는 인설과 태선화를 제외한 항목에서 유의한 차이를 보였다. 10세 이상에서는 모든 항목에 있어서 유의한 차이를 보였다. 나이가 평균적으로 증가할수록 더 경과가 좋은 결과가 나타났다.

3) 아토피 관련 처방례

황련해독탕 + 백호탕, 황련해독탕 + 오령산, 사역산 + 황련해독탕

만일 부종과 삼출성 진물이 있다면 오령산 + 황련해독탕도 고려합니다. 아래 합방례들을 제시하였습니다.

증례의 특징	합방례
얼굴의 염증이 붉고 심하면서 소화력이 좋다.	백호탕, 양격산화탕, 형방사백산, 양독백호탕, 석고
증상 개선은 있으나 장기 복용 시 위부 통증	반하사심탕, 시호계지건강탕, 안중산을 살짝만 가함, 건강, 양강
소변에 이상, 다리에 염증이 심함	습열(濕熱)제거를 위해 용담사간탕, 소풍산, 목통
대변이 굳어지는 사람	검은 참깨, ALA, LA 함유 오일, 적하수오
대변이 물러짐, 혹은 본래 대변이 무름	마행의감탕, 태음조위탕, 삼령백출산, 산약, 의이인
진물이 많이 흐름	형개연교탕, 양격산화탕, 형방도적산, 형방사백산, 형개, 방풍
가려움이 심함	당귀음자, 소풍산, 청위산, 대황목단피탕, 고삼, 선퇴, 생지황, 목단피, 단삼

아토피 외에도 이러한 사이토카인 조절과 관련한 황련해독탕의 효능들이 있습니다. 몸에서 온갖 염증성 질환을 일으키는 분비물 중의 하나인 TNF-alpha(Tumor necrosis factor-alpha)는 cytokine의 일종으로 패혈증, 암, 류머티즘 관절염, 궤양성 대장염 및 크론병 등의 원인이 됩니다. 황련해독탕은 염증성 사이토카인 IL-1(InterLeukin-1)의 생성을 억제하여 TNF-α의 분비 및 기타 면역세포의 과활성을 멈추어 발열, 급성 단백질 합성, 식욕 부진, 졸음 등에 도움을 줄 수 있습니다. IL-1, TNF-α 외에 또다른 염증 관련 중요 사이토카인으로 IL-6가 있습니다. IL-6는 면역 반응, 염증 및 조혈작용, 신경계에 관련된 다기능의 사이토카인으로 과잉 생산 시 류머티즘 관절염, Systemic-onset juvenile idiopathic arthritis, Castleman's disease 등의 염증성 질환을 유발합니다. 황련해독탕은 이러한 IL-6도 제어합니다.

3. 황련해독탕의 구성 생약별 특징과 해독 원리

황련해독탕의 대표적인 지표성분인 geniposide, baicalin, baicalein, wogonin, coptisine, palmatine, berberine의 7가지입니다. 이들이 황련해독탕의 습열제어와 해독의 특성을 나타낸다고 여겨집니다. 이들을 함유한 각 생약별 특징을 알아보겠습니다. (표 1)

치자는 苦寒(고한)하여 상중하 삼초의 울화(鬱火)를 다스립니다. 이중재가 치자의 속 알

[표 1] 황련해독탕의 구성 생약별 특징과 해독원리 – 치자

생약	성분, 귀경	약미, 약성	약리 및 특성
梔子 치자 변이 묽으면 주의	Crocin, Crocetin, geniposide 심간폐위 삼초경	苦寒 고한 비위가 좋은 사람	**(1) 대사, 해독 관련** • 담관 수축, 담즙(膽汁) 분비와 배설 • Bililubin 수치 감소, 황달에 도움 • 이상지질혈증 수치 개선 • 인슐린 저항성 개선 • 혈관 울혈, 충혈 억제, 안면부 혈관 확장. 충혈을 감소 • 디오스민과 함께 대사 질환의 신염 개선 • 독성물질에 의한 AST, ALT, 성호르몬 수치 이상 개선 • 간세포 손상 억제 • 부교감 신경 중추의 긴장도 증가 – 강압(降壓) 효과 **(2) 발열 관련** • 해열(解熱) – 발열중추 억제 • 진정(鎭靜) – 뇌충혈(腦充血), 정신 흥분 억제 **(3) 항병원성** • 뇌막염균 · 황색포도상구균에 항균(抗菌)작용 **(4) 근육을 풀고 통증을 억제하며 타박에 활용한다.** **(5) 소변의 열감과 통증에 활용하며 이뇨에 도움된다.**

치자

맹이는 심흉의 열을 제거하고 껍질은 근육과 피부의 열을 끈다고 한 바 있듯이 內熱(내열)에는 치자 씨앗의 껍질을 벗긴 알맹이인 梔子仁(치자인)을 사용하고 表熱(표열)에는 치자 껍질을 사용합니다. 치자 관련 천연 약물 복용 시 가슴이 답답하거나 소화불량, 메스꺼운 증상이 있을 때는 생강을 비롯한 비위를 따뜻하게 하는 약재를 사용하며 생강즙으로 볶아서 사용하면 도움이 됩니다. 이것은 주단계가 치자를 볶아서 생강즙과 함께 사용한 것이 참고가 됩니다. 전통의학에서는 치자의 모양이 하늘하늘한 폐처럼 보여서 肺火(폐화)를 다스린다고 보며 붉은색을 띠어서 심혈관계와 관련된 약재로 봅니다. 한편, 이러한 치자의 청열 사화기능과 관련하여 장중경은 생치자만 사용했던 것에 반해, 치자를 지혈에도 사용하는데 이때는 荊芥(형개), 棕櫚(종려), 地楡(지유), 蒲黃(포황)과 마찬가지로 초해서 사용합니다. 이때, 주로 炒黑(초흑 : 겉면은 까맣게, 속은 밤색 또는 진한 황갈색이 되도록 덖는 것)해서 사용합니다. 그 밖에도 초하는 방법들이 있지만 생략합니다.

황련해독탕은
어떻게 습독濕毒을 치治하는가

황련해독탕의 구성
생약별 특징과 해독 원리

약국 에피소드

(아침 7시 무렵에 약국 문을 급하게 열고 들어오신 환자분. 아침 6시에 문을 여는 약국
에서 있었던 일)

• 환자 : 제 아들이 아침부터 코피가 멎지를 않습니다.

• 룡 약사 : 아, 그럼 효과가 빠른 약을 드리겠습니다.

• 환자 : 아들이 여기서 여드름 약 먹고 잘 들었다고 하던데, 잘 좀 주세요.

　　　　 그리고 눈이 빠질 듯이 두통도 있다고 해요.

• 룡 약사 : 이 약 드시면 빠른 효과 보실 거예요.

　 이 환자에게는 황련해독탕에 청상방풍탕을 썼으며 아주 드라마틱하게 좋은 효과를 보았습
니다.

　 이번 시간에는 황련해독탕이 현대인에게 왜 필요한지 본초별 기능 및 합용법, 그리고 면역
계 관련 항염증 작용에 대해서 알아보겠습니다.

옛사람들이 말하는 독이란 열독(熱毒) 혹은 습독(濕毒)을 말하는데 그에 대해 황련해독탕은 중요한 역할을 해왔습니다.

황련해독탕의 사용 시 [요(尿)가 붉고 심하부(心下部)가 걸려서 저항이 있을 때 쓴다.]라는 옛사람의 설명이 있는데 이는 황련해독탕이 항균, 항바이러스 기능이 있고 울혈과 울체를 풀어서 심혈관계 기능을 돕는다는 것으로 보여집니다. 오늘날의 관점에서 보면 해열 작용이 있는 항병원성 항소염의 독소 배출 물질이면서 면역계를 돕는 물질이라 할 수 있습니다. 그리고 면역, 항염작용은 대사 질환과도 밀접한 관계가 있으므로 고혈압, 당뇨 등의 대사 질환 및 항암에 대해서도 역할을 하리라 예상할 수 있으며 그에 관한 연구들이 비교적 활발합니다.(표 참조)

황련해독탕은 점막의 열성 출혈 및 충혈, 점막 건조 및 순환장애와 관련된 초조불면(뇌혈액 순환 장애), 안 충혈, 코피, 잇몸 출혈, 입이 씀, 인후 건조, 장 충혈로 인한 변혈, 수족번열(손바닥의 혈관들이 충혈), 가슴 터짐(심폐의 울혈) 등에 활용될 바가 많습니다.

흔히 황련해독탕의 해설에 있어서 허열로 인한 증상과는 다른 실열이라는 점을 강조하는데 허열이나 실열이나 가슴 답답, 번조감, 열감, 입이 쓰다, 모로 눕고 엎드려 눕는 게 편하다고 하는 등의 환자가 호소하는 증상에는 큰 차이가 없습니다.

황련해독탕의 조문에 나오는 환자는 산화 스트레스를 많이 받고 있으며 본래 음허하기 쉬운 조건을 가지고 있는 사람입니다. 그러므로 여기서의 허와 실의 구분은 혈허가 기저에 깔려 있느냐 기허가 깔려있느냐 아니냐의 차이이며 임상에 있어서 증상의 구분보다는 증세의 구분 및 그 환자의 체격 조건, 기저 질환을 파악하는 게 더 정확하다고 생각합니다.

즉 증세가 약하고 체격 조건도 작고 식사량도 부족할 것 같거나 식욕이 부족한 사람이라면 보기 보혈제를 보강하는 것에 더 신경을 쓰면서 황련해독탕 혹은 황금 황련 황백 치자의 본초를 활용해야 할 것입니다.

요컨대 황련해독탕은 보다 좋은 체격, 터프함을 가지고 있고 본래 얼굴도 붉은 사람이 맞지만 그와 다른 성향의 사람, 즉 얼굴이 희거나 기운이 없고 소극적이며 활력이 떨어지는 사람에게도 급성 열성증상의 울혈과 열을 가라앉히기 위해 사용할 수는 있습니다. 다만, 이때 [보기 보혈 보음제]의 보완을 고려해야 합니다.

황련해독탕의 주요 활성분은 iridoids(geniposide), flavonoids(baicalin, baicalein), alkaloids(berberine, palmatine, jatrorrhizin, coptisine)입니다.

geniposide, baicalin, coptisine, berberine, palmatine은 LDL 산화와 혈관 평활근 세포 증식을 조절해 죽상동맥경화에 도움을 줄 수 있는 것으로 알려져 있습니다.

황련해독탕은 당뇨, 심혈관계에 도움이 되고 CNS에 도움이 되는 것으로 연구되어 있습니다. 특히 백색 지방 세포 생성을 억제하고 간문맥 섬유화, 간세포의 종창과 같은 간 장애를 치유하는데 도움이 되리라 여겨집니다.

황련해독탕의 인슐린 저항성 개선은 장내 미생물 불균형 회복을 돕는 것과도 관련된다고 여겨지며 급성 궤양성 대장염 환자의 결장의 손상 억제, 장점막 보호 기능도 있습니다.

한편, 황련해독탕은 TNF-α, IL-6, IL-1β 와 같은 전염증성 사이토카인을 억제함으로써 기관지 주위나 폐포 주위의 염증세포들의 침투를 감소시키고 COPD 치유에 도움을 줄 수 있는 것으로 나타났습니다. 또 COVID19와 같은 코로나 감염은 MAPK 경로의 활성과 관련이 있는데 황련해독탕은 이 경로를 제어하므로 코로나바이러스의 침입을 방어하는 데도 도움이 될 가능성이 있으리라 생각됩니다.

황련해독탕 관련 필자 개인의 사례들을 보면 코피, 주사비, 붉은 얼굴, 얼굴 화끈거림, 눈 충혈, 위염 증상, 구내염, 피부의 심한 가려움, 가스 중독 등이 있습니다.

황련해독탕은 현대인에게도 이처럼 활용할 바가 많은 좋은 처방이라 생각합니다.

복약 순응도가 높은 OTC정제나 캡슐로도 나오고 있으므로 잘 활용되기를 바랍니다.

생약, 성분, 귀경 약미, 약성	약리 및 특성	효능	합용의 적응증
황금 baicalin, baicalein 고한(苦寒) 심담대장소장	· Baicalin : 담석증(담즙,이자액분비), 항알레르기, 항염증, 항혈소판 응고 · Baicalein : 교감 신경 흥분 완화 – 신경 안정, 담석증(소화관 운동능 항진), 담도 운동 실조증으로 인한 통증개선, 항알레르기, 항염증, 항혈소판 응고 염증성 충혈 경감	· 진정, 한열왕래, 발한 억제, 소화, 담석증, 담도 운동 실조증, 항염, 항암, 알레르기 체질 개선, 항혈소판 응고, 고혈당, 고지혈증, 지방간, 간 손상 억제, 림프 활성화로 류머티즘 개선, 이질간균, 대장간균, 녹농균, 장티푸스균, 진균에 대한 항균, 항진균 작용이 있으며 태음인의 담낭의 열을 식혀줌	· 후박(厚朴) + 황금 또는 황련 : 복통 · 시호 + 황금 : 한열왕래 · 시호 + 황금 + 감초 : 항알레르기 · 작약 + 황금 : 이질 · 상백피 + 황금 : 폐화(肺火)

생약, 성분, 귀경 약미, 약성	약리 및 특성	효능	합용의 적응증
황련 Berberine 고한(苦寒) 수소음심경 신간담위대장	· Berberine : AChE 저해 → ACh의 작용 증강 → 혈압 억제, 교감 신경계 흥분 억제, 골격근 수축, 위장운동 증진, 위액, 타액, 췌액, 담즙(膽汁) 분비 촉진 · 항진균 : 진균의 세포막 투과성을 변화시켜 약물이 세포 내로 흡수되게 한 후 핵막의 인지질과 결합하고 세포기관을 소실시킴으로써 항진균 작용	· 소염, 항균, 항진균,항바이러스 작용, 해열, 혈당 저하, 콜레스테롤 경감, 혈류 촉진, 산소 공급, 동맥경화 예방, 소화성 궤양 치유 · 중추신경계를 억제하여 진정(鎭靜)작용 → 번조 불안, 초조, 긴장, 강박, 주의력 집중 부족, 두훈두통, 정신 착란과 혼미. · 설사, 이급후중, 복통, 항문작열감, 대변이 점니하고 악취가 나기도 하고, 점액이나 변혈이 있음.	· 기분(氣分)의 습열 : 오수유 + 황련 · 혈분의 습열 : 건칠(乾漆 마른 옻) + 황련 · 황련 + 돼지고기, 또는 찬물을 같이 먹으면 설사할 수 있다. * 일반적으로 황련해독탕은 실열에 대해 차게 복용을 권한다. · 황련 + 인삼 : 너무 말이 없음. · 황련 + 육계 : 심신불교의 번조함과 불면을 치유
	· 황련해독탕〈삼황사심탕〈황련아교탕(黃連阿膠湯) 순으로 황련(黃連)의 양이 증가됨. · 황련해독탕은 가벼운 안적에 적합. · 황련은 열성이나 세균성이 아닌 설사 때는 쓸 수 없다. · 또 위장이 '허약'하여 메스꺼울 때나, 산후 혈허열이 있을 때도 쓸 수 없다. · 대황황련사심탕은 : 대황 + 황련으로 구성되었으며 心下痞, 按之濡, 其脈關上浮者, 大黃黃連瀉心湯主之. 심하비, 안지유, 기맥관상부자라고 하여 명치 아래가 막힌 느낌이나 누르면 유연하고 관상맥이 부한데 쓴다고 합니다.		
황금 + 황련	· 반하사심탕, 감초사심탕, 생강사심탕, 부자사심탕 등 황금 황련을 같이 쓰는 처방의 대다수는 심하비(상복부에 불편감이 있고, 누르면 경도의 미만성 압통)를 치료합니다.		
황백 Berberine 고한(苦寒) 신방광대장	· 소염, 수렴, 혈소판 응고 억제, 충혈, 울혈 경감, 피하 출혈 흡수 · 혈소판 응고 억제로 항궤양(抗潰瘍)작용, 창상면 치유 촉진 · 리놀레산, 팔미트산이 화상으로 인한 피부 재생 촉진 및 항염 · 고미건위약(苦味健胃藥)으로 식욕 증진, 정장(整腸), 담즙, 췌액 분비 촉진 · 혈압, 혈당 경감, 항균, 항진균 → 안 질환, 인후 질환 완화 · Berberine : 항염증, 항균, 항암 · 모세혈관 투과성 억제		· 위의 실화(實火)로 인한 구창 : 생으로 써도 되지만 위 보호를 위해 꿀로 볶아서 사용 · 시호 + 황백 또는 황련, 치자, 황백, 시호 : 혈소판 응고를 억제하여 혈류를 촉진 · 토복령 + 황백 : 피부 질환
치자 Crocin, Crocetin Chlorogenic acid, Caffetannic acid Genipin Geniposide 수태음경 심간폐위 삼초	· Geniposide : GST(glutathione S-transferase)의 활성을 증가시킴으로써 간의 해독 과정을 촉진 – 혈중 빌리루빈, GPT, GOT 수치 개선 · Genipin : 담즙 분비 촉진작용 · Crocin, Crocetin : 담즙의 분비, 배설 촉진. 혈중 Bilirubin치 저하, 황달을 소퇴 · 진정, 진통, 체온 하강		· 心煩, 가슴 답답 : + 두시 · 불면 : + 두시, 황련 · 갱년기 증상 : + 두시, 황련 · 눈 주변 가려움 : + 황백, 형개, 감초 · 주독 : + 인진호, 대황, 지실, 두시 · 황달 : + 인진호, 대황, 지실, 후박

07

비만, 대사 질환, 만성 염증에

도움 되는 보충제

오메가 3의 염증 관련
신호 전달 과정에 대한 최신 기전

비만 및 대사 질환과 관련된 염증 반응
TLR4 신호 전달 경로에 대한 이해

약국 에피소드

• 환자 : 오메가 3도 기름이잖아요. 지방산이라고 적혀있어요.

　　　지방인데 어떻게 심장에 좋고 혈관에 좋은가요?

• 약사 : 지방에도 여러 종류가 있습니다. 그중에서도 트랜스 지방이 좋지 않은 건 확실합니다. 보통 불포화지방산을 좋다고 합니다. 그런데 칼로리 측면에서는 불포화든 포화지방이든 큰 차이가 없습니다. 칼로리도 분명 중요하지만 같은 칼로리라도 상대적으로 살이 안 찌는 식품이 있습니다. 오메가 3는 염증을 가라앉히고 우리 몸에 살이 붙게 되는 과정을 억제합니다. (인슐린 저항성 개선, gp120에 붙어서 염증 억제 경로 활성화) 고구마를 예로 들어볼까요 고구마는 탄수화물 덩어리지만 다이어트 식품입니다. 분명히 탄수화물 섭취를 줄이는 게 다이어트에 도움이 되는데도 불구하고요. 이는 고구마가 식이섬유가 많아서 장 속에서 살이 찌지 않도록 하는 미생물의 작용에 도움을 주고, 인슐린이라고 하는 살을 찌게 할 수 있는 물질의 상승을 오히려 방지하기 때문입니다. 물론 많이 먹으면 살이 찌겠지만, 같은 칼로리라도 우리 몸을 살찌도록 하는 호르몬을 강화하는 식품과 살을 빠지도록 작용하게 돕는 식품에는 차이가 있습니다. 오메가 3는 살이 빠지도록 몸을 개선하는 건강기능식품입니다.

이번 시간에는 이에 관해서 보다 자세한 기전을 말씀드리겠습니다.

비만은 심혈관계 질환, 제2형 당뇨병, 비알코올성 지방간, 특정 유형의 암에 이르기까지 각종 체내 염증성 질환을 일으키는 직접적인 원인으로 꼽힙니다.

일반적인 염증은 감염, 상처 치유를 위한 반응이지만, 비만에 의한 염증 반응은 이들과는 조금 다른 기전으로 TLR4(toll-like receptor 4) 경로가 주된 경로 중의 하나입니다.

그리고 오메가 3 불포화지방산이 LPS(lipopolysaccharides)나 포화지방산에 의한 TLR4경로의 발현을 조절하는 기능을 합니다.

오메가 3의 염증 관련 신호 전달 과정에 대한 최신 내용을 전하기 위해서 우선 이들 신호 전달 과정에 대한 내용부터 설명합니다.

Gram Negative

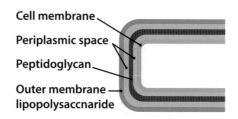

LPS(lipopolysaccharides)는 그람음성균의 세포벽에서 발견되며, 대식 세포, 호중구, TNF-α, IL-1의 염증 반응과 관련됩니다.

염증과 인슐린 저항성, 당뇨의 관계는 잘 알려져 있는데 백색 지방의 마크로파지, 그중

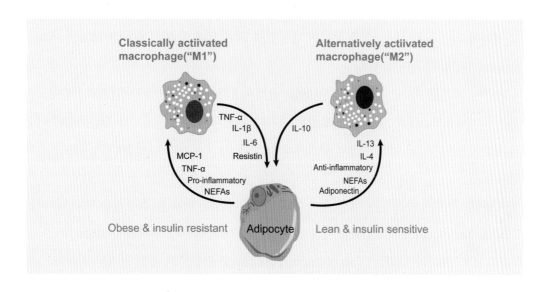

에서도 M1 macrophage가 TNF-α, IL-1β, IL-6의 분비에 관여합니다.

특히 M1의 이러한 반응은 비만하고 인슐린 저항성이 있는 백색 지방에서는 40%를 차지하는 반면 야위고 인슐린 민감성이 있는 백색 지방에서는 18%만 유도되는 것으로 나타났습니다.

그림에서 MCP는 monocyte chemotactic protein이고 NEFAs는 non-esterified fatty acids입니다.

MCP-1의 경우 그 수용체가 말초 혈관과 비만 세포에서만 발현되며 MCP-1은 피하 지방보다 내장 지방에서 더 많이 활성화됩니다.

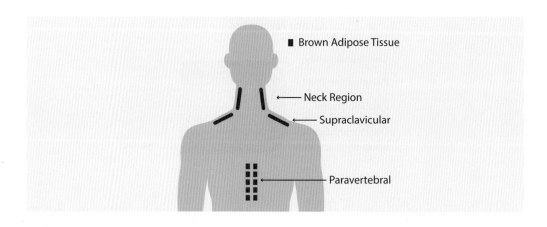

갈색 지방 BAT의 역할

갈색 지방 BAT은 백색 지방의 대척점에 있는 지방 세포로서 태아, 신생아에게 활성화되고 성인이 되면 경추 쇄골, 척추 등에만 남아있게 되며 체내 열 발산에 UCP-1(uncoupling protein 1)과 함께 관여합니다.

BAT이 제거된 마우스는 인슐린 저항성, 중성지질의 증가가 있었으며 BAT이 줄어드는 것은 확실히 BMI, 내장 지방 및 지방량의 증가와 관련되며 BAT 및 UCP-1의 부족은 비만과 관련이 됩니다. 또 내장 지방의 증가에 의한 TNF-α의 증가가 다시 BAT의 감소를 초래합니다.

비만한 사람은 증가하는 염증 물질에 의해 골격근의 인슐린 저항성을 갖는데 이는 IRS(insulin receptor substrate)-1의 tyrosine 잔기의 인산화 부족과 IKK(inhibitor of kappa B kinase)와 JNK(c-jun N-terminal kinase)-1에 의한 세린 잔기의 인산화 그리

고 PI3K(phosphatidylinositol-4, 5-bisphosphate 3-kinase) 활성의 감소가 원인입니다.

또 비만 환자에게서 많이 나오는 염증성 사이토카인 IL-6는 SOCS3(cytokine signaling suppressor protein 3)를 유도하는데 이 역시 타이로신 잔기의 인산화를 억제하여 인슐린 저항성을 유발합니다.

IKK(inhibitor of kappa B kinase)-β, JNK(c-jun N-terminal kinase)-1는 NF-κB(nuclear factor kappa B), AP-1을 자극하여 인슐린 저항성 및 동맥경화와 관련된 TNF-α, COX-2 같은 염증성 물질을 생성하게 합니다.

염증 및 비만과 장내 미생물군체도 관련이 있습니다. 호중구(neutrophils)와 대식 세포(macrophages)는 PAMPs(pathogen-associated molecular patterns)라는 병원체 관련 분자 패턴이 있는 병원균에 대해 면역반응을 일으키며 PAMPs 중의 하나가 LPS입니다. 이러한 PAMPs를 감지한 선천면역계의 패턴 인식 수용체가 TNF-α, IL-1β 같은 염증성 사이토카인을 분비하게 유발하고 항미생물 작용의 NO, ROS를 분비하게 하며 CD80(cluster of differentiation 80), CD86(cluster of differentiation 86) 및 MHC(major histocompatibility complex) class II를 통해 CD4+ T림프구에 항원을 제시하도록 하여 후천면역반응을 일으키는 작은 항원 펩타이드들을 생성케 합니다.

선천면역계는 TLR(toll-like receptor)를 통하여 PAMPs를 인식하게 되는데 사람에게는 TLR4가 처음 보고되었으며 TLR4는 단핵구, 대식 세포, 수지상 세포, 지방 세포, 근육 세포 등에 분포하고 있습니다.

한편 LPS는 친수성 polysaccharide와 소수성 lipid A로 구성되어 있습니다.

LPS는 처음에 혈액이나 세포 외 공간에서 발견되는 LPS 결합 단백질(LBP)에 결합합니다. 이 단백질은 CD14 분자와 LPS의 결합을 촉진하며, 이 결합체는 내피성 분자를 제외한 대부분의 세포에서 발견되는 glycophosphatidylinositol group을 이용하여 지질층에 있게 됩니다.

CD14는 수용성 단백질로도 존재할 수 있으며, 이 경우 LPS를 세포 표면으로 유도할 수 있습니다. CD14 분자는 transmembrane 및 세포 내 영역에서는 존재하지 않으므로 스스로 신호 전달 과정을 촉발할 수 없으나 LPS가 CD14에 결합되면 LBP가 분리되어 LPS-CD14 결합체가 TLR4와 연결됩니다. 이 수용체가 LPS를 인식하기 위해서는 TLR4의 세포 외 복합체에 결합하는 세포 외 부속 단백질(MD2)이 추가로 필요합니다.

▶ 한 줄 요약

LPS에 대한 TLR4 관련 면역반응은 MD-2, CD14 복합체가 형성되어야
→ 신호 전달에 의한 NF-κB의 활성이 이루어진다.

TLR4 이량체를 이룬 뒤에 과정은 MyD88 관련 경로에 대한 이해가 필요합니다.

TLR은 세포 내 부분과 세포 외 부분으로 나뉘는데, 세포 내 부분은 IL-1 수용체(IL-1R) family와 매우 유사하여 "TIR(Toll/interleukine-1 receptor)" 도메인이라 부르고, 세포 외 부위에 leucine-rich 반복 부위(LRRs)를 가지고 있습니다. TIR 도메인의 신호 전달 경로의 하위 인자에서 TIR domain-containing adaptor인 MyD88(myeloid differentiation marker 88)가 있는데, TLR 신호 전달 경로는 모든 TLRs에 대하여 흔하다고 알려진 MyD88-의존성 전달 경로(MyD88-dependent pathway)와 TLR3와 TLR4 신호 전달 경로로 알려진 MyD88-비의존성 전달 경로(MyD88-independent pathway)가 있습니다.

MyD88-dependent pathway와 관련하여

MyD88은 개개의 TIR 도메인과의 상호작용을 통하여 세포질 내 TIR 부위에 결합합니다. TLR이 활성화되면 IRAK(IL-1 receptor associated kinase)-4, IRAK(IL-1 receptor associated kinase)-1과 TRAF(TNF receptor associated factor)6가 수용체로 모이게 되고 이는 death domain을 통하여 IRAK-1과 MyD88의 상호작용을 유도하게 됩니다.

그리고 IRAK-4는 IRAK-1을 인산화합니다. 인산화된 IRAK-1는 TRAF6와 함께 수용체에서 분리되고 TRAF6와 TAK1(transforming growth factor-β-activated kinase 1), TAB1(TGF-Beta Activated Kinase 1) 및 TAB2(TGF-Beta Activated Kinase 2)와 반응하게 됩니다. TRAF6/TAK1/TAB1 복합체와 TAB2는 Ubc13(ubiquitin E2 conjugating enzyme)과 Uev1A(Ubiquitin-conjugating enzyme E2 variant 1A)와 함께 더욱 큰 복합체를 형성하게 되며, 이는 TAK1의 활성화를 유도합니다.

활성화된 TAK1(transforming growth factor-β-activated kinase 1)은 IKKα, IKKβ, NEMO/IKKγ로 이루어진 IKK 복합체(IκB kinase complex)를 인산화하고, JNK와 같은 MAPkinase(mitogen activated protein kinase)를 인산화하여 NF-κB와 AP-1이라는 전

사인자를 각각 활성화시킵니다.

IκB(inhibitor of nuclear factor kappa-B kinase) 단백질들에는 IκBα, IκBβ, IκBε, Bcl-3 등이 있으며 IκB와 NF-κB는 각각의 친화성에 따라 결합체를 이룹니다.

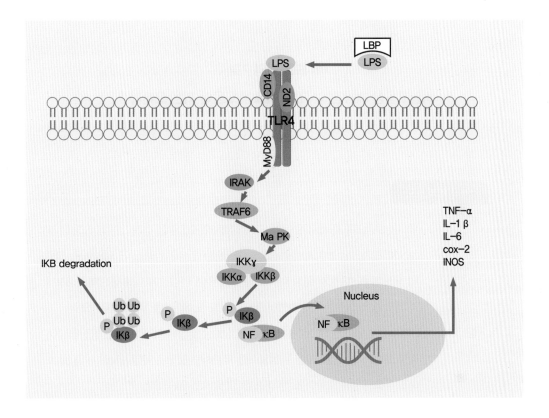

한편, 잠시 언급된 TRAF(TNF receptor associated factor)6는 MAPK를 통해 2개의 촉매 역할의 서브유닛(IKKα와 IKKβ)과 1개의 조절 역할의 서브유닛(IKKγ)으로 구성된 IκB kinase complex (IKK)를 활성화하고, IκB 인산화 유도 능력을 가지고 있습니다. 이러한 인산화 작용으로 IκB가 NF-κB 복합체로부터 분리되고 결과적으로 IkB가 분해됩니다. 이 과정을 통해 NF-κB 이량체가 핵으로 번역되어 TNF-α, IL-1β, IL-6, COX-2, INOS (inducible nitric oxide synthase) 등 κB-dependent 유전자인 염증성 사이토카인 유전자의 전사를 활성화할 수 있습니다. NF-κB도 IκB의 합성을 자극합니다. 따라서 새로 합성된 IκB는 NF-κB에 결합하여 활동을 억제하는 피드백 메커니즘을 제공합니다.

오메가 3와 아디포넥틴

아디포넥틴의 기능
비알코올성 지방간(NAFLD) 치료에 도움이 되는 오메가 3

약국 에피소드

- **초보약사** : 약사님, 강의를 통해서 오메가 3가 아디포넥틴과 같은 대사 질환에 도움이 되는 아디포카인은 높이고 염증성 아디포카인은 감소시킴을 알게 되었어요. 그런데 페노피브레이트가 혈청 아디포넥틴, 인슐린 민감성에 대해서 오메가 3보다 더 효과가 있다는 논문을 보았어요. 그런데도 오메가 3를 먹어야 할까요?

- **륭 약사** : 오메가 3는 우리 몸의 전반적인 염증성 신호 전달 체계를 억제하는 물질입니다. 비록 오메가 3가 심장질환 위험요소를 개선하는 것으로 유명하지만 태아 및 소아의 두뇌발달에 도움이 되는 것 또한 잘 알려져 있습니다.

  물론 두뇌에 관해서도 페노피브레이트가 조현병에 도움이 될 수 있다는 내용이 있습니다. PPARalpha 존재 하에 페노피브레이트와 레스베라트롤이 뇌졸중을 방지하는 데 도움이 되더라는 내용도 있습니다. 그에 비해 오메가 3는 우울, 불안, 정신 장애의 이상행동 빈도를 낮추어줄 수 있음이 알려져 있음은 물론 무엇보다 두뇌 및 망막을 구성하는 원료라는 게 중요한 차이입니다.

  즉 오메가 3는 우리 몸을 구성하는 좋은 지방산이면서 동시에 염증성 신호 전달 체계마저 조절하는 물질이고 두뇌에 DHA를 공급하면서 동시에 호모시스테인 같은 독소 처리에도 도움이 되는 물질이어서 다방면으로 인체에 유익한 물질이라고 하겠습니다.

  오늘은 말씀하신 오메가 3의 아디포넥틴과 관련된 기능 및 아디포넥틴의 특성에 대해서 알아보겠습니다.

지난 시간에 오메가 3의 염증 관련 신호 전달 과정에 대한 기전을 말씀드렸습니다. 기전을 모두 설명한 것은 아니지만 아무래도 환자에게 오메가 3가 왜 중요한지를 잘 전하기 위해서는 오메가 3가 작용하는 핵심 인자 몇 가지에 대한 포인트를 짚는 게 더 머릿속에 와닿으리라는 생각이 듭니다.

오메가 3는 비알코올성 지방간에 도움이 되는데 이는 오메가 3의 항염증 기능 외에 아디포넥틴의 활성화도 역할을 합니다. 비알코올성 지방간은 인슐린 저항성과 연관이 큰데 인슐린 저항성으로 인해 간에서 FFA(유리지방산), TG(중성지방)이 증가하고 염증과 산화적 스트레스와 함께 CRP, 피브리노겐, PAI-1, 지질과산화, 중성지방이 풍부한 VLDL, LDL, 혈중 포도당은 상승하고 HDL은 감소하여 제2형 당뇨병, 동맥경화 등을 일으키는 원인이 되는데 이 과정에서 TNF-α, PAI-1, Adiponectin이 중요합니다.

TNF-α : Tumor necrosis factor alhpa (종양 괴사 인자 알파)는

1) 인슐린 저항성 상승

2) 지방 분해 억제

3) 내장 지방의 증가

4) Adiponectin의 감소

5) 혈압 상승, 동맥경화 진행의 원인이 됩니다.

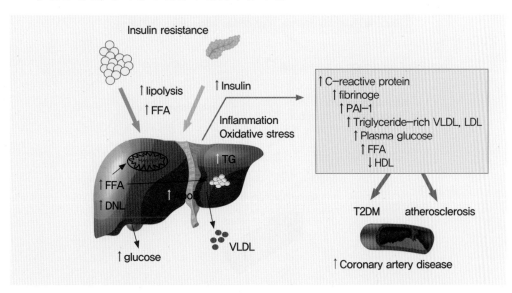

[비알코올성 지방간(NAFLD)과 인슐린 저항성, 이상지질혈증, 동맥경화증 및 관상동맥 질환과의 연관성]

또 PAI-1 plasminogen activator inhibitor 1 (섬유소 용해 활성화 억제제)는

1) 섬유소 용해 활성 저하

2) 혈전 생성

3) 심근경색, 비만, 2형 당뇨와 관련됩니다.

PAI-1은 관상동맥 폐쇄로 인한 질환을 일으킬 수 있습니다.

glucose, hyperinsulinemia, triglyceride, Ang2, TNF-α는 PAI-1을 늘리고 피브린 섬유의 용해는 안 되어 혈전이 형성되어 급성 관동맥 증후군(Acute Coronary Syndrome)을 유발합니다.

그리고 중요한 물질이 바로 Adiponectin으로

1) 244개의 아미노산으로 구성된 혈장 단백질

2) 지방 세포 분비 관련 단백질, 아디포넥틴 유전자 발현은 지방 조직에서만 한정됨

3) 혈관 기능(관상동맥 질환), 당 대사 및 2형 당뇨병에 영향을 주는 호르몬(인슐린 저항성 개선)

4) 인슐린 감수성 저하 = 아디포넥틴 수치 저하

5) 비만 해결 호르몬, 염증 억제제

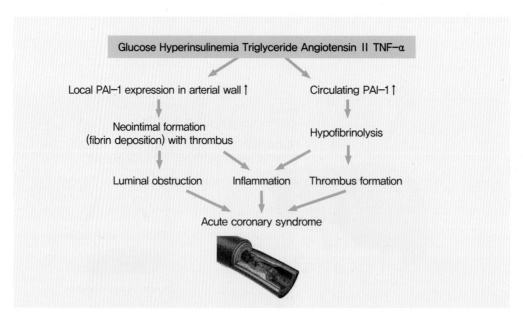

[포도당, 고인슐린혈증, 중성지방, 안지오텐신2, TNF-α이 (PAI)-1과 관련하여 급성 관동맥 증후군을 일으키는 기전]

6) adiponectin의 혈중 농도는 체질량 지수(BMI)와 역 상관관계

7) NO생성을 자극하고 거품 세포 생성을 억제합니다.

아디포넥틴과 심혈관계 질환

심혈관계 질환(CVD)이 있는 비만 환자는 건강한 사람에 비해 아디포넥틴이 감소한 것으로 나타났으며 아디포넥틴의 저하는 독립적인 CVD의 예측 요소입니다. 아디포넥틴은 항염증, 항혈전능이 있습니다. 내장 지방 세포가 증가하면 PAI-1 mRNA 발현량은 증가하고 반대로 Adiponectin mRNA 발현량은 감소합니다.

우선 동맥경화의 초기 단계를 보면

1) 동맥경화로 인한 혈관 내피세포 손상 시 ICAM-1, VCAM-1, P. Selectin, E. Selectin 등의 단구 부착 분자 발현

2) 단구(monocyte)를 내피세포에 접착

3) 내피세포에 접착된 단구는 내피하로 침입하여 TNF-alpha 등의 사이토카인 분비

4) 혈관 평활근의 내막으로 Macrophage 증식을 촉진하여 지방 세포가 단구에 부착되고 내피세포로 이동해 대식 세포를 형성하고 민무늬근 세포로 확산합니다.

여기에 대해 〈아디포넥틴의 고혈압, 고지혈증 및 심혈관계 질환에 대한 보호 효과〉로서 혈관 내피세포(Endothelial cell), 대식 세포(Macrophage), 혈관평활근 세포(Smooth Muscle Cell)에 이롭게 작용하여 동맥경화증을 억제합니다.

● 아디포넥틴은 내피세포의 생존, 분화, 이동은 증가시키고 단구의 접착은 억제합니다.

● 아디포넥틴은 대식 세포에서 거품 세포 및 전염증성 매개체는 억제하고 항염증성 M2는 증가시킵니다.

● 민무늬근의 전이, 이동은 감소시키고 분화는 증가시킵니다.

아디포넥틴은 염증성 사이토카인 TNF-α, IL-6, MCP-1(monocyte chemotactic protein-1)를 생성하는 M1은 억제하고 항염증성 사이토카인 arg-1(arginase-1), IL-10, Mgl-1(macrophage galactose N-acetyl-galactosamine specific lectin-1)을 분비하는 M2는 강화하며 내피세포에서 NO, PGI2를 증가시킴으로써 내피세포 기능을 강화합니다.

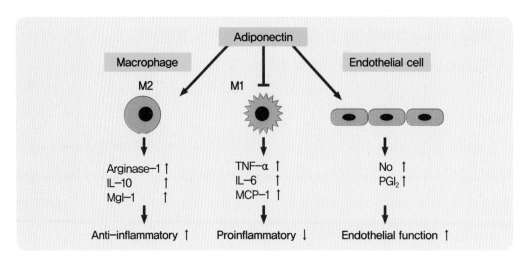

[아디포넥틴과 염증 반응(M1, M2), 아디포넥틴이 내피세포 기능에 미치는 영향]

이것이 아디포넥틴이 혈관을 보호하는 기전입니다. 그리고 내장 지방이 축적되면 이러한 아디포넥틴을 방해하여 혈관 기능을 떨어뜨리게 됩니다.

거품 세포의 생성을 억제하는 아디포넥틴

1) adiponectin은 TNF-alpha에 대하여 항염증 작용을 합니다.

반대로 TNF-alpha, β-agonists/cAMP는 아디포넥틴 분비를 억제시킵니다. 아디포넥틴은 내피세포에서 TNF-α에 의해 ICAM-1, P.selectin, E. Selectin, VCAM-1과 같은 접착분자들이 발현되는 것을 억제하여 덩어리가 생기는 것을 방지합니다. 담이나 어혈이 생기는 것을 방지한다고 볼 수 있습니다.

2) 대식 세포에서 SR-A1(Scavenger receptor class A-1)는 거품 세포(foam cell)의 형성에 관여합니다.

거품 세포(Foam cell)은 금속 단백분해효소(matrix metalloproteinases(MMP))를 생성하며 이는 죽상반을 만들어서 심혈관 질환 및 뇌경색을 유발합니다.

아디포넥틴은 ox-LDL(oxidized low density lipoproteins)의 작용에 필요한 ACAT-1(acyl-coenzyme A : cholesterol acyltransferase-1)와 SR-A1(scavenger receptor class A-1)의 발현을 억제함으로써 거품 세포의 생성을 저해합니다.

3) 아디포넥틴은 AMPK(AMP-activated protein kinase) 관련 지방 연소 효소입니다.

아디포넥틴은 일산화질소를 만드는 eNOS(endothelial nitric oxide synthase 혈관 내피

산화질소 합성 효소) 생성을 촉진시킵니다.

4) 따라서 아디포넥틴은 oxLDL에 의한 eNOS(endothelial nitric oxide synthase 혈관 내피 산화질소 합성 효소)의 활성 억제를 완화합니다.

→ eNOS가 혈관을 확장시키고 혈관 노화를 억제하므로 아디포넥틴은 관상동맥질환을 개선합니다.

5) 아디포넥틴은 혈관민무늬근세포(vascular smooth muscle cell(VSMC))의 이동을 억제합니다.

6) 아디포넥틴은 혈관 평활근 세포 증식인자인 HB-EGF(Heparin-binding EGF-like growth factor)의 분열과 이동을 억제시켜 동맥경화의 진행을 억제합니다.

인슐린 저항성과 아디포넥틴

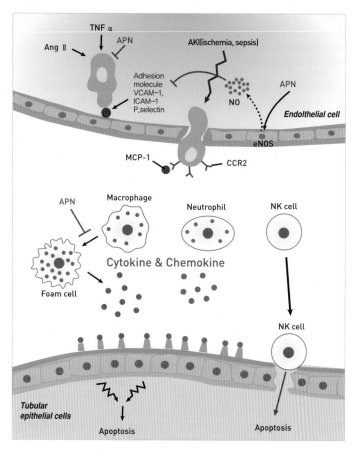

[급성 신부전에서 아디포넥틴의 기능]

사람의 신장이 AKI(허혈 재관류 또는 패혈성 스트레스)를 받으면 혈관 내피세포가 접착 분자(ICAM, VCAM, P-selectin, E-selectin)를 과다 생성합니다. 이 분자들은 내피세포에서 사이질(interstitium) 세포로 단구와 호중구의 유인을 강화합니다. 대식 세포와 호중구에 의한 거품 세포 활성화는 NFkB 활성화 경로를 통해 국소 사이토카인 및 케모카인(Interleukin-6,-12, TNFa) 분비를 자극해 신장 상피 세포 사멸을 초래합니다. 또 침투한 NK세포는 세뇨관 상피 세포를 사멸시켜 신장 손상을 유발할 수 있습니다. 여기에 대해 아디포넥틴 투여는 내피세포에서 eNOS에 의한 NO 생성을 유도하고, 단구와 호중구의 유인을 억제함으로써 접착 분자의 발현을 약화시킵니다. 또 아디포넥틴은 거품 세포에 의한 사이토카인이나 케모카인 생산을 억제함으로써 신장 상피 세포를 사멸로부터 보호합니다.

[표] Omega_3 fatty acids and adiponectin in humans

Study (year)	study designs and suvjects	Sample size	Stucy duration	Study dose	Change in adiponectin
Gammelmark et al.[75]	Randomised, double-blinded, placebo controlled clinical trial. Overweight and obese subjects	50(25 control, 25 n-3)	6 weeks	2g Olive oil/day vs 2g fish oil/day (equivalent 1.1g n-3)	Increase in the n-3 group compared with control*
Itariu et al.[86]	Randomised, open label clinicla trial. Severely obese, non-diabetic subjects	55(28 control, 27 n-3)	8 weeks	20g Butterfat vs 3.36g n-3(caloric eqyivalent)	Control decreased ($p \geq 0.05$), minimal change in the 0-3 group.
Itoh et al.[37]	Rondomised, single-blinded, clinical trial. Obese Japanese subjects	52(26 control, 26 n-3)	3 months	Control diet vs Control diet with 1.8g EPA/day marine lipid	↑ Adiponectin**
Koh et al.[87]	Rondomised, single-blinded, placebo controlled, parallel	99(49 control, 50 n-3)	2 months	Unspecified placebo vs 2g/day n-3	Minimal change in the n-3 group.
Kondo et al.[73]	Observational study. Healthy, non-obese, Japanese subjects	17 n-3	8 weeks intervention, 4 weeks follow-up	Minimum 3g/day n-3 derived from fish(for example, Pacific saury, salmon)	↑ Adiponectin*
Nomura et al.[74]	Observationl study. Hyperlipidaemic subjects	126 (76diabetic, 50 non-diaveric)	6 months	1800mg EPA/day	Non-diabetic : ↑ Adiponectin ($p \geq 0.05$), Diabetic: ↑ Adiponectin**
Patel et al.[76]	Rondomised pilot study. Males, post MI(BMI < 20 and 32kg/m^2)	35(19 control, 16 n-3)	3 months	Usual care control vs 1g marine lipid/day (EPA 465mg and DHA 375mg)	↑ Adiponectin ($p \geq 0.05$)

Abbreviations : BMI, body mass index; DHA, docosaexaenoic acid; EPA, eicosapentaenoic acid; MI, myocardial infarction; n-3, omega-3. *$P<0.05$; **$P<0.01$, minimal change in adiponectin is defined as the difference of ≤ 0.5 μg/ml before and afeter supplementation

이러한 아디포넥틴을 활성화하는 물질이 바로 실리마린, 피오글리타존, 오메가 3, 포도씨 추출물, 커큐민, 비타민 D 등입니다.

특히 오메가 3 투여는 animal, human model 모두에서 아디포넥틴의 통계적인 증가를 보여주었습니다. 오메가 3는 비알코올성 지방간(NAFLD) 치료에 효과적인 것으로 나타났는데 오메가 3의 아디포넥틴에 대한 효능 또한 NAFLD 치료에 도움을 주리라 여겨집니다. NAFLD에 대해서는 전문의의 판단하에 일반적으로 오메가 3가 하루 1g~4g이 권장됩니다.

혈관 건강과 인슐린 저항성 개선, 염증의 완화를 위해 아디포넥틴의 기능이 필요하며 일상생활에서 하루 30분 이상의 유산소 운동과 함께 통곡류, 아보카도, 베리류, 채소 등의 섭취가 도움이 됩니다.

추운 곳에 있으면 에너지 대사를 활성화하는 브라운팻이 활성화되는데 이때 아디포넥틴도 활성화되므로 오메가 3와 같은 좋은 오일 및 영양소를 섭취하고 운동을 하면서 식습관을 개선하여 아디포넥틴이 제 기능을 하도록 몸을 도와야겠습니다.

08

안구, 피부, 관절 기능을 돕는

보충제

식이 유황의 기능과 활용 1

골관절 및 피부 건강
염증 완화와 면역기능에 도움

약국 에피소드

- 초보 약사 : 약사님, 운동 후 피로 회복에 좋은 영양소로 비타민, 미네랄 말고 또 뭐가 있을까요?

- 룡 약사 : : MSM이 있습니다. 무리한 운동을 하면 근육이 손상되고 산화 스트레스가 증가합니다. MSM은 염증과 산화 스트레스를 줄여 격렬한 운동 후 근육 회복을 자연스럽게 촉진할 수 있습니다.

  한 연구에서 22명의 건강한 여성에게 하프 마라톤에 대비하여 3주 동안 매일 3g의 MSM 및 위약을 투여시 MSM 그룹이 위약 그룹보다 근육통과 관절 통증이 덜 하였습니다.

  또 다른 연구에 따르면 2주 동안 매일 3g의 MSM을 복용하는 운동선수는 강력한 저항 운동(intense resistance exercise) 후에도 IL-6 수치가 낮고 근육통이 적었습니다.

  이번 시간에는 세포막 투과성을 유지하며, 세포와 세포 사이의 연결을 부드럽게 하는 MSM에 대한 전반적인 기능을 알아보겠습니다.

예전부터 우리 조상들은 유황을 건강을 돕고 질병을 치유하는데 활용하여 왔습니다.

비록 민간처방이기는 하지만 인산 김일훈의 난치병 처방에는 많은 경우 유황오리가 들어갑니다.

유황은 독성이 커서 법제를 하여야 하는데 오리에게 먹여서 그 독성을 사람에게 유익하게 바꾸었던 것이 아닐까 생각이 됩니다.

대체 의학에서 MSM은 다음과 같은 조건에 대한 자연 요법으로 권장됩니다.

알츠하이머병, 알레르기, 천식, 만성 피로 증후군, 만성 통증, 변비, 당뇨병, 게실증, 치질, 고혈압, 이상지질혈증, 편두통, 골관절염, 골다공증, 월경전 증후군, 류머티즘 관절염, 경피증, 건초염

1. 경피증

이 중에 경피증이란 내부 장기 및 피부에 콜라겐이 과잉 증식하여 섬유화 현상이 일어나는 것으로 MSM의 순환작용 및 콜라겐 생성 조절 작용에 의한 효과를 노리는 것 아닐까 개인적으로 생각합니다.

2. 건초염

건이란 근육과 뼈를 연결해 주는 결합조직이고, 이 건을 둘러싸고 있는 것을 건초라 하는데 근육을 움직일 때마다 건이 건초 안을 움직이게 됩니다. 자연스러운 움직임을 위해 활액이라는 액이 활액낭에 들어 있는데, 이로 인해 평소에는 자연스럽게 근육이 움직이지만 무리하게 사용하게 되면 여기에도 염증이 생기게 됩니다. 이렇게 건초 또는 활액막 내부에 염증이 생긴 것을 건초염이라 합니다.

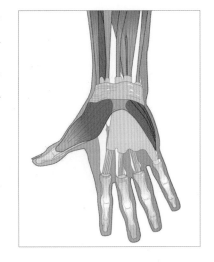

다시 말하면, 건초염이란 힘줄을 싸고 있는 〈활액막〉 자체 또는 〈활액막 내부 공간〉이 염증성 변화로 충혈되고 부종이 발생하며, 염증 세포가 침윤되는 경우를 의미합니다. 이러한 건초염은 우리 몸 어떤 곳에

서도 생길 수 있습니다.

하지만 일반적으로 손목, 어깨, 무릎, 발꿈치 후면, 손가락 등에 많이 발생하고, 그중에서도 손목의 발병률이 높은 편입니다. 또 출산을 경험한 지 얼마 안 된 산모, 수공예 작업자, 피아니스트 등의 직업을 가진 사람들에게도 많이 보입니다.

3. 게실염

그림의 diverculosis는 게실이고 diverculitis는 게실염입니다.

식도, 위, 소장, 대장의 약해진 장벽이 늘어나 생기는 꽈리 모양의 주머니를 게실이라고 하고 게실이 천공되거나 변과 같은 오염 물질이 들어가 염증이 생기는 것을 게실염이라고 하는데 MSM은 여기에도 효과가 있다고 합니다.

이런 일련의 예들을 볼 때 MSM은 순환시켜서 배설을 하고 과증식하는 것을 억제하는 물질이라는 생각이 듭니다.

그 외에 MSM을 TMJ(Temporomandibular joint dysfunction) 증후군에도 쓰는데, 글루코사민, 콘드로이틴설페이트도 도움이 된다는 연구가 있습니다.

또한 MSM은 체중 감소를 촉진하고 순환을 촉진하며 면역 체계를 강화하고 기분을 좋게 하며 스포츠 운동능력을 향상시키고 암 종의 생성을 예방한다고 합니다.

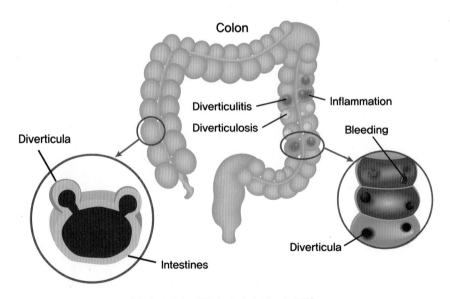

[대장 게실과, 게실염, 대장의 염증과 출혈]

유황에는 광물성, 동물성, 식물성 유황이 있는데 광물성이 성냥 등에 쓰이는 것이며 동물성 유황은 이담 및 쓸개와 관련된 녹용, 우황, 웅담, 사향 등과 계란 노른자, 소, 닭고기에서 나온 것을 말하고 식물성 유황은 소나무, 산삼, 인삼, 쑥, 칡 등에서 유래한 것을 말합니다.

그 외 식물성 유황이 풍부하게 들어있는 것으로 마늘, 대파, 양파, 십자화과 채소(브로콜리, 콜리플라워, 브뤼셀 콩나물, 양배추), 샐러리, 아스파라거스, 회향, 아몬드, 호두, 캐슈너트, 해바라기씨, 참깨 등이 있습니다.

신체 황 공급량의 거의 절반이 피부, 근육 및 뼈, 그리고 손발톱, 머리카락에서 발견되며 심장을 둘러싸고 있는 심낭에 가장 많이 있습니다.

MSM의 기본적인 기능으로

- **항염, 항균, 세포막 투과성 유지**

  (영양소는 잘 들어가게, 노폐물은 쉽게 빠져나오게, 세포 조직에서의 산소 용해도를 높여 항암 효과)

- **세포와 세포 사이의 연결을 부드럽게 함**

  (근육 손상 방지, 유연성, 혈액 순환 도움)

- **효소 생산 증가**

가 있지만, 가장 유명한 기능은 바로 관절에 좋다는 것입니다.

주름, 처진 피부, 느슨한 근육, 관절 통증에 도움이 되고, 이때 위장관 기능을 돕는 물질을 같이 섭취하면 아연 등의 미네랄과 함께, MSM을 대장벽에서 흡수가 잘 되게 도와주리라 생각합니다.

MSM 12주 투여 후 골관절염 통증 완화 및 기능 향상이 일어나며 + 글루코사민 투여 시 더욱 효과적이라는 연구가 있습니다.

MSM은 항산화제 기능을 합니다. 글루타티온 및 SAMe, NAC, 비타민 B1, 비타민 B7의 기능에 관여하며 빠른 숙취 해소, 해독 작용을 합니다.

또 항알레르기(염증성 사이토카인, 프로스타글란딘 방출 억제) 작용으로 2,600mg의 MSM을 30일간 투여 시 가려움증, 숨 가쁨, 재채기 및 기침이 완화되었다고 합니다.

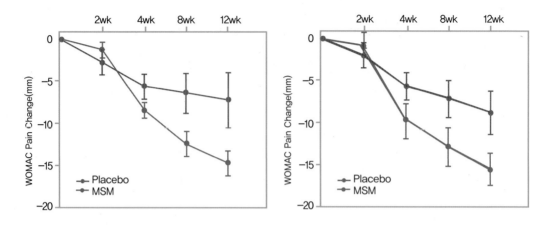

· 출처 : osteoarthritis and cartilage(2006)

• 근육 생성

운동 전 MSM 3그램 복용 시 운동으로 인한 면역 저하 및 염증성 사이토카인 방출을 억제하고 산화 스트레스를 방지한다고 하며 운동 후의 자연적인 근육 회복을 촉진하여 체중 kg당 50mg의 MSM 분말을 10일 동안 섭취하면 운동으로 유발된 근육 손상을 줄이고 14km 달리기 후에도 체내 항산화력을 증가시켜 회복을 돕는 것으로 나타났습니다.

• 뼈 건강 (뼈를 단단하게, 연골을 부드럽게)

MSM의 보충은 족저 근막염, 관절염에 도움이 되고 관절의 뻣뻣함 및 부기를 줄이며 글루코사민 설페이트, 콘드로이틴 설페이트 및 보스 웰릭 산과 같은 관절염 치료에 사용되는 다른 보충제의 효과를 향상시킬 수 있습니다.

• 피부 건강

MSM은 피부의 조직과 조직을 결집(S-S) 시키는 접착제로서 케라틴, 콜라겐 생산을 돕고, 피부 탄력성 유지, 건강한 모발과 손톱에 필수적인 단백질 생성을 촉진하며 여드름, 건선, 피부염에 도움이 되고 피부 미백과 관련해서 기미, 검버섯과 홍조, 상처 치유에도 역할을 할 수 있습니다. 피부미용과학저널(2008년)에 따르면 MSM + 밀크 시슬이 피부 가려움 및 발적, 주사비에 효과가 있다고 합니다.

이어서 식이유황의 기능에 대해서 좀 더 알아보겠습니다.

식이 유황의 기능과 활용 2

알츠하이머, 인슐린 기능 강화

약국 에피소드

(줌 강의에서)

- **륭 약사** : MSM의 기능에 대해서 요약해서 말씀해 주실 분 계신가요?

- **강의 수강 약사** : 메틸설포닐메탄은 황 함유 화합물로서 관절통, 뻣뻣함, 부종, 운동 후 근육 피로를 줄이고, 항산화제로서 글루타티온 수준을 높일 뿐만 아니라 TNF-α 및 IL-6과 같은 염증과 관련된 분자의 방출을 감소시키며 면역 체계를 강화합니다. 또 기침, 숨 가쁨, 가슴 답답, 재채기 등을 완화할 수 있고, 케라틴 강화로 머리 카락, 손톱을 강화하고 피부 주름, 주사비, 가려움 등을 완화할 수 있습니다.

- **륭 약사** : 훌륭합니다. 감사합니다. 약사님.

  이번 시간에는 지난 시간에 이어서 MSM의 효능에 대해서 좀 더 자세히 알아보 겠습니다.

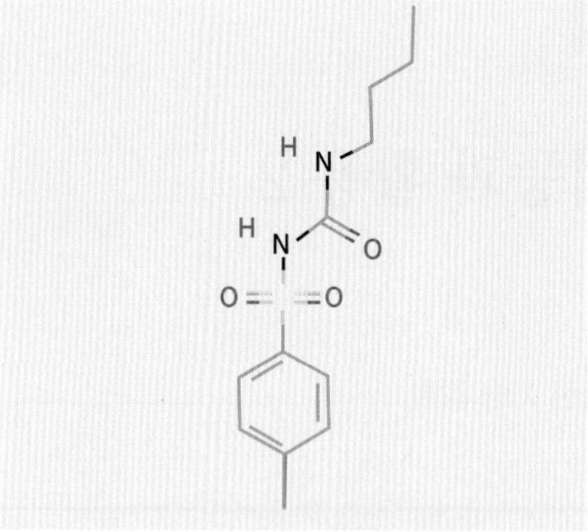

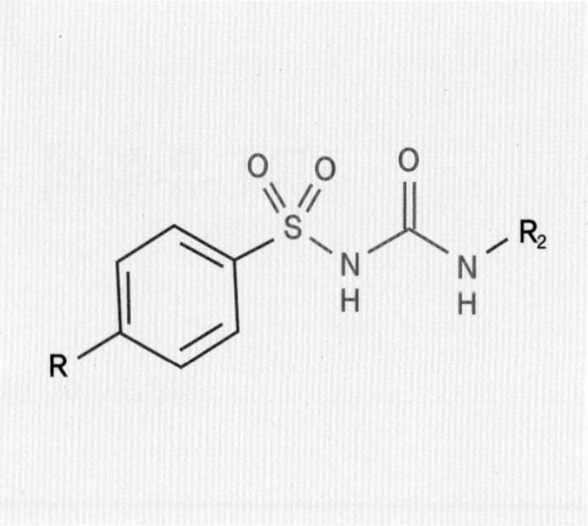

▲ 이것은 톨부타마이드(tolbutamide) 입니다.

설포닐우레아계는 기본 형태가 오른쪽 그림과 같습니다.

아래는 설포닐우레아계 약물들의 구조입니다.

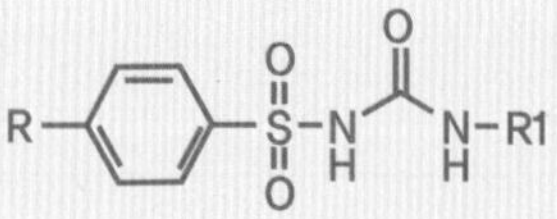

name	R	R1
Tolbutamide	$-CH_3$	$-CH_2CH_2CH_2CH_3$
Chlorpropamide	$-Cl$	$-CH_2CH_2CH_3$
Tolazamide	$-CH_3$	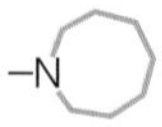
Acetohaxamide	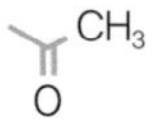	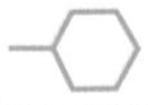
Glyburide	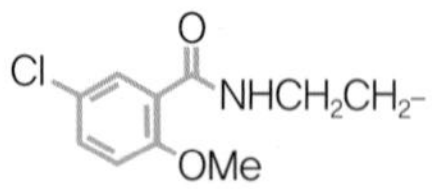	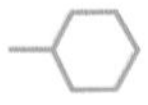
Glipizide	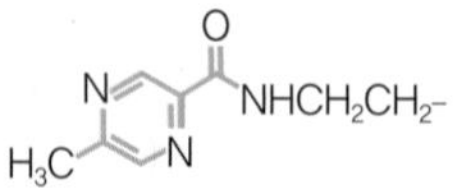	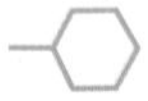
Glimepiride	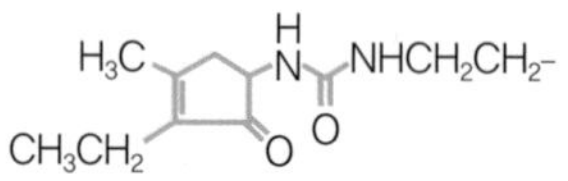	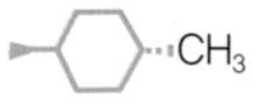

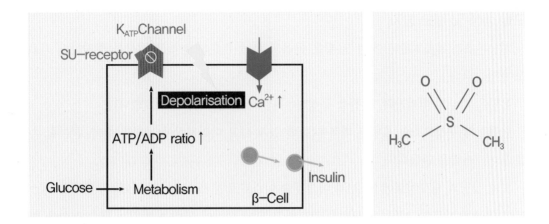

GLUT2를 통해 베타셀 내로 들어온 glucose가 대사되어 ATP를 만들고, ATP 비율이 늘어나면 ATP-gated K+channel이 닫힙니다. K+channel이 닫혀 세포 내의 K+이 나가지 못하면 voltage-gated Ca2+ channel이 열리고 Ca2+이 세포 내로 들어옵니다.

Ca2+의 자극에 의해 소포체에 저장된 insulin이 유리됩니다.

ATP-gated K+channel은 Kir subunit과 SUR subunit으로 구성됩니다.

Sulfonylurea는 SUR1 subunit에 결합하여 칼륨 채널 차단에 의한 칼슘의 상승으로 베타셀 세포막에서의 인슐린 방출을 돕습니다.

구조가 설포닐우레아와 유사한 황화합물인 MSM도 이처럼 인슐린의 방출을 돕는 역할을 하지 않을까 추측합니다.

콜레스테롤 합성 억제

펜실베니아대의 영양학 연구팀의 'Cholesterol-lowering effect of garlic extracts and organosulfur compounds : human and animal studies 마늘의 유황성분의 콜레스테롤 합성 억제'라는 논문에 따르면 마늘에서 물에 잘 녹는 S.알릴시스테인이란 유황성분을 추출하여 쥐의 간세포에 투여한 결과 대조군보다 콜레스테롤 합성량이 무려 40%~60%나 줄어들었다고 합니다. 또 다른 연구에서 MSM은 고지방식에 의해 유도된 비만 쥐(DIO)에서 간의 triglyceride 및 콜레스테롤을 줄여주며, 이는 지방 생성 lipogenesis 및 염증에 관련된 주요 분자들의 유전자 발현을 줄여준다고 합니다.

모발 생성 및 탈모 방지

신농본초경(神農本草經)에는 "유황은 근육과 뼈를 튼튼하게 하고 탈모를 방지한다"라고 쓰여 있습니다.

유황은 피부와 머리카락, 손톱을 구성하는 단백질을 만드는 데 필요합니다.

단백질의 구성요소인 유황은 피부를 탄력 있게 하고 머리카락에 윤기를 주어, 튼튼한 손톱과 머리카락을 만듭니다.

모발 성장과 탈모치료에 MSM과 마그네슘 아스코르빌 포스페이트(MAP)의 효과를 테스트한 연구에 따르면, MSM은 모발을 강화하고 모발 성장에 영향을 미치는 필수 결합을 형성할 수 있음을 보였으며, 모발 성장이 MAP와 함께 적용된 MSM의 양에 달려 있다고 결론지었습니다.

MSM은 두피의 세포 분열을 촉진하여 콜라겐 단백질을 만드는 데 도움을 줄 수 있습니다.

MSM은 혈류를 증가시키고 세포분열을 활발하게 하여 발모를 촉진시키는 데 도움을 줄 수 있습니다.

유기유황은 아미노산 중에는 메티오닌, 시스테인에 들어있습니다. 이러한 아미노산이 풍부한 단백질을 잘 섭취하는 것도 중요합니다.

강골의 천하장사 – 뼈대를 튼튼하게 한다

예전 차력술을 연마하는 사람들은 산골을 먹었는데, 자연산 산골(山骨)은 황동석(CuFeS2)로 구리와 유황이 80%를 차지하고 있습니다.

유황은 신정(腎精)을 충만하게 하여 뼈를 튼튼하게 골수를 충실히 채워줍니다.

『동의보감』에는 "유황은 성(性)이 대열(大熱)하고 맛이 시고 독이 있으며, 심복(心腹)의 적취(積聚 : 체증이 오래되어 덩어리가 지는 병)와 사기(邪氣)의 냉벽(冷癖) 등을 다스리고 근골(筋骨)을 굳세고 장(壯)하게 한다."라고 하여 유황이 근골을 튼튼하게 할 수 있음을 말하였습니다. 단, 유황의 대열한 성질과 독성을 다스릴 수 있어야 함도 알 수 있습니다. 참고로 뼈에 도움 되는 것으로 알려진 홍화는 따뜻한 성질(溫)이고 속단은 약간 따뜻한 성질(微溫)입니다.

살균, 염증 제거

연세대 세브란스 피부과 이민걸 교수는 "유황은 과거 항균, 살충 작용을 한 것으로 기록되어 있으며 오늘날 항생제나 페니실린과 비슷한 역할을 했다고 할 수 있다. 유황의 항균 작용은 여드름이나 무좀 치료에 도움이 될 수 있는데 피부를 자극할 정도의 농도만 사용한다. 전신에 부작용이 생기지 않도록 농도 2% 정도가 무난하다"라고 말한 바 있습니다.

경희대 한방병원 한방피부과 김윤범 교수는 "유황온천수에는 유황이 많아 봐야 20ppm 정도이고 온천욕을 자주 하는 것도 아니기 때문에 부작용 없이 피부에 미세한 세균을 없애주는 효과를 볼 수 있다"라고 하였습니다.

파, 달래에는 diallysulfide라는 유황성분이 들어 있어 살균, 살충 작용을 돕습니다. 또 NF-kB, IL-1beta를 감소시켜 항염증 작용을 합니다.

MSM은 몸에서 기생충을 제거하는 것을 돕습니다. 기생충은 세포벽에 달라붙어 유해 독소를 배출하거나 염증을 일으키는 등 장누수 증후군의 원인 중 하나가 될 수 있습니다. MSM은 Giardia, Trichomonas, roundworms, nematodes, Enterobius, 기타 장내 기생충 등에 대해 주목할 만한 항기생충 작용을 보였습니다. 검사 결과 MSM이 장 점막 표면에 기생충이 달라붙는 걸 저해할 수 있다는 결과가 나왔습니다. 항기생충 효과를 위해 MSM을 복용하는 것은 단기간 고함량 복용이 요구된다고 합니다.

그 외 항염증 작용과 관련하여 위궤양 방지, 잇몸 질환, 구강 위생, 눈 염증, 점막 염증, 운동 전 복용 시 근육 손상을 줄이고, 치질 및 통증 완화에 도움이 되며 장에서 유익균에 의한 B12 생성에 필수적이라고 합니다.

그 밖의 기능들을 간단하게 정리하겠습니다.

말초 혈액 순환

남성 기능에 좋음

신장, 대장 기능 강화

부종, PMS, 정자 활성화, 변비 및 이뇨에 도움.
신양(腎陽)의 기운을 도와 신음(腎陰)의 배설 기능과 생식 기능을 원활하게 함.
식욕 증진되는 경우가 있음.

폐 세포 생성 및 유지

점막 및 피부 건강을 위해 오메가 3와 함께 잘 적용이 되며 천식 치유 및 완화에 마그네슘, 비타민 D3와 더불어 도움이 됨.

비타민 C가 유황의 작용을 도움.

유향, 몰약, 울금과 상승 작용.

MSM은 하루 4.8g까지 사용 가능하며 구역질, 설사, 구역 등의 부작용이 있을 수 있습니다.

저는 MSM(Methyl, sulfonyl, methane)을 보음 보양제로 봅니다. MSM은 순환을 돕습니다. 혈액 순환, 림프 순환, 장의 연동 운동 회복, 세포막 깊숙이까지 물질 운반 및 노폐물 배출에 도움이 되고 림프계를 활성화하는 데 있어 MSM + 비타민 C + 오메가 3가 도움이 됩니다.

식이 유황은 우리가 먹는 단백질 속에 들어 있습니다. 단백질 속 메티오닌과 시스테인, 비타민 B1과 biotin, 항산화 반응에 관여하는 글루타티온(glutathione), 리포산(lipoic acid), 관절 성분인 콘드로이틴설페이트(chondroitin sulfate)에도 들어 있습니다. 여러 자료를 보았을 때 인체의 구조를 튼튼히 하는 데 도움이 되고 순환에 도움이 되는 것으로 보입니다. 평소 식생활에서 단백질도 잘 챙겨 드시고 좋은 오일을 섭취하며 필요에 따라 보충제로서 위와 같은 비타민, 아미노산, 식이유황 함유 물질(MSM, 메티오닌, 시스테인, B1, B7), 오메가 3 등을 약사의 조언 하에 복용하는 것이 도움이 되는 경우가 있을 것이라 생각합니다.

안구 건조증의
원인과 치유를 위한 접근 방안

쇼그렌 증후군을 비롯한 안구 건조증의 유발 요인
치료 단계와 영양 요법

약국 에피소드

- 환자 : 약사님, 눈이 건조한데 루테인 먹으면 되나요?

- 약사 : 루테인도 눈에 도움이 되지만 눈 점막을 촉촉하게 해주는 게 보다 필요합니다.
  비타민 A, 식물성 오메가 3, DHA, EPA, 달맞이꽃 종자유, 보라지 오일, 사유(蛇油 ·
  뱀 기름) 등이 필요합니다.

- 환자 : 식물성 오메가 3요?

- 약사 : 네. 아마인유 등에서 나오는 ALA가 항염증 작용을 통해 안구 건조증 증상을 완화합
  니다.

- 환자 : 네, 한 번 섭취해 보겠습니다.

- 약사 : 네, 그리고 스마트폰, ○플릭스 시청도 조금 줄여보세요.
  그리고 실내 습도 유지에도 신경 쓰시구요.

- 환자 : 네, 감사합니다. 약사님. 좀 신경 써야겠어요.

코로나19 바이러스로 인해 학생들의 온라인 수업이 장기화되고 유튜브 시청 및 온라인 쇼핑을 하는 사람들이 늘어나면서 전에 없던 어깨, 목의 통증이나 눈의 피로, 안구 건조증을 호소하는 경우가 조금씩 늘고 있습니다. 심평원 통계에 따르면 안구 건조증은 이미 코로나19 이전부터도 꾸준한 증가 추세를 보인 바 있습니다. 만일 안구 건조증 환자가 섬유 근육통, 구강 작열감 증후군, 레이노병 등이 있다면 쇼그렌 증후군 같은 자가 면역질환도 원인이 될 수 있습니다. 특히 여성은 편두통, 두통, 불안, 우울증, 루푸스, 주사(rosacea), 당뇨 등과도 안구 건조증의 상관관계가 높다고 합니다.

안구 건조증이란 단순히 눈물이 없는 것이 아니라 눈물층의 불안정성에 의한 염증성 질환입니다.

안구 건조증의 원인

1. 눈물의 부족(ADDE)

2. 증발의 과다(EDE)

* ADDE 원인

1) 눈물샘 기능 부전

선천성 무루증, 눈물샘 퇴행, 노화 관련 기능 부전

[눈물샘 주변에 CD4+ CD8+ T cell이 침윤, 염증 반응 → 눈물샘 섬유화, 눈물샘 위축, 분비관 파괴]

· 관련 질환 : 알그루브증후군, 릴리데이증후군, 유육종증, 림프종, 에이즈

2) 눈물샘 막힘

3) 이식편 대 숙주병(Graft Versus Host Disease, GVHD)

4) 반사 기능 저하

5) 약물 부작용

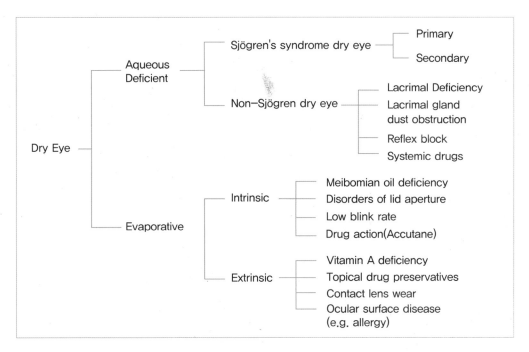

```
                                                  ┌── Primary
                        ┌── Sjögren's syndrome dry eye ──┤
              ┌── Aqueous                             └── Secondary
              │   Deficient
              │        │                                ┌── Lacrimal Deficiency
              │        └── Non−Sjögren dry eye ──┤      ├── Lacrimal gland
              │                                          │   dust obstruction
Dry Eye ──────┤                                          ├── Reflex block
              │                                          └── Systemic drugs
              │
              │                                  ┌── Meibomian oil deficiency
              │        ┌── Intrinsic ──┤          ├── Disorders of lid aperture
              │        │                          ├── Low blink rate
              └── Evaporative                     └── Drug action(Accutane)
                       │
                       └── Extrinsic ──┤          ┌── Vitamin A deficiency
                                                  ├── Topical drug preservatives
                                                  ├── Contact lens wear
                                                  └── Ocular surface disease
                                                      (e.g. allergy)
```

▲ 안구 건조증의 원인

* EDE 원인

1) 안검 질환(Meibomian gland 기능 부전, 안검의 부조화, 눈 깜빡임 횟수 감소, 약물)

2) 안구 질환(비타민 A 결핍, 벤잘코늄 보존제, 렌즈 착용, 알레르기 등)

안구 건조증은 크게 눈물 생성 부족(Aqueous Deficiency Dry Eye, ADDE)에 의한 경우와 눈물 증발 증가(Evaporative Dry Eye, EDE)에 의한 경우로 나눌 수 있습니다.

ADDE는 염증과 더 관련이 있어서 쇼그렌 증후군, 류머티즘 관절염, 루푸스, 당뇨 그리고 노화가 그 원인이 되어 눈물샘의 기능이 고장 나거나 약화되면서 진행하게 됩니다. EDE는 눈물막의 불안정성이 더 큰 원인이 되어 눈물의 분비량은 정상이지만, 증발이 과다해지는 상태를 의미합니다. 주로 마이봄샘의 기능 이상, 위축이 원인이 되며 이 역시 쇼그렌 증후군과도 관련이 있습니다.

쇼그렌 증후군과 같은 자가 면역 질환으로 인해 몸 안에서 과도하게 생성되는 면역물질과 자가항체는 눈물샘과 마이봄샘의 기능을 억제하거나 구조를 파괴하여 ADDE, EDE를 만들게 됩니다.

EDE는 눈물막의 불안정성으로 인해서 발생하기 때문에 눈물막 불안정(tear film instability)에 의한 안구 건조증 이라고도 불립니다.

눈물막 불안정(tear film instability)에 의한 안구 건조증

눈물막은 점액층(mucin layer), 수성층(aqueous layer), 지질층(lipid layer)의 세 개 층으로 구성되어 있다. 특히 점액(mucin)은 glycoprotein으로서 크게 막점액(membrane-bound mucin)과 분비점액(secretory mucin)으로 나눌 수 있습니다. 이 눈물막의 불안정은 눈물의 오스몰 농도를 높여서 염증 매개물질에 의한 안구 표면 손상, 술잔 세포 세포자멸사를 일으켜 안구 건조증의 원인이 됩니다.

결막의 술잔 세포는 점액을 분비하는 역할로서 결막에서 상피 세포 사이에 위치하며 바닥 세포의 약 5~10%를 차지합니다. 술잔 세포는 사춘기에 가장 높은 밀도를 보이며, 30세까지 감소 후에 일정한 수치를 보입니다. 술잔 세포는 교감 신경과 부교감 신경의 지배를 받는다고 알려져 있으며, 호르몬의 영향에 대해서는 알려져 있지 않습니다. 하지만 Vitamin A 부족증에서 술잔 세포가 소실되고, 상피 세포 각질화가 되는것으로 보아서 Vit. A가 정상적 결막 유지에 중요한 역할을 하리라 여겨집니다.

한편 눈물 부족증과 증발 과다증이 혼재되어 발생하는 경우도 많으며 쇼그렌 증후군도 눈물 분비 부족과 함께 마이봄샘 기능 부전으로 인한 증발 증가가 같이 발생한다는 점을 토대로 2017년 DEWS II에서는 안구 건조증의 원인을 눈물 분비 부족, 혼재, 증발 과다로 구분하고 있기도 합니다. 눈물 증발 증가(Evaporative Dry Eye, EDE)의 원인은 내적인 요인과 외적인 요인에서 찾아볼 수 있습니다.

눈물 증발 증가(Evaporative Dry Eye, EDE)의 원인

1) 내적 요인

① 마이봄샘 기능 장애(MGD)

마이봄샘 기능 장애는 EDE의 가장 흔한, 그리고 가장 중요한 원인입니다. 마이봄샘 기능 장애로 눈물층 중 필수 성분 기름층이 형성되지 않으면 눈물이 더 빨리 증발합니다. 여드름 치료에 사용하는 이소트레티노인, 항히스타민, 항우울제 등도 연관이 있으며 고령, 남성 호르몬 부족, 장기간 콘택트렌즈 착용, 눈썹 문신, 아토피 피부염, 모낭충(데모덱스균 Demodex folliculorum) 감염 등도 원인으로 작용합니다.

② 눈꺼풀의 형태 장애

갑상선 안병증(Thyroid associated orbitopathy, TAO)에 의한 안구 돌출이나, 토안 (lagophthalmos 兎眼 : 눈꺼풀을 온전하게 닫지 못하는 증상) 등에서 눈물 증발이 증가되어 있음이 보고된 바 있습니다.

③ 눈 깜박임 횟수 감소

파킨슨병과 같은 추체외로 장애(extrapyramidal disorder)가 있는 경우, 눈 깜박임 횟수가 감소하게 됩니다. 또 일상생활과 관련하여 운전을 하거나, 책을 읽거나, TV를 보거나, PC, 스마트폰을 하는 등 집중하는 도중에는 편안한 상태보다 눈 깜빡임 횟수가 감소하게 됩니다.

2) 외적 요인

① 안구 표면 질환

알레르기 결막염이나 비타민 A 부족증, 눈물의 오스몰 농도 상승, Benzalkonium chloride이 각막 상피 세포 손상과 점상 상피 각막염을 일으켜 안구 표면의 습윤성을 방해하게 됩니다.

② 콘택트렌즈 착용

렌즈 앞 눈물막이 얇아지는 시간(pre-lens tear film thinning time)이 짧을수록, 건성안

Step 1	Step 2	Step 3	Step 4
1. 필수 지방산이 함유된 음식 섭취, 습윤 환경 조성	1. 일회용 인공 눈물	1. PRP(Platelet Rich Plasma) 각막 상처 및 통증 완화, 재생 자가 혈청 안약(환자의 피를 뽑아 원심분리를 통해 혈청과 혈구를 분리한 후 혈청만 얻은 뒤 이를 20%로 희석하여 제조)	1. 스테로이드계 점안제의 장기 사용(스테로이드계 점안제 장기간 사용 시 안압이 상승하여 녹내장을 초래하거나, 수성제의 혼탁으로 백내장을 유발할 수 있다.)
2. 안구 건조증 유발 약물의 중단(항생제, 항히스타민세, 이뇨제, 지사제, 스코폴라민과 같은 부교감 신경 차단제, 고혈압 치료를 위한 베타차단제, 수면제, 피임약, 일부 여드름 치료제, 일부 항우울제, 일부 마취제등)	2. 일시적 누점 폐쇄(temporary punctual occlusion), 습식안경(moisture chamber glasses 눈물막 증발 증가 환자)으로 눈물 보존	2. T-lens, TCL 치료용 콘택트렌즈 안구 통증 감소 : 각막의 상피 결손과 연관된 통증의 조절 각막 상피 재생 : 불안정한 눈 표면을 눈꺼풀의 깜빡임으로부터 보호하여 상피 치유를 촉진 적절한 수분 유지 : 증발로 인한 눈 표면의 건조 예방, 수분의 저류 장소 제공	2. 양막이식 태반의 양막을 이식하는 수술법
3. 온찜질 및 눈꺼풀 세척	3. 안검염의 경우 스테로이드 점안액이나 스테로이드와 항생제 복합 안연고를 사용하게 하고 안드로겐 호르몬을 복용		3. 수술적 눈물점 폐쇄(수술적 눈물점 폐쇄는 수성 눈물 생성이 부족한 건성안 환자 중 눈물점 마개의 빈번한 소실이나 합병증으로 눈물점 마개를 유지하기 어려운 환자에서 효과적인 대안으로 시도 가능)
	4. Cyclosporine 점안액		
	5. Lifitegrast: First LFA-1/ICAM-1 antagonist		
	6. 경구 항생제(macrolide, teracycline) 복용		

[표] 안구 건조증의 치료

발생과 관련이 깊었으며, 콘택트렌즈의 함수율과 굴절률이 뒤를 이었다고 합니다. 치료의 목표는 보통 염증의 억제와 함께 부족한 눈물의 보충 및 눈물층의 lipid layer 강화에 있습니다.(표 1)

안구 건조증에 도움이 되는 영양소

그렇다면 안구 건조증에 도움이 되는 영양소로는 어떤 게 있을까요?

① 아마인유

아마인유는 항염증 작용과 함께 세포막 안정화 기능으로 눈물막을 안정화시키고 작은 상처에 대해서도 빠른 치유를 하게 하여 눈을 보호합니다.

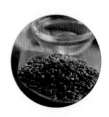

② 오메가 3

오메가 3는 위 언급한 아마인유를 비롯해 생선, 연어, 크릴에도 들어 있습니다. 오메가 3는 마이봄샘의 염증을 억제합니다.

③ 보라지 오일, 달맞이꽃 종자유

이들 오일 또한 안구를 보호합니다. 보라지 오일은 감마리놀렌산이 달맞이꽃 오일의 2배 이상 함유되어 있어서 염증의 발생과 억제에 중요한 역할을 합니다.

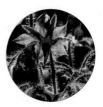

④ 각종 미네랄

각종 미네랄들이 체액의 균형을 유지하는데 필요합니다.

⑤ 비타민 A

비타민 A가 결핍되면 각막이 변성되어 안구 건조증(xeropthalmia)이 유발됩니다.

⑥ 로열 젤리

눈물 생성 정도(Schirmer's test)에 있어서 로열 젤리가 플라시보보다 훨씬 좋은 결과를 나타냈습니다. 또한 신경절 이후 탈신경화(Postganglionic denervation) 마우스 대상으로 한 실험에서 로열 젤리를 경구 투여한 군이 눈물 분비 회복 효과가 있었음을 나타냈습니다.

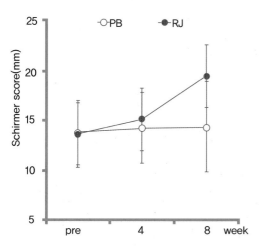

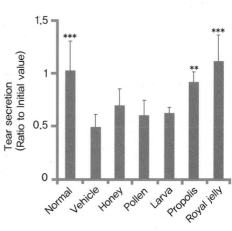

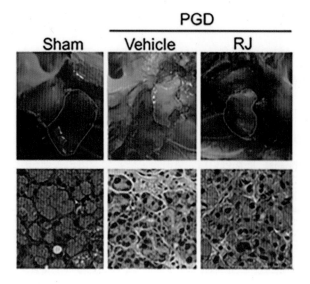

또 다른 연구에서도 로열 젤리를 비롯한 프로폴리스 등의 눈물 분비 기능에 대한 효과를 보여주었으며 눈물샘의 미토콘드리아 기능 회복을 통하여 로열 젤리가 또한 도움이 됨을 보였습니다. 안구 건조증에도 오메가 3 등의 항염증 물질과 자양강장제로 알려진 로열 젤리 등의 섭취가 도움이 되리라고 생각합니다.

09

식료본초

수박의 유래와 건강

수분, 당질, 비타민이 풍부한 여름철 전해질 음료

천생백호탕(天生白虎湯)

고려, 조선 시대부터 재배된 과일

약국 에피소드

(카페 안)

- **룽 약사** : 뭐 마실래요?

- 나 약사 : 바닐라 라테, 아이스로 주세요.

- **룽 약사** : 여름이 되니까 수박주스가 카페마다 메뉴로 나오네요.

  아이스 아메리카노랑 수박주스, 바닐라 라테 아이스로 주세요.

- 나 약사 : 수박주스, 아메리카노 둘 다 마시려고요?

- **룽 약사** : 네, 제가 수박주스를 좋아합니다.

- 나 약사 : 하긴, 카페인이 아르기닌의 효과를 향상시킬 수 있다 하니. 카페에서 힘자랑하시
  려고요? 하하하(웃음) 아르기닌이 카페인의 쓴맛을 강화한다지만, 수박은 단맛이
  니까 좀 완화가 되겠네요.

- **룽 약사** : 네, 뇌에서 아르기나제(아르기닌 분해효소)가 카페인으로 인해서 감소하니까 카
  페인의 중추 각성효과와 함께 뇌기능에 도움될 수도 있겠네요. 그런데 저는 그냥
  둘 다 마시고 싶어서, 하하하(웃음) *아르기닌이 뇌 혈류를 개선하고 기억력을 강
  화하며 뇌의 정상적인 기능에 중요합니다.

- 나 약사 : 수박에는 아르기닌, 시트룰린, 오르니틴이 다 들어있죠.

- **룽 약사** : 네, 특히 시트룰린은 수박의 하얀 속껍질 부위에 많이 있어서 그것까지 먹는 게
  좋다고 해요. 여기 보시면 제가 수박의 기원과 효능에 대해서 정리해둔 게 있어요.
  보시겠어요?

- 나 약사 : 네, 흥미롭네요. 읽어볼게요. 고마워요. 약사님

수박은 모든 과일 중에서 수분이 가장 많은 과일 중에 하나입니다. 수박을 본초로서 보면 성질은 차고, 맛은 달며, 위, 심장, 방광으로 들어가서 뜨거운 여름철 더위를 가라앉히는 데 좋은 천연 전해질 음료라고 할 수 있습니다.

수박(Citrullus vulgaris)의 조상 식물은 Tsamma melon(Citrullus lanatus var tastius)이며 원산지는 아프리카의 칼라 하리(Kalahari) 사막지대로서 신석기 시대에도 재배되었다고 합니다. 그리고 투탕카멘 등의 파라오의 무덤에서 발견된 상형문자에 따르면 이집트에서도 이미 4000년 전부터 재배되고 있었다고 합니다(there's evidence in the Nile Valley, as noted by Zohary and Hopf).

히브리어로 수박을 '아밧티아흐'이라고 합니다. 성경에는 민수기에 이집트를 탈출한 이스라엘 백성이 불평을 터뜨리며 이집트 땅에서 먹던 음식을 생각하는 대목에서 수박이 등장합니다.

"그들 가운데에 섞여 있던 어중이떠중이들이 탐욕을 부리자, 이스라엘 자손들까지 또다시 울며 말하였다. 누가 우리에게 고기를 먹여 줄까? 우리가 이집트 땅에서 공짜로 먹던 생선이며, 오이와 수박과 부추와 파와 마늘이 생각나는구나. 이제 우리 기운은 떨어지는데, 보이는 것은 이 만나뿐, 아무것도 없구나(민수 11:4-6)."

이집트 나일강 유역은 땅이 기름지고 물이 풍부하며 기후가 따뜻하여 수박 등 농산물의 생산량이 많고 값이 싸서 누구나 먹을 수 있었으나 가나안에는 큰 강과 비옥한 농토가 부족하여 과일을 마음껏 먹기에 어려움이 있었으리라 생각됩니다.

수박은 주로 지중해 연안에서 재배되었는데 그리스에는 3000년 전에, 로마에는 기원 초기에 전파되었다고 합니다. 하지만 지중해 문화에서 수박은 그리 크게 알려지지 않았으며 13세기에 무어의 침공(Moor invasion)에 의해 유럽에 소개되었다고 합니다. 수박은 수분과 함께 체내에 쉽게 흡수되는 당질(포도당, 과당)과 비타민 C, 베타카로틴, 아미노산, 유기산 등이 풍부하여 갈증을 풀고 수분을 충분히 보충하는 게 중요한 사막에서는 음료로 귀중하게 여겨져 왔으며 중국에서는 실크로드를 따라 전해져 〈서역의 박〉이라는 의미로 서과(西瓜)라고 부르게 되었다고 합니다. 미국에서는 1500년 인디언이 미시시피 계곡에서 수박을 재배하는 것을 프랑스 탐험가가 발견하였다고 하므로 그 이전부터 있었으리라 생각됩니다.

오늘날 수박을 뜻하는 워터멜론이라는 영어 단어의 기원을 살펴보겠습니다. "the word

'watermelon' was present in English dictionaries in 1615, according to the Dictionary of American Food and Drink by J. Mariani."이라는 내용이 참고가 됩니다. 요리 역사학자 존 마리아니(John Mariani)의 [미국의 식품 및 음료 사전]에 따르면 영어 사전에 1615년에야 등장했음을 알 수 있습니다. 당시 조선에서는 임진왜란 이후 도쿠가와 이에야스(도쿠가와 다케치요, 德川竹千代) 혹은 덕천가강(德川家康 1542. 12. 26.~1616. 04. 17.)이 포로를 보내고 통신사를 요청하는 등 조선과 일본의 화해 분위기가 형성되었을 무렵입니다. 동의보감이 완성된 시기이기도 합니다(1613년, 광해군).

한편 신사임당(1504-1559)의 그림으로 알려진 초충도 병풍(草蟲圖屛風 보물 제595호)의 '수박과 들쥐'라는 그림에 수박이 자세하게 그려져 있는 것으로 보아 조선 시대 초기에는 이미 수박의 재배가 보편화되었으리라 여겨집니다.

우리나라에 수박이 전파된 근원을 살펴보면 도문대작(屠門大嚼 : 허균이 귀양살이를 하며 그리운 음식을 생각나는 대로 적은 글)에

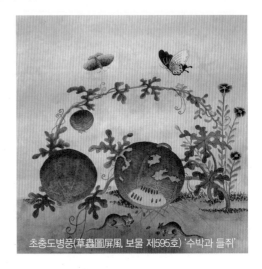

초충도병풍(草蟲圖屛風 보물 제595호) '수박과 들쥐'

西瓜。前朝洪茶丘始種于開城。考其年則殆先於洪皓之歸江南也。忠州爲上。形如冬瓜者爲佳,而原州次之。

고려 때 홍다구(洪茶丘 : 1244-1291)가 처음 개성(開城)에다 심었다. 연대를 따져보면 아마 홍호(洪皓 : 1088-1155)가 강남(江南)에서 들여온 것보다 먼저일 것이다. 충주에서 나는 것이 상품인데 모양이 동과(冬瓜 동아)처럼 생긴 것이 좋다. 원주(原州) 것이 그다음이다.

라는 내용이 있습니다.

홍호(洪皓)는 송나라 관원으로 1129년 5월 강남(江南) 건강(建康今南京)에서 왔다고 하였고 허균에 따르면 그보다 먼저일 것이라고 하므로 1129년 이전에 이미 고려(高麗)에 수박이 들어왔으리라 생각됩니다.

또 1123년에 쓰여진 서긍(徐兢)의 선화봉사고려도경(宣和奉使高麗圖經)에 보면

고려(高麗)의 과일에는 능금, 청리(靑李), 과(瓜)라 하여－살펴보건대, 과의 속명은 서과
(西瓜)는 수박이고…

라는 내용을 보았을 때 최소 1120년대에는 수박이 재배되고 있었음을 알 수 있습니다.
조선 시대에는
세종 5년 계묘(1423, 영락 21) 10월 8일(을묘)
환자 한문직(韓文直)이 주방(酒房)을 맡고 있더니, 수박[西瓜]을 도둑질해 쓴 까닭에 곤
장 1백 대를 치고 영해로 귀향 보내었다.

세조 3년 정축(1457, 천순 1) 6월 23일(을묘)
"노산군(魯山君)이 있는 곳에 사철 과실(果實)을 따는 대로 잇달아 바치고, 원포(園圃)를
마련하여 수박[西瓜]이나 참외[甛瓜]와 채소(菜蔬) 같은 따위에 이르기까지 많이 준비하
여 지공(支供)하고, 또 매월 수령(守令)을 보내어 그 기거(起居)를 문안하게 하며, 그 지
공(支供)하는 물자의 수와 기거(起居) 절차(節次)를 월말에 기록하여 아뢰어라." 하였다.

라는 내용과 조선 시대《연산군일기》(1507)에 나온 수박의 재배에 대한 기록, 앞서 말씀
드린 신사임당의 그림 초충도병풍(草蟲圖屛風) 등을 보아서 적어도 조선 시대에 수박은 많
이 알려져 있는 과일이었으리라 생각됩니다.

수박은 마치 백호탕과 같은 해열 보음 작용이 있다고 하여 천생백호탕[天生白虎湯: 왕영
(汪穎), 식물본초(食物本草)]이라고 불렸습니다.

> • 백호탕(白虎湯) : 지모(知母), 석고(石膏), 감초(甘草), 갱미(粳米)로 구성됨.
> 몸에 열 증이 있고 맥박이 크게 느껴지며, 갈증이 심하고, 물을 많이 마시고, 더위를
> 많이 탄다. 여름철 더위 먹음, 감기 고열, 고혈압, 당뇨병, 유행성 출혈, 폐렴, 뇌막염
> 등에 응용.

부위	명칭
수박 껍질	서과피 [西瓜皮] 서과청 [西瓜靑] 서과취 [西瓜翠] 서과취의 [西瓜翠衣]
수박 종자의 인	서과자인 [西瓜子仁]
수박 종자 껍질	서과자각 [西瓜子殼]
수박 껍질과 박초 (朴硝 : 망초를 가공한 결정체)를 혼합하여 만든 백색 결정	서과상 [西瓜霜] 서과초 [西瓜硝] 서과백상 [西瓜白霜]
수박 뿌리와 잎	서과근엽 [西瓜根葉]

전통의학에서는 수박을 [인후염, 설염, 구창, 거담, 오랜 기침, 방광염, 신염, 요도염, 피부 풍습 제거, 보혈 강장] 등에 사용하였습니다. 구체적인 내용으로

① 인후종통에는 여물지 않은 열매에 작은 구멍을 뚫어서 생긴 흰 결정성 가루를 사용

② 마른 가루는 소아과에서 대장염에 쓴다.

③ 장운동을 조절하고 콜레스테롤을 빨리 배설시키므로 동맥경화증에 특히 좋다.

④ 수박 껍질(서과피)은 이뇨작용 약으로 급성 및 만성 콩팥염, 통풍, 지방과다증에 쓴다.

⑤ 수박 속살까지 짓찧어 만든 즙(서과탕)이 좋다.

⑥ 방광염, 담도질환, 당뇨병, 고혈압에도 쓴다.

⑦ 씨는 촌충 구충제로 우레아제 원료로도 쓴다.

고 합니다.

민간에서는 [입안이 허는 구내염에는 수박즙을 머금고 있거나 수박 껍질을 태운 재를 갈아서 꿀에 버무려 입에 머금고 있으면 빨리 아문다. 수박을 먹고 체하면 수박 껍질을 달여서 먹으면 낫는다] 고 합니다.

중약대사전에서는 수박의 열매, 껍질을 약용할 시에 주의, 금기사항으로 [中寒濕盛(중한습성) : 중초(中焦)가 차고 습이 성한 사람]은 복용하면 안 된다고 강조합니다.

또 동의보감에서는 [마마 때 번갈이 나는 데는 절대로 찬물을 먹이지 말며 또 꿀물, 홍시, 수박, 배, 귤 등 찬 것들을 주는 것도 좋지 않다. 만일 냉독(冷毒)이 속으로 들어가서 배가 불러 오르고 숨이 차며 가슴이 답답하고 떨며 이를 갈면 치료하기 어렵다]고 하여 수박

의 찬 성질에 주의가 필요함을 기록하였습니다.

이렇듯 수박은 여름철 번열감으로 팔다리를 가만두지 못하는 번조증에 가슴을 시원하게 풀어주고 답답한 속을 달래주며 빠르게 갈증을 해소하는 과일입니다. 속이 차서 설사하는 사람은 주의가 필요합니다. 또 수박에 포함된 칼륨이 건강에 도움도 되지만 만성콩팥병 환자는 주의가 필요합니다. 가족끼리 시원한 수박 한 조각씩 드시며 여름의 습하고 무더운 날씨를 이겨내시기 바랍니다.

〈표〉 본초로 보는 각 부위별 수박의 성미, 귀경과 주치, 생약학적 성분, 약리

부위	성미	귀경	성분	약리	주치
열매	달고 차고 평하며 무독함	심(心), 간(肝), 폐(肺), 위(胃), 방광(膀胱)	유기산(말산), 아미노산, 포도당, 과당, 비타민 C, 베타카로텐, 라이코펜, 가바, 아르기닌, 베타인, 시트룰린, α-amino-β-(pyrazoly) propionic acid	시트룰린(citruline)과 아르기닌(arginine) → 혈액 순환, 산소 공급, 이뇨, 근육 강화, 촌충에 구충 효과	열성진상(熱盛津傷 : 열에 의한 체액 분비 장애) 열(熱)증, 열담, 기체(氣滯), 더위, 번조(煩躁), 심번(心煩) 알코올 중독, 구갈, 관중하기(寬中下氣)시킴, 요폐(尿閉), 후비(喉痹), 구창(口瘡)
껍질	약간 쓰면서 달고 차고 담담함	비(脾), 위(胃)	phosphoric acid, malic acid		서열번갈(暑熱煩渴), 위진(胃津)을 자양함, 풍습을 제거, 피부열을 해소, 지뇨(芝尿), 수종(水腫), 구창(口瘡) 신장염의 부종, 당뇨병, 황달, 알코올 중독
속씨	달고 평(平)하다		cucurbocitrin α, β-galactosidase urease 펜토산 비타민 B2	cucurbocitrin (모세혈관 확장, 신기능 강화로 혈압을 낮춤)	폐열(肺熱), 장조(腸燥)에 중초 조화, 지갈(止渴) 날 것 : 거담, 하기청영(下氣淸營)으로 뱃속 노폐물 배출 과인(瓜因) : 수박 씨앗의 속씨로 진하게 달여서 오랜 기침을 치료 씨껍질 : 토혈, 장풍(腸風), 하혈을 치료
서과상	짜고 맵고 평(平)하다	비(脾), 폐(肺)			인후염, 구비(口痹), 구창(口瘡), 치조농루(齒槽膿瘻), 오래된 인후통, 오래된 기침

참깨, 참기름

– 흑지마(黑芝麻)의 효능

약용식물로서의 참깨 및 참기름

식료본초로서 참깨 및 참기름의 다양한 효능

약국 에피소드

- **이 약사** : 약사님 강의 전에 질문! "알리바바와 40인의 도적"에 보면 동굴 문을 열 때 "열려 라 참깨(Open Sesame)"라고 주문을 외치잖아요. 왜 참깨를 외치는 걸까요.
- **룡 약사** : 참깨를 히브리어로 sumsum, 중세 아랍어로 simsim이라고 하는데, '심심'에는 대 문이라는 뜻도 있습니다. 그러니 열려라 대문이었을 수도 있지 않을까요.
- **이 약사** : 그렇다면 참깨는 건강과 행운을 가져다주는 대문이지 않았을까 싶어요.
- **룡 약사** : 네. 당시에 참깨는 신과 인간을 연결하는 통로로서 신이 먹던 곡식이었습니다. 아 시리아 신화에서 신이 인간을 만들기 전에 섭취한 음료가 참깨 술이었다고 합니 다. 참깨는 불로장생을 상징하고 기운을 나게 하고 정력에 좋으며 노화를 방지하 는 식품으로 여겨졌습니다.
- **이 약사** : 와, 보다 자세히 알려주세요. 룡 약사님.

- 깨가 쏟아지다

서로 살짝만 건드려도 깨가 쏟아지는 것처럼 알콩달콩 사랑이 넘쳐나는 신혼에 빗대 표현

신라의 화랑들이 수련할 때 7가지 곡식을 섞은 자연영양식을 먹었는데 그중 하나가 검은 깨였다고 합니다. 신혼부부에게 '깨가 쏟아진다'고 하는 말은 젊은 기운이 넘치는 부부생활을 통해 다산을 기원한다는 뜻으로 '검은깨 서 말만 먹으면 황소도 이긴다.'라고 하여 검은 깨를 남성의 정력과 기를 돋우는 으뜸 식품으로 보기도 합니다.

"참깨는 기침, 눈병, 화상, 변비, 풍치, 폐결핵, 응혈, 십이지장충, 치통, 강장제, 종기, 대하증을 비롯해 위산 과다, 건위, 가슴앓이, 폐렴, 현기증, 편도선염에 좋고, 검은깨를 섞은 꿀은 폐결핵에 좋고 깻잎은 쐐기에 쏘인데, 옻 오른 데, 강장제로 좋다고 했다. 또 깨와 익모초, 대추를 섞은 것은 위장병, 깨 줄기는 독사에게 물린데, 참기름을 섞은 벼 이삭은 마른버짐, 참기름과 소금은 화상, 참기름과 콩은 채독, 참기름과 파뿌리는 식체, 소아 기침 등에 유효하다고 했습니다.(송홍선, 『한국 농작물 백과도감』, 561쪽)"라는 내용처럼 검은깨는 곡식 중에서 가장 몸에 좋다고 하여 거승(巨勝)이라고도 불렀습니다.

1. 본초 및 약용식물로는

참깨, 참기름-흑지마(黑芝麻) | 쌍떡잎식물 통화식물목 참깨과의 한해살이풀
학명: Sesamum indicum L. | 원산지: 인도 또는 아프리카 열대 지방
흑지마(黑芝麻): 참깨의 성숙한 종자 | 성미: 甘, 平 | 효능: 補益精血, 潤操骨場

이라고 하여 보음제에 속합니다.

2. 전통의학의 식료본초 및 현대 생약의 개념으로 본 참깨

1) 참깨의 성분

종자에 들어 있는 지방유는 60%에 달합니다. 그중에는 리놀산(linoleicacid), 팔미틴산(palmitic acid), 스테아린산(stearic alcid), arachicacid, tetracosanoic acid, behenic acid, glyceride, sterol, 세사민(아세트알데히드 분해, 숙취 해소), 세사몰린, 세사몰, 비타민

E 등이 들어 있습니다. 종자에는 엽산, 니코틴산, 자당, phosphatidyl choline, pentosan, 단백질과 대량의 칼슘이 들어 있습니다. [중약대사전]

2) 참깨의 성미

- 맛은 달고 성질은 평하다.
- 날 것으로 기름을 짜면 성질이 차나 병을 치료하고 볶은 것으로 기름을 짜면 성질이 뜨거워서 열이 생긴다.
- 찐 것으로 기름을 짜면 성질이 따뜻하여 크게 보신한다.

라고 하는데, 볶은 참깨가 트랜스 지방을 늘린다고 하여 김을 쐬는 식으로 쪘다가 말리기를 3번 정도 반복하여 그늘과 통풍이 잘 되는 곳에서 말리는 방식을 선호한다고 합니다.

3) 귀경(歸經)

'간(肝), 신경(腎經)에 들어간다'라고 하며 어떤 책에서는 간, 신, 대장, 경락에 들어간다고 합니다.

4) 주의해서 먹어야 하는 사람

(1) 〈본초종신(本草從新)〉: "호마(胡麻)를 복용하면 장(腸)이 활(滑)하게 된다. 정기(精氣)가 불고(不固)한 사람은 먹지 않는 것이 좋다."

(2) 〈본초구진(本草求眞)〉: "하원(下元)이 튼튼하지 않아 변당(便溏), 양위(陽痿), 정활(精滑), 백대(白帶) 등이 생기는 사람은 쓰지 말아야 한다."

즉 장이 약해서 또 신양허와 유사한 증상으로 장에서 흡수가 안되고 새어나가는 사람은 먹어서는 안 된다고 합니다.

(3) 사상의학에서는 소양인, 태양인에게 권하지는 않습니다.

하지만 비위의 흡수를 돕는 것을 보완을 하면 위와 같은 문제에 대한 방어가 됩니다.

멥쌀과 같이 먹는다든지, 프로바이오틱스, 프리바이오틱스, 초유, 밀크시슬 등으로 장벽을 튼튼하게 하면 도움이 되리라고 생각합니다.

5) 효능 주치

- **효능** : 자보간신(滋補肝腎), 명이목(明耳目), 오수발(烏鬚髮), 전정수(塡精髓), 양혈윤장(養血潤腸), 장기육(長肌肉), 이대소장(利大小腸), 통유(通乳).
- **주치** : 빈혈(貧血), 변비(便秘), 간신부족(肝腎不足), 두훈목현(頭暈目眩), 유즙 결핍(乳汁缺乏).

6) 륭 약사가 보는 기능의 핵심

(1) 간신을 보하여 두훈에 듣고 정력과 힘줄과 뼈를 튼튼하게 한다.

(2) 머리카락을 검게 한다.

(3) 대변을 부드럽게 하고 유즙 분비에 도움을 준다.

　참깨는 장을 깨끗이 하고 몸속의 노폐물을 배설시켜 피부를 맑게 하는 데 도움이 되고 변비를 예방한다.

(4) 노화를 방지하고(셀레늄 7.1mg/참깨 100g, 비타민 E, 리그난) 동맥경화를 예방한다. 참깨의 비타민 E는 노화를 방지하는 항산화 비타민이면서 혈관을 확장하여 혈액의 흐름을 원활하게 한다.

(5) 폐를 도와서 폐결핵에 좋고 대사 증진, 피부를 윤택하게 한다. 참깨에 들어있는 레시틴이 여드름, 기미, 주근깨 등을 완화하는 데 도움이 된다.

(6) 참깨의 오메가 3 등 불포화 필수 지방산이 기억력과 집중력 증진에 도움이 된다.

7) 숙취를 방지하는 참깨

　세사민의 도움으로 알코올이 빨리 분해되며 혈액 속에 잔류하는 아세트알데히드도 감소합니다. 술을 마시기 전에 1스푼 정도의 참깨를 먹으면 숙취를 예방할 수 있다고 합니다.

8) 여러 문헌의 특이한 효능

(1) **지혈 · 소염 작용** : 상해로 인한 대량의 출혈.

　참깨 기름은 특발성 혈소판 감소성 자반병을 비롯한 출혈성 질병에 효과가 있다고 한다. 여성 하혈(참깨 싹).

(2) **해독** : 독충에 물린 데 해독. 복어 독(다량의 참기름을 먹고 토함), 고기 독, 비상 독, 가스 중독, 옻독을 해독.

(3) **소아 나력(瘰癧)** : 참깨, 연교(蓮翹)를 같은 양으로 가루 내어 자주 복용한다.

(4) **만성신우신염과 신증후군(nephrotic syndrome)으로 단백뇨가 심할 때**에 호도와 같이 가루로 만들어 매회 20그램씩 1일 3회 대추 7개와 함께 따뜻한 물로 복용한다.

(5) **간신의 부족으로 생기는 눈병, 피부 조습, 변비** : 참깨 + 뽕잎

(6) **모든 풍습, 허리와 다리가 아픈 데, 유주성 풍통** : 참깨 + 백출, 위령선

(7) **흑발, 정력, 미용, 여성 냉증, 대하** : 참깨 + 뽕나무잎, 적하수오, 백하수오, 백복령

(8) **두훈** : 참깨 + 용안육, 호도

(9) **음위증** : 참깨 + 마늘, 꿀

(10) 그 밖의 효능

　　뇌종양에 참깨, 구기자, 하수오, 국화가 도움이 된다.

　　폐암에 상엽(桑葉), 참깨, 꿀이 도움이 된다.

라는 내용이 있습니다.

소화기와 관련해서 위산과다로 속이 쓰릴 때, 참깨는 위산을 중화시키고 위액 분비를 억제시키기 때문에 가슴이 쓰린 증세를 완화시킨다고 합니다.

또 변비가 있을 때도 장운동을 돕고 속을 편안하게 하는 참깨를 밥에 뿌려 먹어보는 것은 어떨까 합니다.

참기름은 육회, 오징어, 낙지, 조개 등을 날 것으로 먹을 때 식중독을 방지하기도 합니다.

식욕이 없을 때 고소한 참기름을 넣은 비빔밥은 스트레스 해소에도 그만입니다. 꼬막, 굴 등의 해산물 혹은 소고기 등에 참기름 한 숟갈 담아 맛있는 비빔밥 한 그릇 즐겨보시기 바랍니다.

고사리의 약성과 활용

고사리에 관한 식료본초로서의 전통적인 의미

현대 약리 연구가 밝힌 고사리의 독성과 활용

약국 에피소드

(식당에서)

- 정 약사 : 약사님, 고사리에 관해서 글 쓰신다고요? 왜 쓰시는 거죠?

- **룡 약사** : 네, 약사님. 약식동원이라는 진부한 말도 있지만, 그보다 약사의 역할을 환자의 생활 전반에 대해서 케어하는 방향으로 넓혀가야 한다고 생각해요.

  우리 주변의 익숙한 식품재료에 대해서 그 성질을 보다 밝히 알면 환자 상담에 도움이 많이 됩니다.

- 정 약사 : 그래서 설마 고사리 생각하시느라 고사리 들어간 비빔밥 시킨 거?

- **룡 약사** : 음, 고사리와 참기름의 궁합을 다시 한 번 음미하려고요. 생고사리의 티아미나제가 비타민 B1을 분해하지만 데친 고사리는 괜찮다고 해요. 그래도 혹시 모르니까 고사리 먹을 때 비타민 B군 꼭 챙겨드시길 권합니다.

- 정 약사 : 그래요? 고사리에 대해서 좀 더 자세히 말씀해 주세요.

  그 이야기 들으면서 비빔밥 먹으면 비빔밥이 더 맛있을 것 같습니다.

어느 지방에나 다 있는데 산언덕과 들판에 난다. 많이 꺾어다가 삶아서 먹으면 맛이 아주 좋다. 그러나 오랫동안 먹어서는 안 된다. 양기가 줄어들게 되고 다리가 약해져서 걷지 못하게 되며 눈이 어두워지고 배가 불러 오른다.

어느 식물일까요? 이미 제목에 답은 나와 있지만 바로 고사리에 대한 동의보감의 설명입니다.

어린이들의 작고 부드럽게 말려있는 손을 두고 '고사리손'이라는 표현을 쓰기도 합니다. 고사리는 잎이 펴지지 않은 어린 줄기와 잎을 식용 및 약용하고, 뿌리도 궐근(蕨根)이라고 하여 약용합니다. 고사리의 어린순으로 만든 고사리나물이 비빔밥에 빼놓지 않고 들어갑니다. 그러나 고사리에는 독성이 있습니다. 그래서 《본초강목》에서도 어린 고사리를 회탕(灰湯)으로 삶아 물을 버리고 햇볕에 말려 나물을 만든다고 하였으며 요즘도 어린 고사리를 따서 소금과 중조를 섞어두고 여기에 뜨거운 물을 붓거나, 뜨거운 물로 고사리를 삶고 소금과 중조를 섞어 식기를 기다린다고 합니다. 그러면 고사리의 B1 분해 효소가 파괴되고 쓴맛도 줄어든다고 합니다.

약명	궐채(蕨菜), 궐근(蕨根)
학명	Pteridium excelsum Ching Pteridium aquilinum var. latiusculum
라틴명	Pteridii Rhizoma
일반명	고사리
과명	고란초과(Polypodiaceae)
약용부위	어린순
효능	지혈(止血), 청열이습(淸熱利濕), 강기화담(降氣化痰)
주치병증	창개(瘡疥)
이명	궐(蕨)

고사리의 속명은 그리스어 pteron(날개)에서, 종소명의 aquilinum은 '독수리 같은', '굽은'이라고 하여 식물의 잎모양이 독수리의 날개와 비슷하다는 뜻에서 유래되었습니다. 고사리는 크게 두 개 변종으로 북반구에 분포된 것을 var. latiusculum('매우 넓은'이라는 뜻), 오스트레일리아에 분포된 것을 var. esculentum('식용의'라는 뜻)으로 구분합니다. 또, 잎에 털이 적거나 없는 것을 참고사리 var. glabrum(털이 없는) 이라고 합니다.

고사리의 독성

익히지 않은 고사리에는 비타민 B1을 분해하는 효소인 티아미나아제(thiaminase)가 들어 있습니다. 그래서 과량의 고사리를 섭취할 경우 비타민 B1과 적혈구가 파괴되어 각기병(beriberi)에 걸릴 수 있습니다. 그러나 끓은 물에 10분 이상 가열하면 효소가 활성을 잃게 되어서 안전합니다. 고사리에는 티아민 분해 효소 이외에도 2급 발암물질인 프타퀼로사이드가 들어있어서 방광암을 일으킬 수도 있다는 보고가 있습니다. 이 독성물질은 수용성 화합물로서 물에 비교적 잘 녹으며, 열에 약하여 가열하면 쉽게 분해되며 알칼리로 가수분해시키면 화학적으로 안정한 물질인 프테로신 B로 전환된다고 합니다.

예부터 선조들은 고사리의 독성에 대해서 경고해 왔습니다.

출처	고사리의 독성
식료 본초	① 오래 먹으면 눈이 어두워지고 코가 막히고 머리털이 빠진다. ② 소아가 먹으면 다리가 약해지고 걷지를 못한다. ③ 냉기(冷氣) 있는 사람이 먹으면 복부 팽만을 일으킨다.
본초 습유	많이 먹으면 양기가 사라진다. 백이와 숙제가 고사리를 먹고 요절하였다.
맹선 (孟詵)	다리의 힘을 약화시켜 보행 곤란을 일으키며 양기를 빼앗아 음경이 발기 못하게 한다. 많이 먹으면 머리카락이 빠지고 코가 막히며 눈이 침침해 진다.

고사리의 독성과 관련된 현대적인 내용은 다음과 같습니다.

thiaminase에 의한 독작용	P. aquilinum을 소, 말, 양이 먹으면 골수의 조혈 기능이 손상되고 적혈구 생성이 억제되고 혈소판과 백혈구가 적어지고 출혈 반점이 나타나지만, 돼지에게는 해가 없다. thiaminase에 의한 독작용은 Vitamin B1으로 치유한다.
혈행 관련 독작용	① 적혈구 생성을 억제시키므로 철분의 섭취가 필요하다. ② 혈소판 및 백혈구를 감소시켜 광범위한 점상 출혈을 나타낸다.
발암 관련 독작용	① 고사리를 많이 먹은 소에서는 소장의 손상과 궤양이 생기고 피오줌과 방광암이 유발된다. ② 흰쥐에게 고사리가 섞인 먹이를 먹이면 회장에 선암과 육종, 방광암이 생기는 경우가 있다.

이를 보면 고사리 섭취 시 비타민 B1인 티아민과 철분의 섭취가 중요하리라 여겨집니다.

고사리의 성분

고사리에는 섬유질이 많고, 맥각스테롤, 콜린, 전분 등을 함유하고 나이아신과 비타민 B2가 많이 들어 있고(날것 100g에 0.3㎎), 비타민 C를 약간 함유하고 있으며, 석회질이 많아 뼈를 튼튼하게 합니다. 뿌리 100g에는 칼슘이 592㎎ 함유되어 있어서 칼슘 보충에도 좋은 식물이라 할 수 있습니다. 그러나 thiaminase라는 효소가 들어있어 비타민 B1을 파괴하므로 계속적으로 매일 먹는 것은 좋지 않습니다.

고사리는 백이 숙제의 이야기로도 전하지만 우리네 민속놀이들과도 연관 관계가 깊습니다. 전라도의 해안 지방을 중심으로 고사리를 꺾는 행위를 모사(模寫)하여 만든 놀이인 고사리꺾기는 가무놀이의 일종으로, 강강술래에 포함됩니다. 거창 지방의 민요「고사리 꺾는 노래」는 처녀·총각이 고사리 꺾으러 가서 정답게 노는 내용의 노래입니다(한국민족문화대백과사전).

아마 이러한 고사리에 대한 민속놀이의 흥겨운 분위기는 조상들의 지혜로 고사리의 독성은 제거하고 나물 산채로서 고사리를 잘 활용한 데 있지 않을까 합니다.

고사리의 성질과 맛

고사리의 성질은 차고 맛은 달고 약간 씁니다.

고사리는 주로 대장, 방광, 경락에서 작용합니다. 따라서 고사리는 몸의 열을 내리고 습을 오줌으로 잘 나가게 하며, 장을 부드럽게 하여 대변을 잘 보게 하며, 종기의 독을 해독하는 효능이 있습니다. 고사리의 뿌리줄기와 전초를 비장과 장에 울체 현상이 있을 때, 설사 그리고 오줌내기의 목적으로 사용하였다고 합니다.

전통의학의 소장에는 비별청탁(泌別淸濁)이라고 하여 소화된 음식을 청탁(淸濁)으로, 즉 대소변으로 나누는 기능이 있습니다.

소장(小腸)에서의 발전된 소화를 거쳐 음식의 정미(精微 : 영양분)가 소장(小腸)에서 흡수된 후, 비(脾)에 의해 신체 각 부분에 옮겨지는 것을 '분청(分淸)'이라 하며, 소장(小腸)에서 소화를 거친 찌꺼기가 대장(大腸)으로 흘러 내려가거나 혹은 방광(膀胱)으로 옮겨져 대소변(大小便)이 되어 체외로 배출되는 것을 '별탁(別濁)'이라 합니다. 이러한 소화와 '분청별탁(分淸別濁)'의 과정을 '비별(泌別)'(청탁을 분별함)이라 부릅니다.

고사리가 주로 작용하는 대장, 방광, 경락은 우리 몸의 노폐물을 주로 배설하는 기관입니다. 그리고 고사리의 또 다른 귀경인 비장은 우리가 먹은 음식물에서 생성된 영양소와 에너지를 신체 각 부분에 옮기는 분청(分淸)을 담당합니다. 이러한 고사리의 청기를 분리해 내는 깨끗한 이미지는 절개를 상징하기도 합니다.

백이, 숙제의 절개는 물론 조선 시대 성삼문의 시조에도 고사리를 활용하여 절개를 표현하고 있습니다.

청구영언에 실린 유명한 성삼문의 시조 [수양산 바라보며]는 풍유법, 중의법, 설의법으로 세조의 단종 폐위에 항거한 절의가입니다.

여기에 고사리와 백이, 숙제가 나옵니다.

首陽山(수양산) 바라보며

夷劑(이제)를 恨(한)ᄒ 노라.

주려 주글진들 採薇(채미)도 ᄒᄂ 것가.

비록애 푸새엣 거신들 긔 뉘 싸헤 낫ᄃ니.

■ 시어 및 시구 풀이

수양산(首陽山)	백이, 숙제가 은둔 생활을 한 중국의 산. 수양 대군(세조)을 가리키기도 함
채미(採薇)	고사리를 뜯는 일
ᄒᄂ 것가	하는 것인가. 해서야 되겠는가
푸새엣 것	산과 들에 절로 나는 풀 따위
夷劑(이제)	백이, 숙제
首陽山(수양산) 바라보며 夷劑(이제)를 恨(한)ᄒ 노라.	수양 대군을 향해 이제(夷齊)보다 더 굳은 지조를 지녔음을 외치는 표현. 백이(伯夷)와 숙제(叔齊)를 오히려 지조가 굳지 못하다고 꾸짖으며 한탄한다.
주려 주글진들 採薇(채미)도 ᄒᄂ 것가.	차라리 굶주려 죽을지언정 고사리를 뜯어먹어서야 되겠는가?
비록애 푸새엣 거신들 긔 뉘 싸헤 낫ᄃ니.	비록 산에 자라는 풀이라 하더라도 그것이 누구의 땅에서 났는가? 고사리는 녹을 받지 않겠다던 주나라의 땅에서 난 것이 아니란 말이냐? 나 같으면 고사리마저도 캐먹지 않겠다는 뜻으로 지은이의 절의(節義)의 표현.

전통의학에서 고사리의 효능

오장부족(五臟不足)을 보하고 기(氣)가 경락과 근골 사이에 엉기어 있는 증상, 독기(毒氣)를 치료한다고 합니다. 또한, 청열(淸熱), 이습(利濕)하는 효능이 있어서 갑자기 나는 열을 내리고 오줌을 잘 나가게 합니다. 황달, 백대하, 사리복통(瀉痢腹痛), 습진을 치료한다고 합니다.

청열(淸熱), 이습(利濕), 활장(滑腸), 통변(通便), 강기(降氣), 화담(化痰)하는 효능이 있습니다. 위(胃)와 장(腸)에 있는 열독(熱毒)을 풀어주고, 가벼운 이뇨작용이 있습니다. 식격(食隔), 기격(氣隔), 장풍열독(腸風熱毒)을 치료하고 창독(瘡毒)을 해독합니다.

또 고사리 성분 중 잎꼭지의 사포닌 성분인 프테리딘은 촌충에 대한 구충 효과가 있습니다. 그러나 고사리의 발암성은 지하 뿌리가 강하다고 합니다. 고사리의 떫은맛을 내는 성분을 물, 중조, 소금 등으로 빼내면 이런 발암성도 줄어든다고 합니다.

전통의학에서 고사리의 주치

방광염, 누런 대하, 소변을 시원하게 잘 보지 못하는 사람, 대장열로 변비가 있는 사람, 습관성 변비가 있는 사람에게 좋습니다. 하초습열, 대하색황, 소변불리, 대장유열, 대변비결, 습관성 변비

고사리를 먹을 때 주의사항

고사리의 성질은 차므로 몸이 찬 사람이 오래 먹으면 양기를 상할 수 있습니다.

고사리로 치료하는 임상방례

① 몸에 열나고, 배가 아프면서 이질 설사를 하는 사람

햇볕에 말린 고사리를 갈아 매번 3~6g을 먹는다. 미음과 같이 먹으면 더욱 좋다.

② 열이 내리지 않을 때의 치료

신선한 고사리 뿌리 37.5~75g을 물로 달여서 복용한다.

고사리에 대한 최신 연구

고사리는 오토파지(autophage)를 활성화하고 머리와 피부를 맑게 하며 항바이러스 작용이 있습니다.

1) 치매 : 치매약인 아리셉트 화학구조와 고사리에 들어 있는 프테로신(pterosin)의 화학
   구조가 기본 구조는 똑같고 곁사슬만 다르다.
   프테로신 A, B, C, D는 치매, 프테로신 A는 비만과 당뇨, 프테로신 B는 연골(軟骨)
   재생과 관절통, 프테로사이드 N은 탈모(脫毛)에 효과가 있다.

2) covid 19 : 원숭이 신장(腎臟) 세포인 베로(Vero) 세포를 코로나19를 일으키는 사스코로나바이러스-2(SARS-CoV-2) L타입에 감염시킨 후, 고사리 추출액을 투여한 결과, 고사리 추출액이 사스코로나바이러스-2에 감염된 세포에서 바이러스의 증식을 억제하여 코로나19 바이러스를 사멸(死滅)하고 세포를 정상화함을 확인함.

비빔밥이나 사찰 음식에서 만날 수 있는 고사리는 선조들과 우리네 어머님들의 지혜로 독성은 제거하고 청기(淸氣)를 얻고 소화기에 도움을 줄 수 있게 제공되고 있습니다.
겨우내 지조와 절개를 상징하는 고사리가 든 지혜의 음식을 먹으며 추운 계절을 버티고 이겨내는 데 도움이 되기를 바랍니다.

식료본초 :

보리의 효능

세계 4대 작물 중 하나로 식이섬유 다량 함유 최고 자연 강장제

가슴의 답답함, 헛배 부름, 설사, 소변불리를 치하는 본초

약국 에피소드

- **초보 약사** : 본초에 대해서 공부하다 보니까 소도 약이라고 해서 위액 분비, 위장의 연동운동, 소화를 촉진하는 약에 산사, 신곡, 맥아, 곡아, 나복자, 계내금이 속하던데 맥아는 보리 아닌가요?

- **룡 약사** : 네, 겉보리를 싹 내어 말린 것을 맥아라고 합니다.

  맥아는 면, 전분류를 잘 소화시킵니다. 또, 산모가 젖이 잘 나오지 않을 때 생맥아를 소량 복용하면 젖이 잘 나옵니다. 수유가 되지 않아서 유방통이 생겼을 때도 쌓여있는 유즙을 소통시켜서 통증이 사라지고 유즙 분비도 원활하게 합니다. 반대로 젖을 끊으려 할 때는 대량을 볶아서 복용하면 유즙 분비를 억제할 수 있습니다. 따라서 수유 기간에는 주의가 필요합니다.

  보다 자세한 내용은 아래 참고하세요.

지금은 숫기 없고 요령 없는 사람을 뜻하는 숙맥은 본래 숙맥불변(菽麥不辨)이라는 〈춘추좌씨전〉에 나오는 말에서 유래합니다.

콩(菽)과 보리(麥)도 구분 못한다는 뜻으로 '낫 놓고 기역 자도 모른다'와 유사합니다.

중국 춘추시대 진(晉) 나라에서 귀족들이 반란을 일으켜 왕에게 총애를 받던 대신 서동과 왕을 죽이고 14세의 주자(周子)를 왕위에 앉히게 됩니다.

주자에게는 형이 있었는데 형 대신 주자를 왕위에 앉히며 소문을 내기를 주자의 형은 콩과 보리도 구분을 못하여 왕으로 앉힐 수가 없다고 합니다. 거짓이었는지 아니었는지 지금으로서는 알 길이 없지만, 꼭두각시처럼 다룰 수 있다고 생각되는 어린 사람을 왕위에 앉히기 위해 주자의 총명함을 강조하고 칭찬하고 손위의 형을 깎아내린 것만은 확실합니다.

보리학명 Hordeum vulgare L. 대맥(大麥)

· 대맥갈(大麥秸) : 시들어서 노랗게 된 줄기 [(본초강목(本草綱目)]

· 맥아(麥芽) : 싹튼 영과, 보리길금 [(본초강목(本草綱目)]

· 대맥묘(大麥苗) : 어린 싹 [(본초강목(本草綱目)]

· 대맥초조(大麥醋糟) : 보리로 식초를 만든 후 남은 찌꺼기

보리는 오곡(五穀 : 쌀, 보리, 조, 콩, 기장) 중 하나이며 우리나라에서는 한때 쌀 다음가는 주식(主食) 곡물이었습니다. 보리의 학명은 [Hordeum vulgare var. hexastichon], 한자로 대맥(大麥)이며 보리가 시들어서 노랗게 된 줄기를 대맥갈(大麥秸), 싹튼 영과를 맥아(麥芽), 어린싹을 대맥묘(大麥苗), 보리로 식초를 만든 후 남은 찌꺼기를 대맥초조(大麥醋糟)라 합니다. 낟알에는 전분, 펜토산, 셀룰로오스 등이 함유되어 있으며 종자에는 phosphatidyl serine, phosphatidyl choline, phosphatidyl ethanolamine 등의 두뇌에 좋은 성분들과 리놀레산, 올레산, 팔미트산 등의 지방산 및 알란토인이 함유되어 있습니다. 알란토인은 상처 및 궤양의 회복에 도움이 됩니다. 줄기에 함유된 polysaccharide는 항암작용이 있습니다. 또 맥아에는 당류의 소화에 도움 되는 수크라아제(설탕을 포도당과 과당으로 가수분해하는 데 관여), 녹말을 소화하는 디아스타아제 및 비타민 B, 덱스트린, 말토오스, 포도당 등이 함유되어 위장을 편안하게 하는 데 도움이 됩니다.

보리는 탄수화물이 적어서 한창 발육하는 어린이나 임산부에게 좋으며, 칼로리를 적게

보리	성미	귀경	효능 주치
낟알	무독하여 평하고 달고 짜며 조금 차다	비(脾), 위(胃)	평위(平胃), 소식(消食), 관장(寬腸), 지갈(止渴), 이수(利水) 제열(除熱), 익기(益氣), 관흉(寬胸), 하기(下氣) ··› 식체(食滯)와 설사, 소변임통(小便淋痛), 수종, 화상
노란 줄기	무독하고 달고 쓰고 따뜻하다	비(脾), 폐(肺)	소종(消腫), 이습(利濕), 이기(理氣)
맥아	무독하여 평하고 달고 짜며 조금 따뜻하다	비(脾), 위(胃)	온중(溫中), 파냉기(破冷氣), 소간(疏肝), 평위(平胃), 소식(消食), 하기(下氣) ··› 간기울결(肝氣鬱結), 기체(氣滯)로 옆구리가 걸리고 아프거나 그득먹하고 식사를 적게 하면서 트림이 날 때에 활용. 소화 불량, 완복창만(脘腹脹滿), 식욕 부진, 구토 설사, 유창부소(乳脹不消), 유즙불수(乳汁不收), 유즙불지(乳汁不止), 분만촉진
어린 싹			황달치유, 이뇨, 손발 얼굴 튼데 외용
보리로 식초를 만든후 남은 찌꺼기	무독하고 시큼하고 조금 차다		기체풍옹(氣滯風壅), 관절통에 외용

섭취해야 하는 당뇨병 환자들에게도 권할 수 있습니다. 보리는 밀보다 더 서늘한 성질로 위장관을 편안하게 하며 위장관의 기운을 기릅니다.

약용식물로서의 보리는 피를 서늘하게 식혀주고 갈증과 번열감을 풀고 가슴 답답함과 소화 불량, 복창, 구토, 설사, 소변불리를 치하는 본초입니다.

보리와 봉밀은 차고 따뜻한 성질로 보완이 되지만 봉밀이 보리의 성질을 눅이는 작용이 있습니다.

보리는 이수제로 설사에 쓰며 임신 소갈에 윤폐생진(潤肺生津)제로서 체내의 마르고 부드럽지 않은 부위에 진액을 공급하고 소화를 돕고 흉부에 소통을 도와서 더부룩하고 답답한 속을 편안하게 하고 부종을 풀어주는 역할을 합니다. 목이 부어서 음식물을 삼키지 못할 때도 보릿가루로 멀건 죽을 쑤어서 마시게 하면 목 넘김을 쉽게 하고 위장의 기능을 도울 수 있습니다.

• 보릿고개

: 지난해 가을 수확한 식량이 모두 떨어지고 하곡인 보리가 여물지 않은 음력 4~5월의 춘궁

기를 가리키는 사회학 용어. 한자어로는 맥령(麥嶺)이라고 한다. [한국민족문화대백과사전]

우리나라가 단 몇 년 사이에도 급속히 발전한 덕에 까마득한 옛날 같지만, 가까운 1980
년대 최소 초반까지도 보릿고개와 같은 상황이 존재하였고 존재하는 지역이 있었습니다.

그래도 보리 소비는 70년대에 확연히 줄어들고 있었고 70년대 후반 쌀 소비가 늘면서 보
리가 남아돌기 시작하자 당시 〈농어촌개발공사〉가 보리로 만든 탄산음료를 만들었고 그것
을 제품화한 것이 맥콜입니다.

맥콜이 82년에 나왔으니까 대한민국이 보릿고개라는 빈궁을 거의 완전히 벗게 된 것과
궤를 같이하는 상징적인 시기라고 생각합니다.

맥콜이 한때 인기를 얻게 된 데는 조용필과 사우나의 덕이 있었습니다. 조용필 뮤직비디
오와 콘서트 지원 그리고 사우나에서 개운하다는 것을 내세웠고 이게 대중에게 어필하게
됩니다. 제 생각에는 이것을 보고 이온음료 게토레이 등이 한국에 진출할 때에도 사우나 등
에서 홍보에 공을 들였던 것 아닐까 합니다.

가난의 상징인 보리이지만, 보리는 쌀보다 식이섬유가 많아서 당뇨병 등에 도움이 되고,
본초강목, 신농본초경소, 본초휘언, 중약대사전 등에 약용으로의 쓰임새가 기술되어 있습
니다.

[소식화적(消食化積), 화중(和中), 소간(疏肝), 회유(回乳)하므로 식적불소(食積不消),
복창설사(腹脹泄瀉), 오심구토(惡心嘔吐), 식욕부진(食慾不振), 흉격창만(胸膈脹滿), 울
결담연(鬱結痰涎), 징가기결(癥瘕氣結), 유즙울적(乳汁鬱積), 유방창통(乳房脹痛), 소아
상유(小兒傷乳)를 없애며, 상초의 체혈(滯血)을 제한다.]

주의할 점으로 여러 자료에 보리를 오래 먹거나 기허가 심한 자는 신장의 기운을 쇠락하
게 할 수 있으므로 많이 먹어서는 안 된다고 하며 기허자는 인삼, 백출, 황기 등을 같이 복
용할 것을 권하고 있습니다.

ex) 비장과 위장부가 허약하고 소화불량, 간기불서로 밥을 적게 먹고 변이 묽은 사람

⋯➔ 만삼(蔓參), 백출(白朮), 황기(黃芪), 백복령(白茯苓)을 보리에 가할 수 있다.

보리의 특이한 효능으로 유선 분비 조절 작용이 있습니다.

여성의 간기울결(肝氣鬱結), 울혈로 혹은 산후에 유방이 탱탱하게 부풀어 오르고 발열, 통증이 있을 때 맥아 75g을 써서 향기가 날 때까지 볶고 짓찧어 껍질을 제거하고 가루 내어 4번 나누어 복용시켜 바로 치료하였다는 내용이 있습니다.

(1) 10~15g 생맥아를 사용하면 유즙 분비가 촉진됩니다.

(2) 맥아 30~100g 혹은 많게는 200g을 볶아서 1일 3~4회 복용하면 유즙 분비가 억제 됩니다.

또 보리는 소변불리와 간기울결 및 복부 팽만을 푸는 원리로 숨찬 증상에도 도움이 됩니다.

(1) 산후의 복부 팽만으로 몸을 뒤척이지 못하고 숨이 가쁘며 안절부절못하는 증상

⋯➔ 맥벽(麥蘗) 1홉을 가루 내어 술로 복용한다. 조금 지나면 몸을 뒤척일 수 있다. [병부 수집방(兵部手集方)]

(2) 배불리 먹고 바로 누우면 곡로병(穀勞病)에 걸리게 되는데 팔다리가 묵직하고 눕기 를 좋아하며 식후에 더욱 심해지는 증세

⋯➔ 맥아 1되*(1.8리터), 초(椒) 37.5g(맥아와 함께 푹 삶는다). 건강(乾薑) 111g을 빻아 가루 내어 1회 약 1g을 하루 3~4회 복용한다. [보결주후방(補缺肘後方)]

　　* 1되는 10홉(1.8리터), 1말은 10되

그 외 보리는 동물실험에서 고지혈증, 당뇨에 도움이 되고 피부 진균에 대한 항진균작용 도 나타낸 바 있습니다.

금기로 담화(痰火)로 천식하는 사람과 분만을 촉진시키므로 임신부는 주의가 필요합니다.

아래 현대인들에게 보리의 섭취가 필요한 이유를 다시 한번 정리하였습니다.

(1) 보리에는 비타민 B1과 비타민 B2의 함량이 쌀보다 많아 각기병 예방에 좋다.

(2) β-glucan이라는 식이섬유가 매우 풍부하여 당뇨병 환자나 과체중인 사람들의 건강
   식으로 좋다.

(3) 싹이 튼 맥아는 엿기름이라 하여 곡물을 당화시키는 재료로 이용된다.

(4) 섬유질이 풍부한 보리(보리 7분도 압맥 100g당 식이섬유가 10.3g이지만 현미는
   3.0g으로 3배 정도 더 들어 있다.)는 변비를 예방하여 변비가 오래되면 좋지 않은 혈
   압, 치질에 도움이 된다.

흰쌀밥 위주의 식생활에서 가끔은 보리밥도 섭취를 고려하시기 바랍니다. 식이섬유의
급원으로서도 대사 질환 위험이 높은 현대인들에게 보리의 섭취는 많은 도움이 되리라 생
각합니다.

도서출판 정다와 출간 리스트
https://jungdawabook.wixsite.com/dmbook

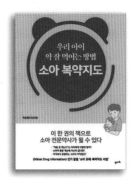

우리 아이 약 잘 먹이는 방법 소아 복약지도

마츠모토 야스히로 | 338p | 25,000원

이 책은 소아 조제의 특징, 가장 까다로운 소아약 용량, 보호자를 힘들게 하는 영유아 약 먹이는 법, 다양한 제형과 약제별 복약지도 포인트를 정리하였다. 또한 보호자가 걱정하는 소아약 부작용, 임신·수유 중 약 상담 대응에 대해서도 알기 쉽게 설명해 준다. 특히 책의 끝부분에 소개된 43가지의 '도움이 되는 환자 지도 용지'는 소아복약지도의 핵심이라고 할 수 있다.

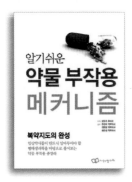

알기 쉬운 약물 부작용 메커니즘

오오츠 후미코 | 304p | 22,000원

"지금 환자들이 호소하는 증상, 혹시 약물에 따른 부작용이 아닐까?"

이 책은 환자가 호소하는 49개 부작용 증상을 10개의 챕터별로 정리하고, 각 장마다 해당 사례와 함께 표적장기에 대한 병태생리를 설명함으로써 부작용의 원인을 찾아가는 방식을 보여주고 있다.

또 각 장마다 부작용으로 해당 증상이 나타날 수 있는 메커니즘을 한 장의 일러스트로 정리함으로써 임상 약사들의 이해를 최대한 돕고 있다.

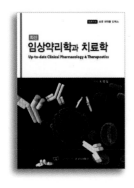

최신 임상약리학과 치료학

최병철 | 본책 328p | 부록 224p | 47,000원

이 책은 2010년 이후 국내 및 해외에서 소개된 신약들을 위주로 약물에 대한 임상약리학과 치료학을 압축 정리하여 소개한 책이다. 책의 전반적인 내용은 크게 질병에 대한 이해, 약물치료 및 치료약제에 대해 설명하고 있다. 31개의 질병을 중심으로 약제 및 병리 기전을 이해하기 쉽도록 해설한 그림과 약제간의 비교 가이드라인을 간단명료하게 표로 정리한 Table 등 150여 개의 그림과 도표로 구성되어 있다. 또 최근 이슈로 떠오르고 있는 '치료용 항체'와 '소분자 표적 치료제'에 대해 각 31개를 특집으로 구성했다. 부록으로 제작된 '포켓 의약품 인덱스'는 현재 국내에 소개되어 있는 전문의약품을 21개 계통별로 분류, 총 1,800여 품목의 핵심 의약품이 수록되어 있다.

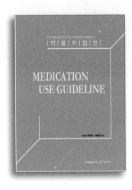

약료지침안

유봉규 | 406p | 27,000원

'약료지침안'은 의사의 '진료지침'과 똑같이 약사가 실천하는 복약지도 및 환자 토털 케어에 가이드라인 역할을 할 수 있는 국내 최초의 지침서이다.

이 책은 갑상선 기능 저하증, 고혈압, 녹내장, 당뇨병 등 약국에서 가장 많이 접하는 질환 18가지를 가나다순으로 정리하였으며, 각 질환에 대해서도 정의, 분류, 약료(약료의 목표, 일반적 접근방법, 비약물요법, 전문의약품, 한방제제, 상황별 약료), 결론 등으로 나눠 모든 부분을 간단명료하게 설명하고 있다. 특히 상황별 약료에서는 그 질환과 병행하여 나타나는 증상들을 빠짐없이 수록하고 있다. 예를 들어 고혈압의 상황별 약료에서는 대사증후군, 당뇨병, 노인, 심장질환, 만성콩팥, 임신 등 관련 질병의 약료를 모두 해설하고 있는 것이다.

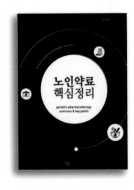

노인약료 핵심정리

엄준철 | 396p | 25,000원

국내에서 최초로 출간된 '노인약료 핵심정리'는 다중질환을 가지고 있는 노인들을 복약 상담함에 앞서 약물의 상호작용과 부작용 그리고 연쇄처방 패턴으로 인해 발생하는 다약제 복용을 바로 잡기 위해 출간 됐다. 한국에서 노인약료는 아직 시작 단계이기 때문에 미국, 캐나다, 호주, 영국 등 이미 노인약료의 기반이 잘 갖추어진 나라의 가이드라인을 참고 분석하였으며, 약사로서의 경험과 수많은 강의 경력을 가진 저자에 의해 우리나라의 실정에 맞게끔 필요한 정보만 간추려 쉽게 구성되었다.

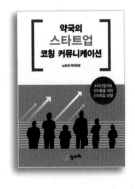

약국의 스타트업 코칭 커뮤니케이션

노로세 타카히코 | 200p | 15,000원

이 책에서 알려주는 '코칭'은 약국이 스타트업 할 수 있도록 보다 미래지향적이며 효율적인 소통법이다. 약국을 찾은 환자를 배려하면서 환자의 의지를 실현시켜주는 것이며, 환자가 인생의 주인공으로서 능력을 발휘하게 서포트 해주는 것이다. 따라서 코칭을 지속적으로 하게 되면 환자와 약사 사이에 신뢰감을 형성하면서 진정한 소통으로 인한 파급력을 얻게 된다.

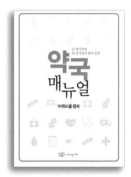

문 열기부터 문닫기까지 **필수 실천 약국 매뉴얼**

㈜위드팜 편저 | 248p | 23,000원

'약국매뉴얼'은 위드팜이 지난 14년 간 회원약국의 성공적인 운영을 위해 회원약사에게 만 배포되어 오던 지침서를 최근 회원약사들과 함께 정리하여 집필한 것으로 개설약사 는 물론 근무약사 및 약국 직원들에게도 반드시 필요한 실무지침서이다.

주요 내용은 약국 문 열기부터 문 닫기까지 각 파트의 직원들이 해야 할 업무 중심의 '약국운영매뉴얼', 고객이 약국 문을 들어섰을 때부터 문을 닫고 나갈 때까지 고객응대 과정에 관한 '약국고객만족서비스매뉴얼' 등으로 구성돼 있다.

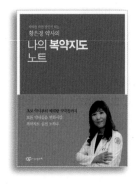

따라만 하면 달인이 되는 **황은경 약사의 나의 복약지도 노트**

황은경 | 259p | 19,000원

이 책은 2010년대 약사사회의 베스트셀러로 기록되고 있다. 개국약사가 약국에서 직접 경험하고 실천한 복약지도와 약국경영 노하우가 한권의 책에 집약됐다. 황은경 약사가 4년 동안 약국경영 전문저널 (주)비즈엠디 한국의약통신 파머시 저널에 연재한 복약지 도 노하우를 한권의 책으로 묶은 것이다.

환자 복약상담 및 고객서비스, 약국 관리 및 마케팅 분야에 대한 지식을 함축하고 있어 약국 성장의 기회를 잡을 수 있다.

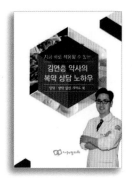

김연흥 약사의 복약 상담 노하우

김연흥 | 304p | 18,000원

이 책은 김연흥 약사가 다년간 약국 임상에서 경험하고 연구했던 양·한방 복약 상담 이 론을 총 집대성 한 것으로, 질환 이해를 위한 필수 이론부터 전문적인 복약 상담 노하 우까지, 더 나아가 약국 실무에 바로 적용시킬 수 있는 정보들을 다양한 사례 중심으로 함축 설명하고 있다. 세부 항목으로는 제1부 질환별 양약 이야기, 제2부 약제별 생약 이 야기로 구성돼 있다.

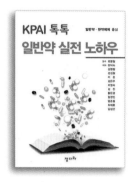

KPAI 톡톡 일반약 실전 노하우

양덕숙·김명철 등 12인/ 450p / 52,000원

이 책은 7,000여명의 약사가 공유하는 학술 임상 카톡방 커뮤니티 한국약사학술경영연구소(KPAI)에서 명강사로 활약하는 12인의 약사들이 공동 집필하였다. 일반약, 건강기능식품, 한약 등을 중심으로 소화기 질환과 약물, 인플루엔자와 감기약, 비타민과 미네랄 등 22가지의 질병별 챕터와 한약제제 기초이론 의약외품과 외용제제 등이 부록으로 실렸다. 각 챕터별로 약국에서 많이 경험하는 환자 에피소드를 넣었으며, 각 장기의 구조 설명, 생리학, 병태생리학 등 기초적인 지식 다음에 약물에 대한 이야기가 나오고, 마지막에는 원포인트 복약지도 란을 만들어 환자와 바로 상담할 수 있도록 하였다.

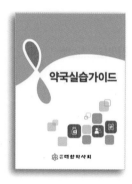

약국실습가이드

사단법인 대한약사회 실무실습표준교재발간위원 / 570p / 비매품

약학대학 6년제 시행에 따라 약대생에 대한 지역약국 실무실습 진행과 관련해 교육자용 표준교재가 필요하다는 요청에 따라 개발을 진행해 왔다. 표준교재는 약사의 직능과 윤리, 조제 및 청구, 복약상담, 일반의약품 선택상담 및 복약지도, 한약제제 및 약국품목, 약국경영, 관계법령 및 참고자료 등으로 구성되어 있다. 발간위원으로는 최광훈 부회장, 백경신 부회장, 정경혜 약학교육위원장, 윤영미 정책위원장, 서영준 약국위원장, 신용문 약학교육위원회 전문위원, 임진형 동물약국협회장, 성기현 노원구분회 약학위원장, 최재윤 신안산대학교 겸임교수, 한혜성 서울지부 학술위원, 구현지 약사가 참여했다.

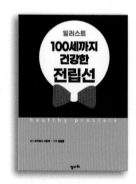

일러스트 100세까지 건강한 전립선

유봉규 | 406p | 27,000원

전립선비대증과 전립선암은 중노년 남성을 괴롭히는 성가신 질병이다. 하지만 증상이 있어도 수치심에서, 혹은 나이 탓일 거라는 체념에서 진찰 받는 것을 주저하는 환자가 적지 않다. "환자가 자신의 질병을 바르게 이해하고, 적절한 치료를 받기 위해서 필요한 정보를 알기 쉽게 전달" 해주기 위한 목적으로 만든 책이다.

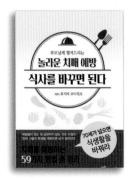

부모님께 챙겨드리는 **놀라운 치매 예방 식사를 바꾸면 된다**

후지타 코이치로 | 154p | 14,000원

식사와 생활습관 개선으로 치매를 예방할 수 있는 59가지 방법을 의학적 근거를 바탕으로 쉽고 친밀감 있게 정리한 책이다.

책의 서두에서 '치매는 약으로 낫지 않는다. 부모님이 치매에 걸리면 의사가 어떻게 치료해주겠지' 라고 막연히 생각하지만, 치매약이 처방되는 것은 인지 기능 저하를 완만하게 하는 것이 목적일 뿐, 아직까지 현대 의료로 치매를 고치는 것은 불가능하다. 따라서 부모님의 뇌가 아직 건강할 때 뇌세포 지키기를 부모와 자식이 함께 실천하는 것이 훨씬 간편하고 쉬운 일이다.'라고 강조한다. 이 책은 제1장 '부모님이 70세가 넘으면 아침식사를 거르게 한다' 등 4장으로 구성되어 있다.

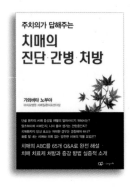

주치의가 답해주는 **치매의 진단·간병·처방**

가와바타 노부야 | 445p | 27,000원

치매를 전문으로 하는 의사가 일반 의사들에게 치매의 올바른 진단과 처방에 대한 지식을 65개의 Q&A를 통해 설명하는 가장 정확하고 이해하기 쉽게 해설한 책이다. 특히 치매 환자의 증상을 재빨리 알아차리는 방법, 알츠하이머 치매인지, 나이가 들어 생기는 건망증인지 구분하는 법, 그리고 화를 잘 내는 치매와 의욕 없이 얌전한 치매의 약물요법 등 의사뿐만 아니라 상담약사, 환자가족 모두가 읽어야 할 필독서이다.

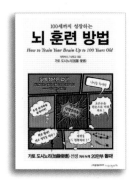

100세까지 성장하는 **뇌 훈련 방법**

가토 도시노리 | 241p | 15,000원

1만 명 이상의 뇌 MRI를 진단한 일본 최고 뇌 전문의사 가토 도시노리(加藤俊德)가 집필한 '100세까지 성장하는 뇌 훈련 방법'은 뇌 성장을 위해 혼자서도 실천할 수 있는 25가지 훈련 방법을 그림과 함께 상세히 설명하고 있다.

이 책에서는 "사람의 뇌가 100세까지 성장할 수 있을까?"에 대한 명쾌한 해답을 주기 위하여 중장년 이후에도 일상적인 생활 속에서 뇌를 훈련하여 성장시킬 수 있는 비결을 소개하고 있다. 또 집중이 잘 안 되고, 건망증이 심해지는 등 여러 가지 상황별 고민을 해소하기 위한 뇌 트레이닝 방법도 간단한 그림을 통해 안내하고 있어 누구나 쉽게 실천해 나갈 수 있다.

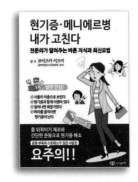

현기증·메니에르병 내가 고친다

코이즈카 이즈미 | 168p | 15,000원

이 책은 이러한 현기증과 메니에르병을 자기 스스로 운동과 생활습관으로 치료할 수 있는 방법을 가르쳐주는 책이다. 이 책의 내용은 현기증 및 메니에르병의 셀프 체크에서부터 병이 일어나는 원인, 병의 작용 메커니즘, 그리고 병을 치료할 수 있는 운동법과 생활습관 개선 방법에 대해 평생 이 분야의 진료와 연구에 전념해온 성마리안나의과대학 전문의 코이즈카 이즈미 교수가 바른 지식과 최신요법을 설명해주고 있다. 특히 이 책은 모든 내용이 한쪽은 설명, 한쪽은 일러스트 해설로 구성함으로써 누구나 쉽게 이해할 수 있도록 편집되어 있는 것이 특징이다.

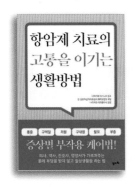

항암제 치료의 고통을 이기는 생활방법

나카가와 야스노리 | 236p | 15,000원

항암제의 발전에 따라 외래에서 암 치료하는 것이 당연한 시대가 되었다. 일을 하면서 치료를 계속하는 사람도 늘고 있다. 그러한 상황에서 약제의 부작용을 어떻게 극복할 것인가는 매우 중요한 문제이다. 이 책은 암 화학요법의 부작용과 셀프케어에 관한 이해를 높이고 암 환자들에게 생활의 질을 유지하면서 치료를 받는 데 도움을 줄 것이다.

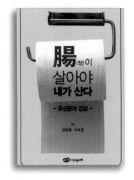

腸(장)이 살아야 내가 산다 −유산균과 건강−

김동현·조호연 | 192p | 15,000원

이 책은 지난 30년간 유산균에 대해 연구하여 국내 최고의 유산균 권위자로 잘 알려진 경희대학교 약학대학 김동현 교수와 유산균 연구개발에 주력해온 CTC 바이오 조호연 대표가 유산균의 인체 작용과 효능효과를 제대로 알려 소비자들이 올바로 이용할 수 있도록 하기 위해 집필한 것으로써, 장과 관련된 환자와 자주 접촉하는 의사나 약사 간호사 등 전문인 들이 알아두면 환자 상담에 크게 도움을 줄 수 있는 내용들이 많다.

부록으로 제공된 유산균 복용 다섯 가지 사례에서는 성별, 연령별, 질병별로 예를 들고 있어 우리들이 직접 체험해보지 못한 경험을 대신 체득할 수 있도록 도와주고 있다.

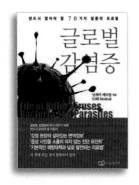

글로벌 감염증

닛케이 메디컬 | 380p | 15,000원

'글로벌 감염증'은 일본경제신문 닛케이 메디컬에서 발간한 책을 도서출판 정다와에서 번역 출간한 것으로서 70가지 감염증에 대한 자료를 함축하고 있다. 이 책은 기존 학술 서적으로서만 출판되던 감염증에 대한 정보를 어느 누가 읽어도 쉽게 이해할 수 있도록 다양한 사례 중심으로 서술했으며, 감염증별 병원체, 치사율, 감염력, 감염 경로, 잠복 기간, 주요 서식지, 증상, 치료법 등을 서두에 요약해 한 눈에 이해할 수 있게 했다.

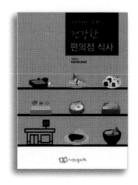

내과의사가 알려주는 **건강한 편의점 식사**

마츠이케 츠네오 | 152p | 15,000원

편의점 음식에 대한 이미지를 단번에 바꾸어주는 책이다. 이 책은 식품에 대한 정확한 정보를 제공함으로써 좋은 음식을 골라먹을 수 있게 해주고 간단하게 건강식으로 바꾸는 방법을 가르쳐준다.

내과의사이자 장 권위자인 저자 마츠이케 츠네오는 현재 먹고 있는 편의점 음식에 무엇을 추가하면 더 좋아지는지, 혹은 어떤 음식의 일부를 빼면 더 좋은지 알려준다. 장의 부담이나 체중을 신경쓴다면 원컵(One-cup)법으로 에너지양과 식물섬유량을 시각화시킬 수 있는 방법을 이용할 수 있다.

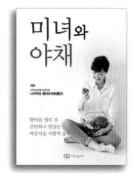

미녀와 야채

나카무라 케이코 | 208p | 13,000원

'미녀와 야채'는 일본 유명 여배우이자 시니어 야채 소믈리에인 나카무라 케이코(中村慧子)가 연구한 7가지 다이어트 비법이 축약된 건강 다이어트 바이블이다.

나카무라 케이코는 색깔 야채 속에 숨겨진 영양분을 분석하여 좋은 야채를 선별하는 방법을 제시하였으며, 야채를 먹는 방법에 따라 미와 건강을 동시에 획득할 수 있는 비법들을 이해하기 쉽게 풀어썼다.

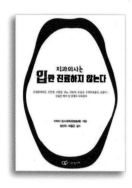

치과의사는 입만 진료하지 않는다

아이다 요시테루 | 176p | 15,000원

이 책의 핵심은 치과와 의과의 연계 치료가 필요하다는 것이다. 비록 일본의 경우지만 우리나라에도 중요한 실마리를 제공해 주는 내용들로 가득하다. 의과와 치과의 연계가 왜 필요한가? 저자는 말한다. 인간의 장기는 하나로 연결되어 있고 그 시작은 입이기 때문에 의사도 입안을 진료할 필요가 있고, 치과의사도 전신의 상태를 알지 못하면 병의 뿌리를 뽑는 것이 불가능 하다고. 저자는 더불어 치과의료를 단순히 충치와 치주병을 치료하는 것으로 받아들이지 않고, 구강 건강을 통한 전신 건강을 생각하는 메디코 덴탈 사이언스(의학적 치학부) 이념을 주장한다.

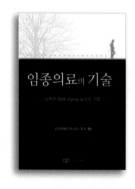

임종의료의 기술

히라카타 마코토 | 212p | 15,000원

임상의사로 20년간 1,500명이 넘는 환자들의 임종을 지켜본 저자 히라가타 마코토(平方 眞)에 의해 저술된 이 책은 크게 세 파트로 나뉘어져 있다. 첫 파트인 '왜 지금, 임종의료 기술이 필요한가'에서는 다사사회(多死社會)의 도래와 임종의료에 관한 의료인의 행동수칙을 소개하였고, 두 번째 파트에서는 이상적인 죽음의 형태인 '노쇠(老衰)'를 다루는 한편 노쇠와 다른 경위로 죽음에 이르는 패턴도 소개하였다. 그리고 세 번째 파트에서는 저자의 경험을 바탕으로 환자와 가족들에게 병세를 이해시키고 설명하는 방법 등을 다루고 있다. 뿐만 아니라 부록을 별첨하여 저자가 실제로 경험한 임상사례를 기재하였다.

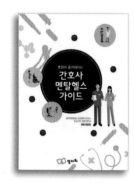

병원이 즐거워지는 **간호사 멘탈헬스 가이드**

부요 모모코 | 170p | 15,000원

현장의 간호사들의 업무에는 특수성이 있다. 업무 중 긴장을 강요당하는 경우가 많은 것과 감정노동인 것, 그리고 사람의 목숨을 다루는 책임이 무거운 것 등 업무의 질이 스트레스를 동반하기 쉽다는 점이다. 이 책은 이러한 업무를 수행하는 간호사들을 지원할 수 있는 특화된 내용을 담았다. 간호사의 멘탈헬스를 지키기 위해 평소 무엇을 해야 할지, 멘탈헬스가 좋지 않은 사람에게 어떻게 관여하면 좋은지를 소개한다. 저자가 현장에서 직접 경험한 것을 바탕으로 제시한 대응법이라 어떤 것보다 높은 효과를 기대할 수 있을 것이다.

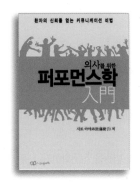

환자의 신뢰를 얻는 의사를 위한 **퍼포먼스학 입문**

사토 아야코 ┃ 192p ┃ 12,000원

환자의 신뢰를 얻는 퍼포먼스는 의·약사 누구나 갖춰야 할 기본 매너이다. 이 책은 일본대학예술학부교수이자 국제 퍼포먼스연구 대표 사토 아야코씨가 〈닛케이 메디컬〉에 연재하여 호평을 받은 '의사를 위한 퍼포먼스학 입문'을 베이스로 구성된 책으로서, 의사가 진찰실에서 환자를 상담할 때 반드시 필요한 구체적인 테크닉을 다루고 있다. 진찰실에서 전개되는 다양한 케이스를 통해 환자의 신뢰를 얻기 위한 태도, 표정, 말투, 환자의 이야기를 듣는 방법과 맞장구 치는 기술 등 '메디컬 퍼포먼스'의 구체적인 테크닉을 배워볼 수 있다.

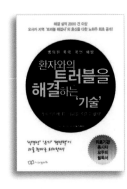

환자와의 트러블을 해결하는 '기술'

오노우치 야스히코 ┃ 231p ┃ 15,000원

이 책은 일본 오사카지역에서 연간 400건 이상 병의원 트러블을 해결해 '트러블 해결사'로 불리는 오사카의사협회 사무국 직원 오노우치 야스코에 의해 서술되었다.
저자는 소위 '몬스터 페이션트'로 불리는 괴물 환자를 퇴치하기 위해서는 '선경성' '용기' '현장력' 등 3대 요소를 갖춰야 한다고 강조한다. 특히 저자가 직접 겪은 32가지 유형을 통해 해결 과정을 생생히 전달하고 있으며, 트러블을 해결하기 위해 지켜야 할 12가지 원칙과 해결의 기술 10가지를 중심으로 보건 의료계 종사자들이 언제든지 바로 실무에 활용할 수 기술을 제시하고 있다.

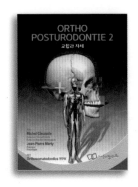

교합과 자세

Michel Clauzade ·Jean-Pierre Marty ┃ 212p ┃ 120,000원

자세와 교합, 자세와 치아 사이의 관계를 의미하는 '자세치의학(Orthopo sturodontie)' 이라는 개념은 저자 미셸 클로자드와 장피에르 마티가 함께 연구하여 만든 개념으로써, 자세학에서 치아교합이 핵심적인 역할을 지니고 있다는 사실을 보여준다.
'교합과 자세'는 우리가 임상에서 자주 접하는 TMD 관련 증상들의 원인에 대해 생리학적 관점보다 더 관심을 기울여 자세와 치아에 관한 간단한 질문들, 즉 치아 및 하악계가 자세감각의 수용기로 간주될 수 있는 무엇인가? 두 개 하악계 장애가 자세의 장애로 이어질 수 있는 이유는 무엇인가?에 대한 질문들에 답을 내놓고 있다.

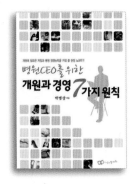

병원 CEO를 위한 개원과 경영 7가지 원칙

박병상 | 363p | 19,000원

'병원 CEO를 위한 개원과 경영 7가지 원칙'은 개원에 필요한 자질과 병원 경영 능력을 키워줄 현장 노하우를 담은 책이다.

이 책은 성공하는 병원 CEO를 위해 개원을 구상할 때부터 염두에 두어야 할 7가지 키워드를 중심으로 기술하였다.

가까운 미래에 병원CEO를 꿈꾸며 개원을 준비하는 의사들과 병원을 전문화하거나 규모 확장 등 병원을 성장시키고자 할 때 길잡이가 될 것이다.

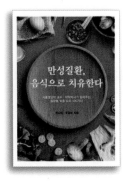

만성질환, 음식으로 치유한다

주나미·주경미 / 255p / 19,000원

100세 시대를 사는 우리에게 건강한 식생활 관리는 가장 필요하고, 중요한 숙제이다. 건강한 사람뿐 만 아니라 유병률이 높은 고혈압, 당뇨병, 이상지질혈증, 뇌질환, 뼈질환 등 5대 질병을 앓고 있거나 위험군에 있는 사람에게도 건강한 식생활은 가장 먼저 고려되어야 할 사항이다.

이 책은 식품영양학 교수와 약학박사가 각 질환의 핵심 포인트, 푸드테라피, 그리고 쉽게 해먹을 수 있는 레시피를 실물 사진을 통해 소개하고, 음식에 관한 일반적인 설명, 특정 재료에 대한 정보제공, 조리방법 팁을 첨가하였다.

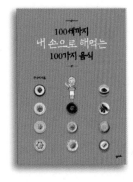

100세까지 내 손으로 해먹는 100가지 음식

주나미·주경미 / 132p / 15,000원

영양 부족이나 고혈압, 당뇨병, 치은 및 치주질환, 관절염, 위염 등 시니어에게 많이 일어나는 질병의 예방과 치료에 도움이 되도록 만든 건강한 식생활을 위한 요리책이다.

숙명여대 식품영양학과 교수인 저자 주나미 박사는 지속적으로 실버푸드를 개발해온 전문가인 만큼 재료 선택과 조리방법을 시니어의 특성에 맞추어 구성하였다. 또한 손수 해먹을 수 있는 요리로 영양과 소화, 입맛을 고려하였고, 부재료는 물론 양념장이나 소스 하나도 기본 재료와 영양학적 균형을 맞춘 것으로 사용하였다.

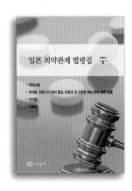

일본 의약관계 법령집

도서출판 정다와 | 368p | 30,000원

'일본 의약관련 법령집'은 국내 의약관련 업무에서 일본의 제도나 법률이 자주 인용, 참조되고 있음에도 불구하고 마땅한 자료가 없는 가운데 국내 최초로 출간되었다.

책의 구성은 크게 약제사법(藥劑師法), 의약품·의료기기 등의 품질·유효성 및 안전성 확보 등에 관한 법률(구 藥事法), 의사법(醫師法), 의료법(醫療法) 및 시행령, 시행규칙의 전문과 관련 서류 양식이 수록되어 있다.

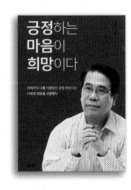

긍정하는 마음이 희망이다

조찬휘 / 119P / 16,000원

전 대한약사회장 조찬휘의 자서전이다. 자서전은 학창시절부터 대학시절 및 한독 영업 사원시절, 약국 개업 이후 회무 활동까지 6장에 걸쳐 구성됐다.

"이 글을 쓰게 된 것은 약사회 활동의 '시작'을 잘했다고 생각하는 만큼 '마무리'도 잘하고 싶어서이다. 나에게 모든 시작은 열정이었고, 도전으로 가는 길이었다. 그것은 힘들기도 했지만 기꺼이 선택한 길이었고 성취감과 보람을 느꼈다. 앞으로도 대한약사회의 발전과 화합을 위해 끊임없이 노력하고자 한다. 깨달음과 배움을 후배들에게 전하고 선후배 간의 단단하고 따뜻한 관계를 만드는 데 힘을 쏟을 것이다."

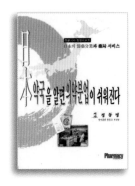

일본약국을 알면 의약분업이 쉬워진다

정동명 / 292p / 20,000원

일본의 약국, 약사가 의약분업 시대에 어떤 자세로 환자에 대응하고 있는가, 의약분업의 목표를 달성하기 위해 어떠한 시스템을 개발하여 노력하고 있는가를 소개하고 있다.

제1부 약국, 약사, 의약분업 / 제2부 약국의 서비스 현장 / 제3부 일본 약국 탐방 / 제 4부 의약분업은 의료기관과 약국이 함께 하는 것이다

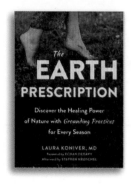

지구 처방전

로라 코니버 / 280p / 2022년 5월 발행 예정

지구 처방전(earth prescription)은 미국의 의사 로라 코니버가 사람이 맨발로 땅을 밟음으로써 지구에서 제공하는 전도성 있는 치료약으로 육체적, 정신적, 영적으로 활력을 흐르게 하는 실체적이고 구체적인 방법을 과학적 근거를 통해 제공하는 책이다.

이 책은 봄, 여름, 가을, 겨울 사계절에 맨발로 걷기, 땅 밟으며 운동하기, 계절별 작물 수확하기, 밤하늘 보기, 동물을 통해 접지하기 등 다양한 접지를 통해 일어나는 효과를 여러 가지 증거에 기초해서 자세히 설명해줌으로써 누구나 실제적인 체험을 실천할 수 있게 해준다.

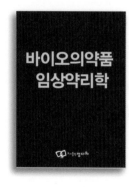

바이오의약품 임상약리학

최병철 / 450p / 2022년 5월 발간 예정

최근 암, 면역질환, 희귀난치성질환 및 각종 만성질환의 치료에서, 합성의약품은 한계에 도달했다. 이를 극복하기 위해 바이오의약품(생물의약품)의 많은 연구·개발이 더욱 중요해지고 있는 실정이다.

이 책은 다른 책들과는 달리 임상약리학을 중심에 두고 바이오의약품을 14가지 구분하여, 각 PART 별로 해당 약제에 관한 전반적인 이해, 약리 기전, 주요 약제의 특성, 현재 국내에 승인되어 있는 약제 현황 등으로 구성하였으며, '하이라이트'에는 최근 연구되고 있는 신약 관련 내용을 소개하였다.